医疗设备检验管理与药学检验技术

张洪生 洪晓鸣 韩 峰 主 编

汕头大学出版社

图书在版编目（CIP）数据

医疗设备检验管理与药学检验技术 / 张洪生，洪晓
鸣，韩峰主编. -- 汕头：汕头大学出版社，2021.1
ISBN 978-7-5658-4214-6

Ⅰ．①医⋯ Ⅱ．①张⋯ ②洪⋯ ③韩⋯ Ⅲ．①医疗器
械－设备管理②医学检验 Ⅳ．①R197.39②R446

中国版本图书馆CIP数据核字(2021)第000611号

医疗设备检验管理与药学检验技术
YILIAO SHEBEI JIANYAN GUANLI YU YAOXUE JIANYAN JISHU

主　　编：张洪生　洪晓鸣　韩　峰
责任编辑：邹　峰
责任技编：黄东生
封面设计：梁浩飞
出版发行：汕头大学出版社
　　　　　广东省汕头市大学路243号汕头大学校园内　邮政编码：515063
电　　话：0754-82904613
印　　刷：三河市嵩川印刷有限公司
开　　本：710mm×1000 mm　1/16
印　　张：24.5
字　　数：410 千字
版　　次：2021 年 1 月第 1 版
印　　次：2022 年 1 月第 1 次印刷
定　　价：198.00元
ISBN 978-7-5658-4214-6

编委会

前言

　　医疗设备不仅是衡量医院医疗水平的标志，更是不断提高医学科学技术水平的基本条件。随着现代科学的快速发展，越来越多的新技术和新成果迅速融入现代医疗设备的设计构造中。涵盖大量高新技术的各类医疗设备全方位进入医院，有效地提高了疾病诊断、治疗、预防和保健的质量，不但带动医学以前所未有的迅猛发展，而且在更大程度上满足了患者的医疗服务需求。另外，我国医疗服务体系的不断完善，保证药品的安全、有效、质量可控是其中的重中之重。药品检验是药品质量控制的关键环节，药品检验技术的水平在一定程度上反映了药品质量控制水平和对药品的监管能力。

　　本书详细介绍医疗设备的管理和药学检验技术等内容，编写既简明扼要，又有一定的理论高度，深入浅出，便于理解，针对性、实用性均很强，以普及为主，兼顾提高，是开展医学设备质量控制和药品检验工作的工具书。具体内容包括：医用诊断X线机质量检测基本原理及方法、核医学显像原理与设备维护、医用电子计算机断层扫描成像基础与设备维护、呼吸机使用与维护、医用理化类仪器计量检测、医疗器械计划与采购管理、医疗器械验收管理、医疗影像设备质量控制、医疗设备的应用管理、医疗设备管理的法律法规、生物药物的检验技术、药品检验技术——生物检查法和药品检验技术——显微鉴别法。

　　由于我们的知识水平有限，难免有欠缺之处，行文中难免疏漏，恳请广大读者予以批评指正。

目录

第一章

医用诊断X线机
质量检测基本原理及方法

    医学影像设备应用质量管理是指对医学影像设备成像过程中的设备性能参数的管理，是对设备工作状态的管理。正常工作的设备才能够得到优良的医学影像。对于设备工作状态是否正常的判断不能完全依靠人的主观意识，而应该用科学的方法进行判定。

    在X线发现后的一个世纪，尽管有CT、MR、DSA等新的成像技术出现，但是常规X线摄影检查的人数几乎仍占总检查人数的70%。1995年美国放射学院（ACR）调查发现，120家被调研的临床机构中有48%认为，常规X线摄影检查是最适宜首选的诊断步骤。即使未来5~10年内，常规X线成像将被数字化的CR、DR取代，后两者的主机仍然是X线发生装置，X线成像将继续发挥着医学影像诊断的主导作用。因此，X线诊断设备的质量控制只能加强，不可能被削弱。

    目前X线诊断设备的种类繁多，功能各异，因此对其质量控制也会因种类的不同和功能的不同来分别进行。本章将通过分别的描述，对X线诊断设备质量控制中常见的项目、技术指标及其检测原理进行说明。

第一节
医用诊断X线辐射源的质量检测

一、管电压的检测

管电压是加在X线管阳极和阴极之间的电位差。通常，X线管电压用千伏（kV）峰值表示（kVp）。管电压是X线诊断设备的一项非常重要的参数，它的微小变化都将影响摄影和透视影像的质量。常见的测量方法有以下3种。

（一）分压器测量管电压的原理及方法

分压器方法是将测量仪器的分压器部分接于高压次级电路，并与X线管并联，利用分压的方法，在负载条件下通过示波器观察高压波形及其幅度，可以直接确定管电压。该方法测量准确度和精密度分别可达1%和0.5kV。但该方法也存在弊端：首先，由于采用该方法进行测量时，分压器必须连接到电子线路中，费时、不安全，若操作不当，可能引起错误的测量结果，甚至导致设备的损坏；其次，临床上关心的是射线穿过X线管固有滤过和附加滤过后的能量，当滤过改变时，X线能谱要发生改变，而分压器方法测量对此没有加以考虑；最后，当分压器连接在X线管的高压电缆上时，阴极的跨接电缆会对X线管的灯丝电路产生约0.3Ω/m的附加电阻，使灯丝电流减少1%～2%，虽然灯丝电流减小的幅度较小，但却较大程度地降低了X线管的管电流10%～30%。因此该方法不宜在常规质量控制中应用。

（二）高压测量暗盒的原理及方法

X线管的管电压越高，X线束的穿透力越强，例如，铜对200keV以下、20keV以上能区内的单光子的衰减系数是随光子能量的增加而线性减少的，可将铜衰减系数近似为能量的线性函数。

经过一定厚度物质过滤后的 X 线，低能部分减弱，能谱范围缩小，平均能量升高，此现象称为 X 线硬化。经过一定程度硬化的 X 线束，吸收衰减规律与单光子相近。高压测量暗盒工作原理为：在一个普通摄影胶片暗盒内放入一张增感屏，屏上覆盖光吸收片（滤光片），有 5 个选定区域，片盒前面放置一块带孔铅板，其上有每行 10 个、共 10 行直径为 6mm 的圆孔，10 行排成 5 对。每对中，一行孔正好盖在光吸收片的灰色条上方，另一行孔的上方放置铜梯，每孔一级。每两行孔对应一个能量测量域，能量域值分别对应 50～70kV、70～90kV、90～110kV、110～130kV、130～150kV。在铅孔上方，各区域放置一块适当厚度的铜滤过板。经过此板滤过后的 X 线束的一部分穿过前一行孔直接作用于增感屏，增感屏发出可见光透过滤光片使胶片感光，获得 10 个光密度相同的圆点（称为参考行或光吸收行）。另一部分线束通过铜梯和后一排孔作用于增感屏，增感屏发出的可见光使胶片形成 10 个光密度递减的圆点（称为铜减弱行）。若在 50～150kV 范围内经某一高压值 X 线束照射后，冲洗后的胶片上总能在铜减弱行中找到一个圆点，其光密度与其对应的光吸收行中圆点的光密度相同或相近，这一铜梯称为匹配级，显然高压越高，X 线束能量越高，穿透力越强，匹配级序数越高，将匹配数与管电压制呈线性函数关系曲线，通过该曲线查询管电压，便能实现应用高压测量暗盒达到检测 X 线管电压的目的。该方法的测量范围为 50～150kV，每 20kV 一挡。该测量方法不能直接读数，要花费较长时间和浪费较多胶片，同时测量误差大，易受电流时间积的限制和影响，以及受胶片冲洗和密度测量等多环节因素的影响，一般情况下，测量精度为（±2～±4）kV。因此，该方法不宜在常规质量控制中应用。

（三）非介入式管电压测量原理及方法

非介入式管电压测量方法是利用多个半导体探测器穿过不同厚度材料，检测出不同的 X 线辐射量，通过吸收辐射量之比计算出管电压。半导体探测器由于体积小，重量轻，响应速度快，灵敏度高，易于与其他半导体器件集成，是射线理想的探测器。半导体探测器可以分为硅探测器、锗探测器、碲锌镉探测器等。其测量原理如下。

X 线管在高压下产生 X 线，X 线在物质中的传输遵循以下衰减规律。

$$I = I_0 e^{-\mu(E,\ m)} d \qquad\qquad (1-1)$$

式中，I_0 为初始强度；I 为衰减后的强度；m 为物质材料系数；E 为射线能量；d 为物质厚度；$\mu(E,\ m)$ 为衰减系数。

因为X线的能量与管电压存在一定的数学关系，因而可以用管电压 V 来表示 X线的能量 E，则 $\mu(E,\ m)$ 可以改变为 $\mu(V,\ m)$。当X线穿过材料厚度分别为 d_1、d_2 时，其射线强度为 I_1、I_2。

则有：

$$I_1 = I_0 e^{-\mu(E,\ m)} d_1 \qquad\qquad (1-2)$$

$$I_2 = I_0 e^{-\mu(E,\ m)} d_2 \qquad\qquad (1-3)$$

可以求出物质衰减系数：

$$\mu(V,\ m) = \frac{\ln(I_1 / I_2)}{d_1 - d_2} \qquad\qquad (1-4)$$

由函数求逆运算可得到电压：

$$V = \mu^{-1}\left(\frac{\ln\left(\dfrac{I_1}{I_2}\right)}{d_1 - d_2}\right),\ m \qquad\qquad (1-5)$$

具体测量时，我们可以假定滤片厚度 d_1、d_2 恒定，材料均匀，则管电压只与射线强度 I_1/I_2 的比值有关。采用标准电压进行刻度的方法，可列出电压与 I_1、I_2 的数值关系，把它制作成为测量数据表，通过数据表可以计算出管电压值。

这种通过测量射线强度来计算管电压的方法，回避了直接测量高压，避免了高压作业的危险，实现了非介入测量。

实际测量中需要利用非介入式管电压测量仪或非介入式X线综合测量仪等测量设备，具体测量步骤和方法应参考测量设备使用说明书。一般情况下，检测步骤如下。

（1）将非介入式测量设备放在诊视床上，调节焦片距为100cm，并固定X线管，调节束光器的指示光野，使照射野略大于仪器顶面上所标示的探头区。

（2）设置某一管电压，选择合适的电流时间积进行曝光，记录测量结果。

（3）改变管电压的设置值重复上述测量，分别记录设置值和测量结果。

（四）检测结果的评价

（1）由设定的管电压值和测量的管电压值可以计算出管电压设定值的偏差：

$$偏差 = \frac{测定管电压值 - 设定管电压值}{测定管电压值} \times 100\% \qquad （1-6）$$

（2）对相同设定值的管电压进行多次重复测量，可以计算出该管电压的标准试验偏差，即可以得到管电压的重复性：

$$重复性 = \frac{s}{x} \times 100\% \qquad （1-7）$$

式中，s 为相同设定值多次测量的标准试验偏差；x 为相同设定值多次测量的平均值。

（3）和基准值比较，偏差和重复性均不能超过基准值的10%。

综上所述，3种测量方法中，分压器必须连接到电子线路中，不安全又带有破坏性；高压测量暗盒法不能直接读数，而且要花费较长时间且浪费胶片，测量误差大；所以非介入式测量方法已经成为管电压日常质量控制中的首选方法，目前用于非介入式测量管电压的仪器仪表有很多，我们将在之后的章节进行介绍。

二、管电流的检测

管电流是X线管阴极发射的电子在高压电场作用下流向阳极形成的电流，通常用mA表示。管电流的大小关系着X线的量和X线发生器的输出，与曝光时间一起决定了照片的密度和受检者的受照剂量。管电流与曝光时间的乘积称为电流时间积，也可称为毫安秒，通常用mA·s表示。管电流的测量方法也分为介入式与非介入式两种。

（一）介入式毫安表和毫安秒表测量管电流

毫安表适用于长时间曝光时检测管电流，毫安秒表主要用于曝光时间较短的情况下检测曝光时管电流与曝光时间的乘积，即毫安秒值。毫安表或毫安秒表应串接于被测X线发生器管电流测量电路中，或接于被检设备的技术资料中所指定的检测点。

（二）非介入式毫安表和毫安秒表测量管电流

非介入式毫安表和毫安秒表一般为钳形电流表。钳形电流表是集电流互感器与电流表于一身的仪表，其工作原理与电流互感器测电流是一样的。电流互感器的铁心在捏紧扳手时可以张开；被测电流所通过的导线可以不必切断就可穿过铁心张开的缺口，当放开扳手后铁心闭合。穿过铁心的被测电路导线就成为电流互感器的一次线圈，其中通过的电流便在二次线圈中感应出电流，从而使二次线圈相连接的电流表有指示，即可测出被测线路的电流。具体测量方法如下。

（1）将非介入式测量设备探头通过电缆与测量计连接，将探头夹在高压电缆的阳极上，为避免旋转阳极的影响，探头应距离X线管在30cm以上，并注意使探头上标示的电流方向与实际管电流方向一致。

（2）选择某一管电流设定值，并用合适的管电压和曝光时间曝光，记下读数。

（3）改变管电流设定值，重复上述测量，记录测量结果。

（三）检测结果的评价

（1）由管电流的设定值和测定值，可以计算出管电流设定值的偏差。

（2）管电流的允许偏差一般为±20%，当测定管电流比设定值偏低（<20%）时，只要管电流的线性好，一般不需要调整；但如果偏高（>20%），则十分危险，容易造成X线管的损坏，甚至伤害患者，因此需要立刻进行调整。

非介入式测量方式的优点是方便、安全，但是其测量准确度不及介入式测量。介入式测量的量程下限较低，可以测量透视的管电流，但需要与X线机的电子线路相连接，既有可能对设备造成损坏，又不安全。在常规检测中，一般用非介入式测量的方式较多。

三、曝光时间的检测

曝光时间是指曝光控制系统的作用时间，一般可以分为空载曝光时间和负载曝光时间。空载曝光时间是指在保证不产生X线的条件下，X线机曝光系统的控制时间。负载曝光时间是指在X线发生的条件下，高压电路中X线管电压上升至其峰值的65% ~ 85%及下降至上述值的时间间隔。通常我们关注的是负载曝光时间。曝光时间与管电流的乘积，决定了胶片的密度和受检者的剂量，故曝光时间也是X线机很重要的参数。由于X线机的类别不同，其曝光控制系统的结构也有很大差异，因此，应根据被测X线机的类别和所具备的测量条件，选用恰当的方法进行测量。主要测量方法有以下两种。

（一）电秒表测量曝光时间

电秒表也称同步瞬时计时器，由电源、同步电动机、继电器、离合器组成。该法适用于曝光时间＞0.2秒、由主接触器控制曝光时间的X线机空载测量。

测量时，将高压初级呈开路状态，即取下高压初级连接线。电秒表的输入端与主接触器的一对常开触点相连接，将电秒表的0V、220V接线柱接入电源。接通X线机电源，选择某一摄影曝光时间，并用合适的管电压和管电流曝光，曝光结束后，从刻度盘上读数，长针移动一格为0.01秒，短针移动一格为1秒。每测完一次，都要按动退针按钮，长针和短针同时退回零位，以备下次曝光再用。

在测量中应注意监测市电频率，并用下式计算出曝光时间：

$$t = A\frac{f_0}{f} \qquad\qquad （1-8）$$

式中，t为曝光时间，A为电秒表读数，f_0为标准频率（我国为50Hz），f为监测频率。

（二）数字式计时器测量曝光时间

数字式计时器是一种广泛用于测量各种时间的电子仪器，其测量范围较广，测量曝光时间时，适用于由主接触器控制曝光时间的X线机的空载测量。

将数字式计时器的空触点接点接到主接触器的常开触点，曝光开始，X线机主接触器得电，常开触点吸合，计时开始；曝光结束，主接触器常开触点断开，计数停止，数字显示曝光时间。

（三）非介入式曝光时间测定方法

非介入式测量曝光时间的原理就是找出管电压的峰值，取管电压波形上升和下降沿峰值的75%的时间间隔作为曝光时间。因此，可采用与测量管电压相同的测量设备，并在测量管电压的同时测量曝光时间，量程一般在0.3~10秒。

具体测量步骤如下。

（1）将非介入式测量设备放在诊视床上，调节焦片距为100cm，并固定X线管，调节指示光野，使指示光野略大于仪器顶面上所标示的探头区。

（2）设置某一曝光时间，选择合适的管电压和管电流进行曝光，记录测量结果。

（3）改变曝光时间的设置值，重复上述测量，记录设置值和测量结果。

（4）选择某一常用曝光时间，重复5~10次测量，观察曝光时间的重复性。

（四）检测结果的评价

由曝光时间的设定值和实测值计算出设定值的偏差。对相同设定值，需要多次重复测量结果并计算出它们的实验标准偏差（重复性）。一般要求曝光时间的偏差在±10%以内。

四、输出量线性检测

管电压、管电流及曝光时间决定了X线摄影的照射量，管电压确定后，当不同管电流和曝光时间组成相同的电流时间积值时，在相同的位置上应有相同的输出量，这一特性称为输出量的线性，也称为电流时间积的互换性。对于管电流和曝光时间单独调节的三钮制X线机，由于操作者的习惯和摄影的实际需要，这一特性对于摄影的技术人员正确设置曝光条件是极为重要的。具体的测量步骤如下。

第一，将剂量仪或剂量仪的探头放在诊视床上，调节焦片距为100cm，照射野应略大于探头的有效测量面积，保持照射野的中心与探头中心一致。

第二，选择某一电流时间积的设置和管电压进行曝光，记录剂量仪的读数。

第三，管电压固定不变，改变电流时间积的设置，重复上述测量，并记录测量结果。

第四，检测结果的评价。

从每一设定电流时间积曝光时的输出量，计算出单位电流时间积时的输出量，即输出量/mA·s，按下式计算出输出量线性系数L（相邻两挡电流时间积设置）：

$$L = \frac{\dfrac{k_1}{mAs_1} - \dfrac{k_2}{mAs_2}}{\dfrac{k_1}{mAs_1} + \dfrac{k_2}{mAs_2}} \qquad (1-9)$$

式中，k_1，k_2 分别为 mAs_1、mAs_2 曝光时的输出量或空气比释动能（mGy），一般要求输出量线性 $L \leqslant 0.1$。

五、X线质（半价层）的检测

（一）半价层简介

由于X线机输出的光子束并不是单一的能量，而是由一个连续能谱分布的光子束组成。因此，对有用X线束辐射线质（简称线质）的描述需要该射线束光子能谱的详细说明。然而，测量X线能谱需要专用的设备和知识，在绝大多数实验室很难完成。因此，一种公认可行的方法是通过测定X线的半价层和同质系数等描述其辐射特性。

半价层是反映X线质的参数。它反映了X线的穿透能力，表示X线质的软硬程度。半价层可用HVL表示，又称为半值层。

有时人们用施加在X线管两极间的峰值电压，即管电压来表示射线的线质，这是因为管电压越高，X线管内的电子运动速度就越快，撞击阳极靶面的能量就越高。但是，有用射线束的光子的有效能量与附加过滤片厚度密切相关。在相同峰值管电压条件下，附加过滤片越厚，半价层越大，有用射线束穿透能力越强。因此，管电压只能粗略地反映X线的线质。目前国内外开展CT、医用诊断X线机质量检测及其质量控制工作时，通常采用测量给定X线管电压和总滤过（包括固有过滤和附加过滤）条件下的半价层来评价射线质。

半价层的定义就是使在X线束某一点的空气比释动能率（或空气吸收剂量率）减少一半时所需要的标准吸收片的厚度，又称为第一半价层；同理，第二半价层就是使在X线束某一点的空气比释动能率（或空气吸收剂量率）减少至1/4时所需要的标准吸收片的厚度。同质系数是第一半价层与第二半价层之比值。

半价层随X线能量的增大而增大，随着吸收物质的原子序数、密度的增大而减少。对一定能量的X线，其半价层可用不同标准物质的不同厚度来表示。例如，一束X线穿过2mm标准铜吸收片后，其强度减弱了一半，则称这束X线的半价层为2mm铜。一般激发电压在120kV以下的X线，常用铝作为表示半价层的物质；激发电压在120kV以上的X线，常用铜作为表示半价层的物质；对激发电压在几兆伏以上的X线，其半价层可用铅的厚度表示。

（二）测量原理

半价层的测量原理如下。

X线穿透标准吸收片后的衰减与吸收片材料的线性衰减系数M和它的厚度d有关。若未加吸收片时，X线束中心点的空气比释动能率为I_0，穿透吸收片时，X线束中心点的空气比释动能率为I，它们之间的关系可用下式表示：

$$I = I_0 e^{-pd} \qquad （1-10）$$

半价层测量示意图如图1-1所示。图中，1为射线管；2为限束光阑和附加过滤片；3为半价层吸收片及支架；4是为减少散射线对电离室的贡献，在吸收片后放置的正方形限束光阑；5为测量空气比释动能率的标准电离室。

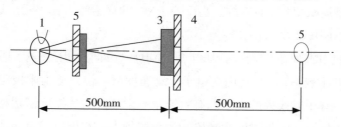

图1-1 半价层测量示意图

当空气比释动能率刚好减少一半时，代入公式（1-10）得到透过率（I/I_0）：

$$\frac{I}{I_0} = \frac{1}{2} = e^{-pd} - pd \qquad （1-11）$$

取对数，公式（1-11）中的d即为HVL，见公式（1-12）：

$$HVL = d = \frac{\ln2}{\mu} = 0.693\mu^{-1} \qquad (1-12)$$

（三）测量方法

1.作图法测量半价层

在实际测量半价层过程中，常常采用一组厚度均匀的、高纯度（99.5%以上）的铝片或铜片做标准吸收片，由于空气比释动能率刚好减少一半时的情形很难刚好精确得到，因此需要使用X线剂量仪测量出各种峰值管电压条件下的不同厚度吸收片描绘出的衰减曲线，内插求得半价层值。具体操作如下。

选定某一曝光条件（管电压、管电流、曝光时间）并固定不变，分别测量在不加吸收片和加不同厚度吸收片（如1mm、2mm、3mm、4mm）时的空气比释动能率I_0、I_1、I_2、……、I_J（其中I_0为不加吸收片时测得的值），每种滤过条件下，重复2～5次，记录所有测量结果。

这些结果通常被称为衰减比或透过率，测量完成后，需分别计算出每一个厚度吸收片的透过率值。由于透过率是同时进行的相对测量，因此电离室的测量结果可以不做温度和气压修正。在对数坐标纸上根据测量计算的数据作半价层曲线，其中横坐标为吸收片厚度（单位为mm），纵坐标为透过率。在该曲线上求出衰减比为0.5时对应的吸收片厚度，即为测得的半价层值，以mmAl表示。

测得的半价层应满足IEC标准中规定的要求，见表1-1。低于表中规定的最低要求，则表明X线管的总滤过厚度不足，软射线偏高，从而使患者的剂量增大，应适当增加滤过厚度。

表1-1　不同管电压的最小半价层

管电压（kV）	50	60	70	80	90	100	110	120	130	140	150
最小半价层（mmAl）	1.5	1.8	2.1	2.3	2.13	2.7	3.0	3.2	3.5	3.8	4.1

（1）检测器材平板型电离室或半导体固体探头的X线剂量仪；以纯度高于99.5%的铝片作为吸收片，要求厚度为0.1mm，0.2mm，0.5mm，1.0mm，2.0mm的铝片各2块，厚度精度为±1%，面积应＞2倍探头灵敏测量区；非介入式管电

压计。

（2）测量设置按照剂量仪说明书的要求将剂量仪放在X线球管的下面，吸收片位于X线管焦点和剂量仪探头的中间，或吸收片距探头≥20cm，以避免散射线对测量的影响。调节X线指示光野略小于吸收片的面积。

2.计算法测量半价层

举例说明该方法：测量某一医用诊断X线机的半价层，在80kV、20mA·s条件下，无吸收片时空气比释动能率为20mGy，加2.0mm铝片，在同一位置测量是13mGy，用计算法求出该电压下的半价层。

（1）根据实测数据计算出衰减系数λ：

$$\lambda = \frac{\ln \frac{I_0}{I}}{d_1} = \frac{\ln \frac{20}{13}}{2.0} = 0.2154 \text{mm}^{-1} \quad （1\text{--}13）$$

（2）用求出的衰减系数λ计算半价层：

$$d_{1/2} = \frac{\ln \frac{I_0}{I}}{d_1} = \frac{\ln \frac{20}{13}}{2.0} = 0.2154 \text{mm}^{-1} \quad （1\text{--}14）$$

这里需要说明的是，如果测量所加的半价层铝片厚度与计算出的铝片厚度相差较远时，应继续添加或减少铝片进行测量，铝片厚度的多少要向计算出的半价层铝片厚度靠拢。

3.自动模式下半价层的测量

目前，数字化医用诊断X线机越来越普及，其工作时采用自动透视或摄影，由于放射技师一般不会使用手动模式，因此，检测人员在进行检查时会遇到各种困难，最典型的是测量该辐射源的半价层。这里介绍一种在自动模式下简单易行的方法，供大家参考。具体测量步骤如下。

（1）先测量未加吸收片时的空气比释动能率。这里强调一点是一定要把吸收片放置在探测器后面。

（2）探测器保持不变，在射线源与探测器之间加吸收片，测量加吸收片时的空气比释动能率。

六、X线管焦点参数的测量

（一）基础理论

X线管焦点尺寸及其信息传递功能是影响影像质量的重要因素之一。当成像设备系统分辨率不能满足临床诊断要求时，或对X线发生装置进行验收检测时，应进行X线管焦点的测量。

作为医用X线管焦点尺寸的测量方法，国际电工委员会（IEC）与美国电气制造商协会（NEMA）从20世纪80年代初规定采用狭缝相机方法（IEC336：1982，NEMA XR5：1984），并对以此方法获得焦点的方向性、对称性、X线强度分布、焦点尺寸的测定及焦点的调制传递函数（MTF）做了明确规定。但是，合适的狭缝相机的取得和制作很困难，因此，其后出现了针孔成像、平行线对卡、星卡等方法，以测量X线管焦点尺寸和分辨率。

1.X线管焦点的概念

实际焦点：灯丝发射的电子经聚焦后在阳极靶面上的冲击面积。

有效焦点：实际焦点在X线管长轴垂直方向上的投影面积。

标称焦点：焦点大小是矩形，不能用正方形面积（如1.2mm×1.2mm）来表示焦点尺寸，故IEC在336号文件中用无量纲的数字（如1.2）来表示有效焦点尺寸，此数值称为有效焦点的标称值。

等效焦点：焦点实际成像时的尺寸，称为等效焦点。

2.焦点面上的线量分布

当我们用针孔成像或狭缝相机方法拍摄X线管焦点影像时，会发现在焦点影像上的密度分布是不均匀的。如果用微密度计扫描，这种状态看得就更加明确了。沿焦点宽轴方向呈现出两边密度高、中间密度低的双峰分布。沿焦点长轴方向呈现出两边密度低、中间密度偏高的单峰分布。这说明焦点面上的X线量分布是不均匀的。

3.X线管焦点的成像质量

X线管焦点的成像质量受焦点尺寸、焦点的调制传递函数、焦点的极限分辨率和焦点的散焦值的影响。

（1）焦点尺寸：X线管焦点不是一个理论上的几何点，再小也是一个面积。因此它在X线锥形照射的投影中必然会形成半影。焦点尺寸越大，半影也越大，影像的模糊程度也就越大。

（2）焦点的调制传递函数：一般来说，在同一空间频率（lp/mm）下，如果焦点的调制传递函数值越大，则信息传递功能就越好，成像质量就越高；反之，焦点的MTF小，其成像质量就差。同时还必须指出，由于焦点面在宽轴与长轴方向上的线量分布不一致，呈双峰与单峰分布，因此两方向上的信息传递功能也就不一致。在相同空间频率下，单峰分布的调制传递函数值高于双峰分布。

（3）焦点的极限分辨率：所谓极限分辨率，指的是当信息传递为0时的空间分辨率数值，亦即影像完全模糊不能再分辨时（即MTF=0）的分辨率。焦点尺寸越小，极限分辨率越高；焦点面上线量分布为单峰时的极限分辨率高于双峰分布；相同条件下，影像放大率越高，极限分辨率越高。

（4）焦点的散焦值：在X线摄影中，有效焦点尺寸随着X线管负荷条件而变化，特别是当管电压较低时，其尺寸随摄影选择管电流的不同而有较大的变化，管电流增高，焦点尺寸增大，极限分辨率下降。人们把X线管焦点极限分辨率随其负荷条件而相对变化的量，称为散焦值。

国际IEC标准和行业标准YY/T 0063—2007《医用电气设备　医用诊断X射线管组件　焦点特性》中规定了测量X线管的焦点的3种方法：第一种是焦点狭缝射线照相法；第二种是焦点针孔照相法；第三种是焦点星卡射线照相法。从测量准确角度讲，第一种测量方法的测量误差最小。本节中，我们将分别介绍焦点的针孔成像检测法、星卡成像检测法和焦点狭缝射线照相法。

（二）针孔成像检测法

针孔成像法只适用于测量＞0.3mm的焦点，当焦点＜0.3mm时（如乳腺摄影X线管），焦点像有晕影，测量误差较大，应采用焦点狭缝射线照相法测量。

1.检测器材

用含90%金和10%铂的合金材料做成针孔。针孔的尺寸根据所测焦点尺寸而定，见表1–2。

表1-2　针孔尺寸

标称声占尺寸（mm）	直径（mm）	深度（mm）
$F \leq 1.0$	0.035 ± 0.005	0.075 ± 0.010
$F \geq 1.1$	0.100 ± 0.005	0.500 ± 0.010

胶片：医用X线微粒胶片，单药膜，不用增感屏。

放大镜：带刻度的放大镜（5~10倍），刻度分度为0.1mm。

2.检测方法

将针孔照相设备安装在X线管的射线出口处，焦点至针孔的距离＞10cm，通过准直系统使X线线束中心线与针孔轴线重合或它们的夹角＜10^{-3}弧度。

按表1-3焦点成像放大率的要求，调节焦点到针孔及胶片的距离，放大率的计算参见公式（1-15）：

$$M = \frac{n}{m} \tag{1-15}$$

式中，n为焦点到胶片距离，m为针孔到胶片距离。

表1-3　焦点成像的放大率

标称焦点尺寸（mm）	放大率	标称声占尺寸（mm）	放大率
$F \leq 1.0$	≥ 2	$F \geq 1$	≥ 1

按表1-4所规定的曝光条件进行曝光，通过选择合适的曝光时间，使胶片的密度最大值在1.0~1.4之间。

表1-4　曝光条件

额定管电压（kV）	管电压设置值	管电流设置值
≤ 75	最大额定管电压	最大额定管电流
75~150	75kV	最大额定管电流的50%
≥ 150	最大额定管电压的50%	最大额定管电流的50%

冲洗胶片，在观片灯下用放大镜测量胶片上焦点像的长和宽，并记录在表1-5中。

表1-5 焦点测量记录（示例）

标准焦点尺寸（mm）	管电压（kV）	管电流（mA）	曝光时间（秒）	放大率	焦点像尺寸（mm）		有效焦点尺寸（mm）	
					长	宽	长	宽
0.6	75	250	0.05	2	1.6	1.4	0.8	0.7
1.0	75	250	0.05	2	2.6	2.4	1.3	1.2

3.检测结果的评价

由表1-5中焦点像的尺寸和放大率，按公式（1-16）与公式（1-17）计算有效焦点的长和宽：

$$焦点的长 = \frac{焦点像的长}{放大率} \times 0.7 \tag{1-16}$$

$$焦点的宽 = \frac{焦点像的宽}{放大率} \tag{1-17}$$

焦点的测量结果应满足IEC标准规定的要求，该标准已被我国等同采用，并转化为国家行业标准YY/T 0063，见表1-6。

表1-6 焦点的允许误差范围（IEC标准）

焦点标称尺寸（mm）	有效焦点允许范围（mm）		焦点标称尺寸（mm）	有效焦点允许范围（mm）	
	宽	长		宽	长
0.10	0.10 ~ 0.15	0.10 ~ 0.15	1.30	1.30 ~ 1.80	1.90 ~ 2.60
0.15	0.15 ~ 0.23	0.15 ~ 0.23	1.40	1.40 ~ 1.90	2.00 ~ 2.80
0.20	0.20 ~ 0.30	0.20 ~ 0.30	1.50	1.50 ~ 2.00	2.10 ~ 3.00
0.25	0.25 ~ 0.38	0.25 ~ 0.38	1.60	1.60 ~ 2.10	2.30 ~ 3.10
0.30	0.30 ~ 0.45	0.45 ~ 0.65	1.70	1.70 ~ 2.20	2.40 ~ 3.20
0.40	0.40 ~ 0.60	0.60 ~ 0.85	1.80	1.80 ~ 2.30	2.60 ~ 3.30
0.50	0.50 ~ 0.75	0.70 ~ 1.10	1.90	1.90 ~ 2.40	2.70 ~ 3.50
0.60	0.60 ~ 0.90	0.90 ~ 1.30	2.00	2.00 ~ 2.60	2.90 ~ 3.70
0.70	0.70 ~ 1.10	1.00 ~ 1.50	2.20	2.20 ~ 2.90	3.10 ~ 4.00
0.80	0.80 ~ 1.20	1.10 ~ 1.60	2.40	2.10 ~ 3.10	3.40 ~ 4.40

（续表）

焦点标称尺寸（mm）	有效焦点允许范围（mm）		焦点标称尺寸（mm）	有效焦点允许范围（mm）	
	宽	长		宽	长
0.90	0.90～1.30	1.30～1.80	2.60	2.60～3.40	3.70～4.80
1.00	1.00～1.40	1.40～2.00	2.80	2.80～3.60	4.00～5.20
1.10	1.10～1.50	1.60～2.20	3.00	3.00～3.90	4.30～5.60
1.20	1.20～1.70	1.70～2.40			

（三）星卡成像检测法

1.检测器材

顶角为2°的星卡（纯度95%以上的铅，厚度50mm，外径57.3mm，内径4mm，空间频率0.5～7.21p/mm），胶片（普通X线胶片），无增感屏暗盒，放大镜，卷尺。

2.检测方法

（1）将星卡固定在准直器的下方。星卡所在平面与X线束垂直，其中心与线束中心重合。按表1-7要求的放大率，调节焦点到胶片的距离，并固定X线管。

表1-7　星卡测量焦点时的放大率与焦点尺寸的关系

焦点标称尺寸（mm）	0.2～0.3	0.4～0.7	0.8～1.0	1.2～1.5	1.6～2.0
建议使用的放大倍率（M'）	4	3	2	1.75	1.5

（2）用焦点星卡射线照相时，X线管的焦点测量条件是：对于X线机标称管电压＞75kV时，将管电压调至75kV；对于X线机标称管电压≤75kV时，将管电压调至标称管电压；管电流均调至标称管电流的一半；管电流与时间乘积均为20～50mAs。

（3）冲洗照片，拍摄的星卡照片必须从两个方向上评价最外层失真区的平均直径尺寸z_w（与X线管平行方向）和z_L（与X线管垂直方向）。

测出的星卡焦点尺寸是等效焦点，一般用F_{eq}表示，单位是mm：

$$F_{eq} = \frac{z\theta}{M'-1} \qquad (1-18)$$

17

式中：z——两个方向上失真区的平均直径z_w、z_L，mm；M'——星卡照片上的放大倍率；θ——星卡吸收楔条顶角，rad。对于2°星卡为0.034 9rad。

3.注意事项

在使用星卡成像法检测X线管焦点时，人为误差较大，一般用于稳定性检测，而不用于验收检测。从临床角度讲，此法不失为操作性很强的简捷方法，应予以推广、掌握。同时，星卡成像法还可以应用于成像系统影像质量分析评价。

（四）焦点狭缝射线照相法

焦点狭缝射线照片必须用微粒X线胶片拍摄，不用增感屏。狭缝光阑必须用下列材料之一制造：

（1）钨。

（2）钽。

（3）含铂10%的金铂合金。

（4）含铼10%的钨铼合金。

（5）含铱10%的铂铱合金。

狭缝照相机的准直需要基准轴线通过狭缝光阑入射面的中心，与狭缝光阑对称轴线所成的角度≤0.001rad。

狭缝光阑入射面与焦点的距离必须使实际焦点范围内放大倍率变化不超过±5%。

需要注意的是，狭缝光阑的入射面与焦点的距离不小于100mm。在拍摄焦点狭缝射线照片时，狭缝光阑的方向必须使狭缝的长度对焦点的长与宽的两个方向分别垂直，偏差在±0.09rad（±5°）范围内。

测量焦点的宽度时，狭缝的方向必须与X线管组件的纵轴平行或与规定的纵轴平行。

测量焦点的长度时，狭缝的方向必须与测量焦点的宽度时所述的方向垂直。

胶片必须与基准方向垂直，由狭缝光阑入射面根据放大倍率按表1-8确定。

表1-8　放大倍率

焦点标称值（f）	$f \leq 0.4$	$0.5 \leq f \leq 1.0$	$1.1 \leq f$
放大倍率（$E=n/m$）	$E \geq 3$	$E \geq 2$	$E \geq 1$

除表1-8提供的用焦点狭缝射线照相时X线管的焦点测量条件以外，其他用

焦点狭缝射线照相时 X 线管的焦点测量条件必须按表 1-9 提供的测量条件摄取焦点射线照片。

表1-9　其他测量条件

X线管标称电压（U）	管电压	管电流
$U \leq 75\text{kV}$	标称电压	对应于焦点阳极输入功率的50%管电流
$75\text{kV} < U \leq 150\text{kV}$	75kV	
$150\text{kV} < U \leq 200\text{kV}$	50%标称电压	

如果检测条件满足不了上述要求，可以采用狭缝式实时测焦点方法测量。该方法是按照 IEC 336 标准要求的狭缝和传感器线扩散函数测量焦点，还符合 DIN 6823、NEMA XR5 的要求。

该方法的使用要求和仪器的技术规格是：曝光时间最小 10ms；管电压范围（22~150）kV；放大倍率 0.8~5（自动计算）；狭缝测量范围（0.1~5）mm；校准方式为自动；主机（不包括狭缝支架）200mm×200mm×67.5mm；狭缝支架 20mm×20mm×（200~400）mm；狭缝尺寸 10mm（按照 IEC 336 标准）；重量 3.85kg。

几种方法比较见表 1-10。

表1-10　按照IEC 336标准测焦点的几种方法比较

测量方式	需要曝光次数	测量时间	计算MTF（调制传递函数）	计算焦点大小	可测量<0.3mm的焦点	测试费用排序
使用探头的狭缝式测量	2	3分钟	√	√	√	2
需要拍片的狭缝式测量	5~20	2小时	√	√	√	4
需要拍片的小孔成像测量	2~5	1小时		√		3
使用星卡测量	L	20分钟			视检测人员肉眼分辨力而定	1

七、准直器特性的检测

X 线发生装置中准直器（又称束光器）特性的检测是验收检测和稳定性检测中必须进行的一项工作。准直器特性的好坏直接影响着影像质量以及患者接受的辐射剂量，准直器除了要安装牢固，有灯光可以调整照射野，能做中心定位外，准直器性能的检测还包括X线照射野与准直器光野一致性检测、照度的检测（包括照度比的检测）、总滤过的测量及漏射线的检测等。这里仅就光野与照射野一致性检测、指示光照度检测、总滤过的检测进行介绍。

（一）指示光野与照射野一致性检测

主要是为了验证指示光野与实际照射野周边和中心的一致性。

1.检测器材

光野-照射野一致性检测板（为25cm×20cm的铜板，厚度为2mm，在相互垂直的轴线上标有刻度线，并标有14cm×18cm的矩形区）；暗盒8in×10in。

2.检测方法

（1）将光野-照射野一致性检测板放在床面上，将焦片距（SID）调节为100cm。关闭室内照明灯，打开光野指示灯，使准直器的十字交叉线与检测板上的十字线重合，四边与检测板的矩形区重合。如果不能重合，利用检测板上的刻度记下各边的实际位置。

（2）放入暗盒，用合适的曝光条件（如70kV、10mAs）对检测板曝光，并冲洗胶片。

（3）在观片灯上观测实际照射野的大小（通过照片上的刻度线，而不是用尺子测量），并计算各边的实际照射野与指示光野的差值。

（4）沿照片上高密度区作对角线，两对角线交叉点为照射野的中心，测量出该中心与指示光野中心（十字交叉线）的直线距离，即为中心偏差。

3.检测结果的评价

照射野的中心和四边均要求与指示光野相差在2%焦片距以内，相差过大则应做调整。

4.检测中应注意的事项

（1）照射野与指示光野的偏差大小与焦片距（SID）是紧密相关的，所以在评价时是以SID为依据，在测量时要记录实际焦片距。

（2）在没有光野-照射野一致性检测板时，也可采用简便的方法，如用大头针、硬币等密度高的物体对指示光野做标记。但要注意的是，曝光最好分两次，第一次按设定的照射野曝光，第二次要人为地扩大照射野曝光，这样就可避免照射野比指示光野小时在照片上看不到标志物的图像从而无法测量它们的偏差。

（二）指示光照度检测

检测目的是验证X线发生装置准直器的指示光是否能达到规定的光照度要求。

1.检测器材

照度计、剂量仪等。

2.检测方法

（1）将焦片距调节为100cm，照射野调节为35cm×35cm。

（2）关闭室内照明灯，关上窗帘，打开指示光灯，对指示光野的4个象限的光照度分别进行测量，记录测量结果。

（3）每个象限测量3～5次，求其平均值。

3.检测结果的评价

当机房周围光线影响很小时，100cm处光照度＞100lx。一般要求距离X线管焦点100cm处光照度＞100lx。

4.检测中应注意的事项

测量时，准直器指示灯不能连续开灯时间过长，以防灯泡过热烧坏。每一象限的重复测量值应在5%以内变动，对超过5%的波动，应重新测量，以确定其原因。

（三）总滤过的检测

总滤过包括X线管组件的滤过与X线源组件的滤过。在GB 9706—2012中规定了X线设备的总滤过的要求。在X线设备的总滤过中，由投向患者的X线束中的材料引起的总滤过应符合以下要求。

对钼靶且标称X线管电压不超过50kV的乳腺摄影专用X线设备，总滤过应不小于由0.03mm厚钼制K吸收边界式滤过片提供的滤过；对采用钼以外的材料的靶且标称X线管电压不超过50kV的乳腺摄影专用X线设备，总滤过应等于某一质量等效滤过，而这个质量等效滤过应不小于用某些材料所提供的滤过，这些材料与靶配合，应能够达到该标准要求的半价层要求；对标称X线管电压不超过70kV的齿科摄影专用X线设备，总滤过应不小于1.5mmAl；对其他的X线设备，总滤过应不小于2.5mmAl。

可见，总滤过也是X线设备质量控制中应当进行的一项重要指标。那么如何进行总滤过的检测呢？之前介绍了半价层的检测方法，可以通过半价层的测量，估算X线机的总滤过值，以便于管电压测量时对测量结果的校正和在剂量测量时对能量响应的校正。

1.测量器材

测量所需设备与半价层测量相同。

2.测量方法

（1）按照半价层的测量的要求，测出某一管电压时的半价层。

（2）通过查表1-11，查出总滤过值。

表1-11　半价层与总滤过的换算

总滤过	半价层					
	50kV	60kV	70kV	80kV	90kV	100kV
1.5	1.2	1.5	1.7	2.0	—	—
2.0	1.4	1.8	2.0	2.4	2.7	3.1
2.5	1.6	2.0	2.3	2.7	3.1	3.5
3.0	1.8	2.2	2.6	3.0	3.4	3.8
3.5	1.9	2.4	2.8	3.2	3.7	4.1
4.0	2.1	2.5	3.0	3.5	3.9	4.4
4.5	2.2	2.7	3.2	3.7	4.2	4.7
5.0	2.3	2.8	3.3	3.9	4.4	4.9
5.5	2.4	3.0	3.5	4.1	4.6	5.1
6.0	2.5	3.1	3.7	4.2	4.8	5.3
7.0	2.7	3.3	3.9	4.6	5.2	5.7
8.0	—	—	4.2	4.9	5.5	6.0
10.0	—	—	5.4	6.0	6.6	

八、空气比释动能与吸收剂量

X线作为一种电离辐射，患者在接受X线诊断检查时，一方面是要获得有用的图像，为临床诊断提供依据，另一方面，患者也会接受一定剂量的照射。因此，对患者来说，X线诊断检查为利益与代价并存。现今，对患者剂量的监测越来越受到人们的重视。

"剂量"一词本是医学上的专用术语，它表示用药物治疗疾病时需要掌握的用药量。它与电离辐射的量本是两个不同的概念。自从发现了X线并将其用于诊断与治疗疾病以及防护的需要，迫切需要对X线的量建立一个统一的度量单位。1937年在芝加哥召开的ICRU会议确定：X线的"量"或剂量的国际单位称作"伦琴"，用"R"表示。这次会议把以伦琴为单位的X线的量称为"剂量"。以后，人们把剂量作为X线的量沿用下来，并扩展到 α、β、γ 及中子等电离辐射。这便是辐射剂量学中这一概念的由来。

自1962年以来，所谓"剂量"实际上指的是吸收剂量。早期伦琴定义为：在1伦琴X线照射下，0.001 293g空气（标准状况下，1cm³空气的质量）中释放出次级电子，在空气中共产生电量各为1静电单位的正离子和负离子。但是，后来科学家发现用"伦琴"表示吸收剂量是不合适的。伦琴不能作为剂量的度量单位，主要是因为当X线与物质相互作用时，伦琴单位的定义不能正确反映被照物质实际吸收辐射能量的客观规律。能量相同的光子与物质相互作用时，物质种类不同，其相应的质能吸收系数也不同。所以，1伦琴X线的照射量被空气和组织吸收能量不同。

现在，辐射剂量学主要包括照射量、比释动能、吸收剂量3个不同的概念，下面将分别进行介绍。

（一）照射量

照射量是用以表示X射线或 γ 射线在空气中产生电离能力大小的物理量。X线的发现和应用，要求对其做出量度。1928年第二届国际放射学大会正式通过如下的定义：伦琴是X线辐照的量，当次级电子被全部吸收时，在0℃和76cmHg压强下，1cm³空气中产生1静电单位的电荷。

1962年ICRU第10号报告对照射量做了正式的定义：照射量是单位质量的一个空气体积之中，光子释放的所有电子在空气中全部被阻止时，所产生的一种符号的所有离子电荷的总和，单位为伦琴。

伦琴作为一个物理量的单位，已使用了70多年，在历史上起的作用是不可磨灭的。但在许多方面，尤其在放射医学中常以伦琴作为剂量单位使用，使得许多人分不清照射量和吸收剂量。

1980年ICRU第33号报告，给照射量下了定义：照射量X是dQ除以dm所得的商。

$$X = \frac{dQ}{dm} \qquad (1-19)$$

式中，dQ为光子在质量为dm的空气中释放出来的全部电子（负电子和正电子）完全被空气所阻止时，在空气中产生任一种符号的离子总电荷的绝对值。

照射量的单位：C/kg。

照射量的曾用单位：伦琴，符号R。1R=2.58×10⁻⁴C/kg。

（二）比释动能

应该说比释动能是X线辐射剂量学最重要的是一个参数。它描述的是不带电致电离粒子与物质相互作用时，把多少能量传给了带电粒子。比释动能也称作kerma，符号为K，是由电离辐射作用引起的在物质中释放的动能。比释动能K定义为不带电电离粒子，在质量为dm的某种物质中释放出来的全部带电粒子的初始动能总和dE_{tr}除以dm，如公式（1-20）所示。

$$K = \frac{dE_{tr}}{dm} \qquad (1-20)$$

式中：dE_{tr}——不带电致电离粒子在特定物质的体积元内，释放出来的所有带电粒子初始动能的总和；dm——所考虑的体积元内物质的质量。

比释动能的单位是焦耳/千克（J/kg），国际单位是戈瑞，符号为Gy。根据定义，比释动能适用于X线和γ射线及中子等不带电致电离粒子。当提到比释动能的大小时，必须指明递质和所研究点的位置，因为不同递质的质能转换系数不同，当定义的物质为空气时，即为空气比释动能。

实践中还常常需要测量某一特定物质内的另一物质中一点的比释动能或比释动能率。此时被测的质量元必须小到对非带电致电离粒子场不引起明显扰动的要求。最常见的例子如：在肿瘤放射治疗前，要用水箱测量参考点或核准点（水下一点）处的空气比释动能K。

另外，当探测器达到电子平衡状态，而且轫致辐射可以忽略不计时，吸收剂量与比释动能接近相等。

（三）吸收剂量

吸收剂量是剂量学和辐射防护领域中一个非常重要的量。它适用于任何类型的电离辐射、任何被辐射照射的物质，适用于内、外照射。吸收剂量指的是授予单位质量物质（或被单位质量物质吸收）的任何致电离辐射的平均能量。吸收剂量的严格定义为：任何电离辐射，授予质量为dm的物质的平均能量$d\varepsilon$除以dm，如公式（1–21）所示。

$$D = \frac{d\varepsilon}{dm} \qquad （1\text{–}21）$$

吸收剂量的SI单位是戈瑞，符号为Gy。

过去曾用过的专门单位为拉德（rad），1Gy=1J/kg=100rad。

1Gy的吸收剂量就等于1kg受辐照物质吸收1J的辐射能量。

吸收剂量率就是单位时间内的吸收剂量。定义为：吸收剂量率D是dD除以dt所得的商，如公式（1–22）所示。

$$D = \frac{dD}{dt} \qquad （1\text{–}22）$$

式中：dD——在时间间隔dt内吸收剂量的增量。

吸收剂量率的单位：1J/kg·s=1Gy/s。

（四）按测量部位区分的剂量

上述3个辐射剂量学的量既有联系，又有不同，在一定条件下又可相互转换，尤其是在满足带电粒子平衡条件时，吸收剂量与空气比释动能相等。因此，在很多实际应用中，尤其是诊断X线级别，往往对吸收剂量与空气比释动能不再进行区分，为了便于理解而统称为"剂量"。

由于X线产生过程中，不是所有的辐射粒子都用于形成最终有用的图像，考虑到辐射会对人体产生损伤，如何用最小可能的辐射剂量产生最佳最优的图像，即力求取得最大的可能效应，在X线诊断检查中是应当重点考虑的。一般而言，测试环境不同，"剂量"的概念也不完全相同，应根据测量剂量的部位不同而采用不同的量。因此，下面就介绍最常用的剂量概念。这里需要说明的是，以下所说的"剂量"可以是空气比释动能或者吸收剂量。在诊断X线能量级别中，一般设定吸收剂量与空气比释动能的转换系数为1，所以实际检测时两者并无区别。

1.入射剂量

入射剂量定义为：在患者待测表面但无患者时测得的剂量。即指在某个放射区域的中部，在人体或仿真模型表面测量的剂量。但是，在实际测量时，X线束的通路上应无任何其他物体。这是由于，当放射线击中一个物体时，通常都有一定的放射活性粒子的散射。这就相当于光束照射在玻璃表面，总是会有一定数量的光被反射，而测量入射剂量时，要求没有来自物体的散射。入射剂量的国际单位制单位为"戈瑞"，符号为Gy，1Gy=1J/kg。常见的入射剂量的单位还有"拉德（rad）"，此单位为非法定计量单位，1rad=0.01Gy，或者1Gy=100rad。

2.表面剂量

表面剂量是在患者表面测得的剂量，与入射剂量不同的是，表面剂量是在人体位于X线束的通路上时进行测量的。由于表面及身体深层的散射辐射，表面剂量包括散射辐射在内。因此我们可以说：表面剂量=入射剂量+从身体来的散射辐射。表面剂量的国际单位制单位为"戈瑞"，符号为Gy，1Gy=1J/kg。

3.出射剂量

出射剂量是在X线从身体离开的出射面直接接近于患者人体表面测得的剂量。以出射剂量和表面剂量为基础，就可以计算得到患者身体里到底存留了多少辐射，即身体的辐射=表面剂量–出射剂量。出射剂量的国际单位制单位为"戈瑞"，符号为Gy，1Gy=1J/kg。

4.图像接收器剂量

图像接收器剂量是在图像接收器处测量得到的剂量，即在胶片夹、X线影像增强器装置或数字化探测器处测得。图像接收器剂量通常小于出射剂量，这是因为辐射在到达图像接收器之前被患者身体后的物体，如辐射保护栅极、抗散射栅极或检查床等减弱了。

图像接收器剂量的国际单位制单位为"戈瑞"，符号为Gy，1Gy=1J/kg。

5.面积剂量

面积剂量的定义为，与X线射束轴垂直的平面上的平均空气吸收剂量（或空气比释动能）乘以该平面的面积，单位是$Gy \cdot cm^2$。面积剂量是对患者吸收的辐射剂量的测量。通常将测量仪器放置于准直器与患者之间，即在辐射进入患者身体之前，使整个X线束通过测量仪器进行测量。面积剂量中不包括患者的反散射辐射；面积剂量可以在X线管的准直器与患者之间的任一平面测量，不受与X线管焦点的距离的影响。因为越远离X线管进行测量，平均空气吸收剂量降低，但是受照面积却增加。距离X线管50cm处的剂量面积乘积与100cm或200cm时的面积剂量乘积是相同的。如果测量仪器能够覆盖整个辐射束，那么剂量面积乘积在任一片面都是相同的。因此，面积剂量仪的电离室面积应足够大，在测量平面上所有射线束都应在电离室的测量面积之内。

6.身体剂量和有效剂量

身体剂量是指器官或组织剂量的综合概念。但是在辐射防护的实际应用中，可以监视局部的剂量，而整个身体剂量不能被直接测量到。因此，辐射防护规则采用了有效剂量的概念，它是指其中所有的受辐射的器官或组织的剂量当量乘以一个因子，即组织权重因子，而后相加在一起。身体剂量=所有器官或身体部分剂量的总和。

身体剂量和有效剂量的国际单位制单位是希沃特（Sv）。

九、自动曝光控制精度

（一）基本原理

在普通摄影中，自动曝光控制（AEC）系统由X线探测器通过荧光体与光电倍增管组合，利用曝光计控制时间，从而完成对X线的控制。曝光计由X线探测部分和控制部分组成，它们与X线发生装置合为一体，形成自动曝光控制系统。X线透过被照体和X线探测器，通过增感屏使胶片感光。

X线探测器通过利用透过被照体与滤线栅的X线，探测出射向屏–片系统的入射线量，并将X线强度按比率转换成电信号后向控制部分输送。电信号在控制部分的放大回路中被放大后输出到积分回路，积分后又被传输到比较回路。当电信号在比较回路中达到预先设定的密度值时，就发出X线停止信号。X线发生装置接收到此信号，便停止X线的输出。通过这一连串的动作，就得到了与被照体厚度和摄影距离大小无关的到达屏–片系统的正确的X线量。

（二）影响自动曝光控制精度的相关特性

1.响应时间特性

响应时间即自动曝光控制系统发出的X线停止信号和实际停止照射时的时间差。此特性在被照体厚度较小的短时间曝光时尤为突出。响应延迟在照射时间中常占有一定比例，曝光时间越短，其占有的比例越大。其弊端在于短时间内可使照片密度大幅度增加。响应延迟主要是由于自动曝光控制系统的控制回路自身的原因造成的，即因自动曝光控制系统的控制回路和X线发生装置之间的持续回路及X线高压装置的主回路开关结构的响应延迟所引起。

2.管电压特性

屏-片系统的管电压特性和自动曝光控制系统X线探测器特性之间的关系称为管电压依存性。两者特性完全一致是最理想的，但在实际工作中，却常出现管电压的改变直接使照片密度发生改变的现象，主要是由于射向屏-片系统和射向X线探测器入射线量的不同，以及屏-片系统和X线探测器的管电压依存性的不同所造成的。

（1）屏-片系统和X线探测器入射线量的差异：X线探测器位于摄影暗盒前（前采光方式）和位于摄影暗盒后（后采光方式）时，其特性会有很大差异。前者一般用于普通X线摄影，而后者一般用于X线透视检查。

入射线量的差异主要是由于X线探测器对X线的吸收所致，X线探测器自身对X线的吸收越大或管电压越低，其照片密度差异就越明显。

（2）屏-片系统和X线探测器的管电压依存性：X线探测器和增感屏的感度对于不同管电压来说是不固定的，是随着线质的变化而变化的。这个特性的不同也会给照片密度带来影响。

3.被照体厚特性

被照体厚特性即被照体厚度的变化所对应的照片密度的变化。在体厚大、曝光时间长时，因探测器受暗电流的影响，会使实际密度值比预期值低。同时，上述两个特性也与本特性有关。可以说，被照体厚特性可以对自动曝光控制系统的基本特性进行综合评价。

（三）自动曝光控制精度的检测

1.检测目的

评估X线发生装置自动曝光控制系统的功能，以确保当被照体厚度变化时，能保持稳定一致的影像密度，并可使用密度设置选择功能改变影像密度。在这里，我们想提供几种可供选择的方法，或精密的或临床可操作的方法。

2.检测仪器

X线发生装置，非介入检测仪或荧光量计，密度计，增感屏–胶片–暗盒，铝板（200mm×200mm×20mm）2块，丙烯树脂板模体（200mm×200mm×10mm）25块，铅号码，模体支架铅板（200mm×200mm×20mm）1块，示波器。

3.检测方法

（1）AEC精度的检测（剂量仪检测法）

①将一块铝板模体放在模体支架上，置于X线管和非介入检测仪的探头之间，使模体到探头的距离＜10cm。

②调整摄影距离为100cm。调整X线照射野在模体平面上略小于模体面积。

③使X线管、探头、铝板及AEC系统的探测野在一条轴线上。

④选择临床摄影常用的管电压（如70kV、80kV、120kV、140kV）和管电流，设定时间要略长于测定时间，而后在AEC的操作模式下进行3次曝光。

⑤将曝光条件（管电压、电流时间积）及检测仪的剂量读数（mR或mGy或荧光量F）记录下来。

⑥在第一块铝板模体上再增加一块铝板。

⑦重复②～④步骤。

⑧按公式（1–23）计算自动曝光控制精度。

⑨检测结果的评价：如果自动曝光控制功能正常，在不同厚度模体下曝光，X线机可通过改变管电压或电流时间积使透过模体的射线量保持不变或接近，从而使不同厚度的患者照片影像得到相对稳定的密度。一般要求AEC精度的误差应＜10%。

$$\text{AEC精度} = \frac{\left| \bar{M}_1 - \bar{M}_2 \right|}{M_1} \times 100\% \qquad （1–23）$$

式中 $\bar{M}_1$——模体厚度为20mm时剂量读数的平均值；$\bar{M}_2$——模体厚度为40mm时剂量读数的平均值。

（2）AEC精度的检测（照片密度检测法）

①将暗盒放在X线装置的摄影检查床的滤线器托盘上。

②将1块铝板和铅板平行放置在检查床上。

③使其X线管、铝板与铅板交界处、AEC系统的探测野及暗盒在同一轴线上。

④调整照射野，使其略小于铝板加铅板的面积，照射野的中心位于2块板的交界处。

⑤根据上述"（1）"中"②"所用的摄影条件在AEC模式下曝光。曝光后暗盒不要移开。

⑥将铝板和铅板位置对调后，在铝板上再加一块铝板，用同一暗盒做第二次自动曝光。

⑦冲洗照片，用密度计分别测出照片两半侧的多点密度，找出平均值。

⑧按公式（1-24）计算自动曝光控制精度。

⑨检测结果的评价：如果自动曝光控制功能正常，则照片两半侧的密度应一致或接近。推荐要求AEC精度的误差应＜10%。

⑩AEC精度的密度检测法应注意的事项.此法一定要在同一张胶片上，用不同厚度模体进行2次曝光，不能用2张胶片分别去检测，以避免胶片本身性能和冲洗机因素带来的误差影响。此外，对自动分格功能的点片装置，可直接在照射野内放置不同厚度的铝板（1块和2块），采用分格自动曝光控制下的曝光模式，无需采用铅板方式。

剂量仪检测法的精度要高于照片密度法但后者更具有临床可操作性，便于日常的影像质量控制。

$$AEC精度 = \frac{|\bar{D}_1 - \bar{D}_2|}{D_1} \times 100\% \qquad （1-24）$$

式中，$\bar{D}_1$ 与 $\bar{D}_1$ 分别为照片两半侧密度的平均值。

（3）AEC系统特性的检测

①AEC系统特性检测实验按图1-2予以配置。

②选择临床摄影常用的管电压（如70kV、80kV、90kV、120kV、140kV）和管电流。设定时间要略长于测定时间。摄影距离为100cm。

③被照体厚范围选择为5～25cm。

④在AEC模式下，分别对不同的体厚模体进行曝光。

⑤记录管电压及管电流的显示值、检测出的剂量值或荧光量值、模体厚度以及曝光时间的实测值。

⑥拍摄示波器显示的管电压、管电流及X线切断信息的波形图；或是利用非介入检测仪的分析软件，将有关波形显示在计算机监视器上。

⑦将此实验曝光的所有胶片进行统一冲洗，用密度计测量其照片密度值。

⑧从各个管电压下的不同模体厚度的照片密度，求得被照体厚特性。

⑨根据示波器显示的X线停止信号以及管电压波形终止状态，计算出X线机实际停止曝光的延迟时间。

⑩根据曝光时间的实测值、管电压、模体厚度，以及相对应的照片密度，绘制成被照体厚特性图。

⑪检测结果的评价。从被照体厚特性曲线图，找出能使照片密度上升0.20程度的曝光时间，作为该检测系统（AEC）的最短响应时间。这样在临床实践中，就可以根据这一最短响应时间，将其摄影曝光时的设定高于此值。否则，即使调整密度设置旋钮，照片密度仍然会过高。

AEC系统的管电压特性，一般在使用高电压摄影时不受影响。然而在60kV以下的低电压时，AEC系统与屏–片系统的管电压依存性就可能出现差异。当然，这还要看具体的实际测量结果。被照体厚3条曲线的直线部分（即5～20cm体厚时），照片密度差均在0.20以下，故此AEC系统性能正常。

在体厚较小时（如5cm以下），特别是在使用高电压摄影的情况下，因受AEC响应特性的影响，照片影像密度变化幅度增大，超过人眼所能识别的最低密度，即0.20。

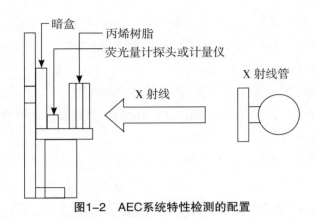

图1-2　AEC系统特性检测的配置

（4）AEC系统密度设置性能的检测

①AEC系统密度设置性能检测实验按规定予以配置。

②选择同一厚度的丙烯树脂模体（如15cm）、同一增感屏–胶片–暗盒系统。

③选择临床最常用的摄影条件，固定下来，不作变动。

④调整密度控制设置旋钮，如从0，+1，+2，+3到–1，–2，–3。分别用同一摄影条件对增感屏–胶片–暗盒系统曝光。

⑤冲洗照片并测量各照片密度。

⑥记录各密度控制设置下实际输出的电流时间积和所有照片密度值。

⑦找出"0"点（即"常规"）设置下的电流时间积与邻近一点设置下的电流时间积的相对变值。

⑧找出"0"点（即"常规"）设置下的照片密度与邻近一点设置下的照片密度值。

⑨检测结果的评价：由于照片所接受的X线照射量与密度之间并非始终是线性关系，电流时间积变化与密度也不会全是线性关系，因此，AEC系统的密度控制设置要在一个相对水平上校准。总体来讲，当测得的照片密度值高于或低于正常水平时，电流时间积也会相应提高或降低。

密度控制设置应有足够的正负余量。每挡设置之间，电流时间积应有12%～15%的变化，密度应有0.15的变化。

第二节
数字化X线设备质量检测方法

一、数字化X线设备的图像质量参数

数字化X线探测器技术的出现，使得传统的对图像质量的测量方法变得不能完全适用，如空间分辨力及MTF等这样的指标特征，不能再单独作为某个系统诊断功能的标准。下面从数字化X线技术新的图像质量参数：噪声、对比度、量子探测效率（DQE）、调制传递函数（MTF）、受限的空间分辨力（LSR）等方面对图像质量做简单论述。

（一）噪声

量子和电子噪声在信号中都是随机变化的，在诊断成像时，可以使有用的信息变得模糊，量子噪声从探测到的X线光量子的数目变化而来。噪声在许多数字化成像链中是固有的，它长期以来被看作是对图像质量有明显影响的一个参数。当噪声增加时，图像质量就会下降。系统噪声通常用信噪比（SNR）来表示。

噪声是目标可探测性的主要限制因素，在给定系统中噪声是一个常量，除非增加剂量。而在数字化X线系统中，当噪声降低时，或SNR增加时，目标的可探测性也迅速增加。因此，低噪声就成为适当的剂量下产生好的图像质量的必要条件，特别是观察较小的、低对比度的目标时。

（二）对比度

量子探测效率（DQE）的另一个重要因素就是它的放射性成像系统的对比度性能，即它捕获目标实际对比情况的能力。数字化X线系统一般具有较宽的动态范围，可以捕获很宽范围的信号强度，从极低到极高。它们还具有较高的对比分辨率，即能够捕获成千上万个灰度阴影，远远高出人眼所能分辨的范围，这就使得在传统的胶片上可能曝光不足或曝光过度的情况得到有效解决。由于数字化系统的噪声较低、动态范围较宽、对比度分辨率较高，就可以很大程度上改善胶片/屏幕系统中低对比度目标的可探测性。不仅如此，低对比度目标的可探测性在通过复杂的图像处理后可得到进一步的改善。图像后处理包括：自动对比度增强，窗宽/对比度水平调整。例如，通过设置对比度水平接近于背景水平，并通过缩小窗宽来调整对比度，使之刚刚高于或低于目标信号的水平。

这里举例说明如何通过调整窗宽/对比度水平来增强对小目标的可探测性。考虑一幅图像，其背景强度为100，而目标强度为105，换句话说，目标的对比度仅为5%。采用一个255的窗宽，将对比度水平设为0，目标与背景几乎难以分辨。如果将窗口变小，增加对比度时，目标就可以看到了。设置对比度水平到背景强度为100时，将窗宽调整到相应的目标强度，即窗宽为5时，就可获得最好的对比度。

（三）量子探测效率

量子探测效率（DQE）是一种对成像系统的信号和噪声从输入到输出的传输能力的表达，以百分比表示。它是最能代表图像质量的测量指标，以观察者能够探测到图像中感兴趣的目标为目的。

为精确地测量数字化成像系统的性能，必须对噪声和对比度的性能进行一个综合的评价，这些参数不能再孤立地看待。比如，一个具有较高对比度水平的系统可能由于高噪声的存在而不能产生诊断上有用的图像，换句话说，该系统的信噪比（SNR）比较低。另外，如果没有足够适当的对比度，即使极低噪声的系统，其诊断图像的可用性也同样受限，低噪声和高对比度的性能对于好的图像质量和目标的可探测性都是同样重要的。量子探测效率（DQE）以目标清晰度或空间频率的函数来表示。DQE将噪声和对比度的性能结合到单独一个参数中，从而得到了广泛的接受。DQE最能代表数字化图像的质量及目标的可探测性。因此，以数字化探测器为基础的成像系统设计的目标就是实现在所有空间频率下使DQE最大化。

（四）调制传递函数

调制传递函数（MTF）是一个成像系统提取其目标的对比度作为目标清晰度函数的能力。MTF通常是在理想的实验室条件下，采用高对比度的目标、高剂量而将散射辐射和噪声减少到最小时正常测得的，因此，它不是实际临床情况下其性能的可靠表示。尽管MTF对以胶片为基础，无需后处理的系统而言是一个有用的性能指标，但它对于数字化系统而言并不严格。这是因为在给定适当的SNR的条件下，数字化后处理的过程几乎可以使人得到任何需要的MTF。采用几种不同的探测器进行比较，都有明显较高的DQE，特别是在多数临床相关信息存留的低到中度空间频率的条件下，具有极佳的目标可探测性。

（五）受限的空间分辨力

受限的空间分辨力（LSR）是指在最适当的实验条件下，即高剂量、无散射和局部光斑的半阴影区时，观察者不能再看到高对比度、结构有周期性的实验模型时的空间频率。由于它没有考虑噪声或对比度的因素，LSR可能不是一个测量图像质量的可靠方法。它本身也不是一个对给定成像系统可测出其最小目标的指标。相反，图像的可探测性主要是由目标的对比度及成像系统的噪声和对比度性能来决定的。

受限的空间分辨力（LSR）是对空间频率的测量，其最适当的实验条件在正常的临床情况下都不会存在。但是LSR通常被用作以胶片/屏幕为基础的系统的图像质量的临界参数，有时也作为保留的以胶片为递质的图像质量的论证。如果我们想要精确地评价数字化探测器的性能，这是一个必须要消除的误解。

一个有相对较低的LSR值的数字化系统可通过使噪声最小化，使对比度最大化，简而言之，就是通过更好的DQE值，对这种限制加以补偿。因此，即使LSR相对较低，用较高DQE的探测器获得的数字图像通常也能对探测较小的图像的能力有较大的改善。因此，LSR本身不是一个精确测量数字化成像系统可测出的最小目标大小或其图像质量的指标。

通过分别对胶片和数字化探测器为基础的成像系统进行比较的研究可以证明：在胶片/屏幕系统中，其表现出的LSR高达20lP/mm，但是在一幅图像中却不能探测出很小的目标。这就说明，在较高的空间频率下，胶片显示出较低的对比度和较高的噪声，即具有很低的DQE。因此，尽管胶片/屏幕图像的受限的空间分辨力远远高于数字图像，但是数字化探测器较高的DQE值增强了它检测出微小的和低对比度的图像的能力。

实际上，噪声和对比度，外加人类的视觉系统对高空间频率的反应较弱，都是决定给定的成像系统目标分辨能力的限制因素。与胶片/屏幕不同，数字化系统增加了图像处理功能，如窗口/对比度水平及变焦功能等，这使它在很少的情况下检测到甚至更小的目标成为可能。因此，将胶片/屏幕系统和数字化图像进行比较的研究使DQE的重要性更为明显。

（六）几个常用的概念

1.对比分辨率

对比分辨率是数字探测器可捕获的灰阶的数目。平板式数字化探测器的比对分辨率通常为12~14位。

2.信噪比（SNR）

信噪比是有用的图像信息（信号）与无用信息（噪声）的数量之比。

3.动态曝光范围

动态曝光范围是指探测器可生成有用信号的曝光范围。平板式数字化探测器由于具有比以胶片为基础的系统更宽的动态范围，可用于在很宽的曝光范围内形成图像。这就减少了由于技术不足而需要重拍的次数。

4.一致性

一致性是指对图像边缘到边缘的亮度、分辨率及是否几何畸变的一种表达。

（七）对比度的作用

图像对比度性能反映了系统捕获和显示物体真实反差的能力，尤其在对那些本身就是低对比度物体的显像效果，诸如，胸部的微小钙化灶和肺部的小结节等。

大多数数字化X线探测器都有一套较为广泛的动态范围，以保证对由高到低的信号强度均可进行探测；数字化X线探测器能更好地显示那些在胶片显影曝光不足或曝光过度的区域，而且由于使用了自动对比增强等图像后处理，更能提高其显示效果。

（八）空间分辨力的作用

空间分辨力对数字化X线设备的性能到底有多重要呢？显而易见，这是一个重要参数，但并不如我们想象的那么重要。这是由于观测目标点随时间延长逐渐消失，而噪声却始终存在于该系统中，所以总捕获的信号强度也随像素的降低而减弱。结果就是，矩阵越好，每一像素点的信噪比越低。这样，对于那些本身对比度很低的小物体，就很难被监测。因此，调节像素大小和噪声之间的平衡就成为决定数字化探测器发展的关键步骤，这也是图像获取最佳效果的最好方式。

能将低噪声和高对比性能有机地结合起来，是数字化X线设备能对低对比度物体进行良好显示的先决条件，可用一个单独的指标来评价，即量子探测效率（DQE）。根据最近的报告表明，DQE已成为实际上对现有和将来的检测技术进行比较的评定标准。

DQE尤其会影响到设备对较小而且低对比度的目标的检测能力。实际上，在许多显影环境中，对小目标的检测要比限制空间分辨力重要得多，而传统观念则认为后者是决定设备检测最小可见物体的决定性因素。即使一台数字化X线设备有极高的空间分辨力（LSR），但如果它只有很低的DQE，同样无法对极小的物体进行检测。此外，使用数字化X线设备的另一个好处就是可以减少辐射剂量，而高DQE恰好能做到这一点。在相同的辐射剂量下，同传统的胶片/屏幕显影相比，高DQE的数字化X线设备可以提供清晰度高得多的图像质量；换句话说，在清晰度一样的条件下，使用高DQE的设备可大大减少X线辐射剂量。

同样重要的是，高DQE提供了数字化设备进一步发展的必备基础，如双能量显影、断面合成、低剂量显影等。将先进的图像处理运算和快速的图像获取和读出性能结合起来，高DQE将成为这些设备在临床应用中的关键因素。

二、调制传递函数测量方法

调制传递函数（MTF）是对线性影像系统或其环节的空间频率传输特性的描述，用调制传递函数定量评价X线成像设备的成像质量，是X线摄影技术的一个重要进展。过去普遍沿用观察影像密度、对比度、清晰度（后又用分辨力）及失真度等评价影像质量，这些评价方法处于对现象的定性描述阶段，不够严密。随着数字化摄影技术的飞速发展，特别是CR、DR相继应用于临床，对于数字影像设备的质量评价受到广泛关注，而MTF则是数字影像设备的量子探测效率测量中的一个关键环节。因此，MTF作为客观评价的一种重要手段，已成为广大放射工学者所关注的对象。

（一）MTF的原理与计算方法

1.MTF的原理

MTF的含义就是描述系统再现成像物体空间频率范围的能力，理想的成像系统要求100%再现成像物体细节，但现实中肯定存在不同程度的衰减，所以MTF始终<1，在数学关系上，是光学传递函数（OTF）的绝对值，是值域为{0，1}以空间频率为变量的函数。它说明成像系统不能把输入的影像全部再现出来，换句话说，凡是经过成像系统所获得的图像，都不同程度地损失了影像的对比度。MTF值越大，成像系统再现成像物体细节能力越强。系统的MTF是必须要测定的。要评价数字X线摄影系统的固有成像质量，必须计算出不受主观影响的、系统所固有的预采样MTF（preMTF）。DR和CR整个成像系统的MTF包括预采样MTF、量化MTF、滤过MTF、激光相机的MTF、显示MTF等，即MTF总=MTF采样×MTF量化×……，即所有以上MTF的乘积。

我们所关注的MTF一般是预采样MTF，也是测量噪声功率谱（NPS）、噪声等价量子数（NEQ）和量子探测效率（DQE）的必须参数。

2.MTF理论计算方法

计算MTF可以利用几种扩展函数，如点扩展函数（PSF）、线扩展函数（LSF）和边缘响应函数（ERF）。由于这些函数分别描述系统成像后点、线和边缘的弥散程度，因此反映了系统的分辨力特性。利用LSF计算MTF的定义式见公式（1-25）：

$$\mathrm{MTF}(f) = |\mathrm{FT}\{\mathrm{LSF}(x)\}| \qquad (1-25)$$

式中：FT——傅里叶变换；| |——取模；x——空间位置；f——空间频率；LSF（x）——线扩展函数。

如果利用ERF（x）得到MTF，则须先进行微分变换，将ERF转换成LSF，然后经傅里叶变换后取模得到系统的MTF，见公式（1-26）：

$$LSF(x) = d(ERF(x)) \qquad （1-26）$$

由于需要利用计算机对实验结果进行处理，而且对于数字化影像设备得到的数据均是离散的，离散的 ERF 转变为 LSF 见公式（1-27）：

$$LSF(X_j) = \frac{ERF(xj) - ERF(xj-i)}{xj-xj-1}(j \geq 1) \qquad （1-27）$$

式中：j——采样点序数。

（二）MTF 的测量方法

用于测量数字 X 线摄影系统的方法主要有以下两种。

第一，通过系统的线扩散函数来计算得到。

第二，通过观察系统的方波响应或使用矩形波测试卡来测量计算。

第一种方法根据所用材料方法的不同又可分为 3 种：①狭缝（slit）方法；②刀刃（edge）方法，也称刀口方法；③栅条（bar）方法。

其中前两种方法已被国际放射学界所公认为较好的方法，尤其是第二种方法，已被 IEC 定为测量 MTF 的标准方法。下面就这 3 种方法一一进行讨论。

1.狭缝（slit）方法

1988 年 Fujita 等使用狭缝倾斜小角度放置的方法测量了 FCR101 成像系统的两种 IP 板的 MTF、预采样 MTF 及激光照相机的 MTF。1989 年 Fujita 等对以上方法进行了改进，数据处理上在中心校正 LSF 和位移校正 LSF 之间选择多个 LSF，移相后叠加组成一个复合的 LSF，然后对其进行指数外推，得到一个校正的 LSF，进行傅里叶变换，计算预采样 MTF。并提出了有效采样间隔的概念，有效采样间隔：$x=\Delta x \cdot \tan(\theta)$，$\Delta x$ 为原采样间隔，θ 为倾斜的小角度。1992 年，Fujita 等又进行了进一步研究，并对指数外推的效应、不同的采样间隔和 IP 不同方向的影响进行了讨论。Fujita 提出的改进的狭缝法测量预采样 MTF，被人们所接受并在以后得到了广泛的应用，日本将此方法定为测量 MTF 的标准方法。

具体方法是：测量 X 线狭缝从垂直或水平方向上稍微倾斜，X 线信号穿过狭缝来估计 LSF，经傅里叶变换得到 MTF，利用狭缝相机来测量 LSF，相机宽 10mm，长 8mm，倾角 4°，钽（金属元素，符号 Ta，原子序数为 73）1.5mm，相机贴近探测器，狭缝倾斜 2° 放于探测器的中心，分别设置管电流为 200mAs 和

50mAs，在管电压为70kV和120kV时曝光，选择小焦点，将束光器开到尽可能小，以减小散射，防止过度曝光，避免重影信号。将图像数据进行校正后，由于暗电流噪声、X线转换以及X线散射出现的噪声使LSF出现一个波峰，为消除散射影响将低于峰值1%的消掉，利用公式（1–28）计算MTF：

$$MTF（f）=|FT\{LSF（x）\}|sin（\pi \cdot f \cdot w） \qquad （1–28）$$

式中：w——狭缝宽度，Mm；x——空间位置，mm；f——空间频率，mm^{-1}。

此方法计算出的MTF值非常精确。

2.刀刃（edge）方法

对边缘锐利的铅等金属模块成像可以得到系统边缘响应函数。边缘响应函数的微分即为与边缘垂直的线扩散函数，线扩散函数的傅里叶变换即为MTF。

1997年Ehsan Samei等采用锐利的刀刃装置，用两块很薄的丙烯酸板中间放置250mm厚的铅箔构成，放置于探测器表面，倾斜小角度，采样获取ESF，微分变换得到LSF，经傅里叶变换得到MTF。结果和狭缝方法相对照，其MTF值稍低。

2000年P.R.Granfors采用刀刃技术获得边缘响应函数（ESF），以此计算MTF。测试装置是1块大小为23cm×11.5cm×0.3cm的铅板，沿23cm一边中间插入1块6.4cm×10.2cm×0.1cm的钨板，放置于探测器表面，取钨边界左右各5cm，面积5cm×10cm区域来计算ESF。用钨板的目的是消除入射X线的二次散射对MTF的影响。

2004年日本Tatsuya Yamazaki等采用一种新颖的刀刃方法测量DR的预采样MTF，它比以前的方法更为准确可行。它采用的材料是大小100mm×100mm×1mm的钨片，外加丙烯酸做成的校准支撑体。

利用测量装置的四边可以同时测量出水平和垂直两个方向上的MTF，其算法包括6个步骤：对刀刃图像进行边缘提取；确定倾斜角度；校正；计算LSF；快速傅里叶变换；sine校正。其精确性是与成熟的狭缝方法的对照，同时考虑了剂量依赖性和试验的可重复性，测量结果与狭缝方法符合，Nyquist频率相差2%以内，重复性误差在2%以内，结果排除了X线轴的准直误差。

在数字影像上利用边缘提取技术，提取刀刃并确定刀刃的范围和方向。对刀刃进行重采样并滤过。对刀刃亮度曲线求微分得到线扩散函数，然后进行傅里叶变换得到MTF。IEC在2003年制定了IEC 62220-1文件，对目前的数字摄影系统推荐一个标准的方法测量DQE，这也是国际放射学界第一个测量DQE的规范性标准。其中对MTF的测量采用的是刀刃方法，材料选择1mm厚的平滑钨片，误差<5mm，置于探测器表面，倾斜角度视探测器像素矩阵轴的角度而定，一般为1.5°～3°。感兴趣区（ROI）为沿刀刃方向50mm、垂直刀刃方向100mm的区域，之所以选择在垂直刀刃方向相对较长的区域是充分考虑长范围的扩散效应会造成MTF低频部分的衰减，这种低频衰减是造成影像损失细节对比和细节信噪比的主要因素，也称为真实再现效应。然后采集获取ESF，微分变换得到LSF，经傅里叶变换得到MTF。

对二维MTF的测量，美国的Fetterly等进行了二维预采样MTF测量，用得出的二维MTF轴位的值与使用刀刃法测量的MTF比较，结果一致，并得出了结论，即对于主副扫描方向同性的数字X线摄影设备可使用一个方向的一维MTF来评价（如DR）。但对于两方向不同性的数字影像设备就必须分别进行两个方向的测量（如CR）。目前正对数字乳腺摄影二维MTF的测量进行研究。

综上所述，在所有测量预采样MTF的方法中，狭缝方法无疑是最精确的，狭缝法简便、成熟，在高频响应有较高的信噪比（SNR），由于它需要一个很窄的狭缝（≤10mm），即使1/250的准直误差也会使整个实验失败，倾斜角度也要非常精确，而且狭缝制造精度高，不易加工，在实际过程中很难操作，所以较难推广应用。刀刃方法建立在狭缝法的基础之上，在低频响应有较高的SNR，但刃边易加工，因此实验器材简便，实验步骤方便，因此得到了广泛的应用。但其精确性尚不及狭缝方法，算法的校准需要较长时间，测量方法还需进一步改进。这两种方法都要求体模摆放的角度的测算要相当精确，实验精度要求高，对于高分辨系统的评价使用刀刃法可使结果更准确，如刀刃法可用来测量高分辨力的乳腺数字X线摄影，如果使用狭缝法，10mm的狭缝对于15Mm的像素大小来说就显得过大了。日本工业标准（JISZ 4721—2000）规定X线摄影系统的MTF的测定使用狭缝法。

利用MTF评价空间分辨力有时可能出现与实验室的检测结果较大偏差的情况，原因主要有以下几点。

（1）测量方法的局限性：不论哪种方法都存在一定的误差，其设计理论也不是最完善的，即使是最精确的狭缝方法也不例外。这就要求实验中尽量把这种误差降低到最小。

（2）测量装置的误差：各种不同的测量装置的精度有限，加上材料加工的误差都会影响最终的测量结果。

（3）测量过程中产生的误差：测量装置角度的确定，角度的准确摆位，以及采集数据的范围，均是影响MTF的重要原因。

（4）噪声摄影剂量会对MTF产生一定的影响，噪声不可避免地使数据具有一定的缺陷，如外围数据的振荡、数据的非对称性（虽然程序在数据的对称性方面做了一些处理，但很难彻底消除数据的非对称性）均影响了MTF曲线。对于噪声处理的较好方法是对多次实验进行平均抑制噪声减小误差。

（5）非均匀性：非均匀性使得数据出现不应有的突变，数据经傅里叶变换后产生较大的振荡导致误差。这可以通过实验前对设备进行匀场或校正等方法提高图像的均匀性，从而减小MTF曲线的误差。

（6）数据的离散性：由于不可能获得完全连续的数据，计算中将不可避免地产生误差，快速离散傅里叶变换将无法获得原始数据的完整频谱，结果产生一定数据误差。

（7）算法的局限性：由于所选的离散快速傅里叶变换算法、插值算法、求导算法等算法自身的局限性，不可避免地引入一定的误差。

使用MTF来评价数字X线成像系统属于客观评价方法的一个很重要的方法，也是国际放射学界普遍采用和推荐的方法。因此如何获得系统真实的MTF成为众多放射工学者研究的焦点，MTF的测量方法显得尤为重要，更重要的是它是获得数字成像系统另一个重要的客观评价方法DQE的必须参数。国外放射学界对此研究相当成熟完善，已经制定了相关的标准，发表了大量的文献。而国内相关的研究工作刚处于起步阶段，对于使用MTF评价其他成像设备也进行了一定的研究，但深度和系统性方面跟国外都有较大差距，使DQE的评价也无法进行。这要求相关的从业人员要从理论和实践上跟国际接轨，在数字X线摄影的MTF测量方面做大量工作，掌握评价方法，将有助于改变我国数字成像设备市场现状，提高我国整个放射技术水平。

三、量子探测效率的测量

（一）概述

量子探测效率是目前数字成像设备中被普遍采用的描述成像设备信号噪声传递特性的客观物理量。但由于测量方法不统一，测试条件不明确，尽管以前有很多关于DQE的文献，但这些测试结果之间一直没有可比性。为了使DQE的测量更加标准和规范化，IEC建立了一种在国际上认可的数字X线成像系统的DQE测试方法，即IEC 62220-1：2003，目前已被转化为我国医药行业标准YY/T 0590.1—2005。它明确定义了DQE的测试步骤与测试条件。该标准适用于常规放射学中的二维探测器，例如，CR系统、平板探测器系统，包括闪烁晶体或直接转换的平板探测器、CCD探测器和数字X线影像增强器系统。但该标准不适用于牙科成像系统、乳腺成像系统和CT成像系统。这里简单介绍IEC 62220-1：2003标准，并介绍采用其规定的方法对DR系统的DQE进行测试。

（二）测试方法

1.前提条件

DQE测量的结果依赖于测量所用的曝光条件和参数设置，因此在IEC标准中对其测试条件进行了严格规定。一个重要的测试参数是X线的质，即X线能量谱，见表1-12。要获得其中规定的射线质要使用一定厚度的铝板对X线进行滤过，并调整管电压使半价层接近表中的规定值。可以使用其中的1种或数种X线能量谱进行测量，如果只使用一种谱线则必须选择RQA5。

表1-12 IEC 62220-1规定的4种能量谱

辐射质量	X线管电压（kV）	附加滤过（mmAl）	半价层（mmAl）
RQA3	54	10	4.01
RQA5	75	21	7.09
RQA7	91	30	9.13
RQA9	120	40	11.47

另一个重要条件是X线照射野的几何位置与尺寸。在测量探测器表面空气比释动能率、转换函数、调整传递函数（MTF）和噪声功率谱（NPS）时，必须采

用相同的X线照射野几何尺寸。

　　测试装置应按照如图1-3所示进行布局，图中的X线设备按正常诊断应用时的同样方法设置。测量时应使散射效应降到最小，同时应将X线的有效焦点到探测器表面的距离SID设定为不小于1.5m，如果由于技术原因该距离无法达到1.5m或更长，可以选择一个较短的距离，但这个距离应在报告的结果中明确地予以说明。在探测器表面X线照射野的大小应为16cm×16cm。在限束器B_1下插槽内放置附加滤片，可同时使用铅板限束器（B_2，B_3）来降低X线散射对测量的影响。图中的测试模体用来测量系统调制传递函数，测量调制传递函数时要将该测试模体置于影像探测器表面，而且测试模体的边缘中心应与X线束的中心轴重合。偏离X线束中心轴会降低测量得到的调制传递函数。用辐射剂量计（半导体探测器或空气电离室）测量影像探测器表面的辐射剂量。实际测量时最好将影像探测器从辐射束中移开，此时可以将剂量计放置于影像探测器表面的位置。在剂量计后面不能有任何物体，以免将散射线引入剂量计。如果无法将影像探测器从辐射束中移开，可以在焦点与影像探测器之间选几个不同位置进行测量，为避免探测器表面的反向散射的影响，建议剂量计与影像探测器之间的距离应>450mm。此时在探测器表面的辐射剂量可以通过距离平方反比公式计算得到。操作过程中为尽量避免反向散射的影响，可在影像探测器表面前放一块4mm厚的铅板。可以采用多次曝光计算其平均辐射剂量的方法。

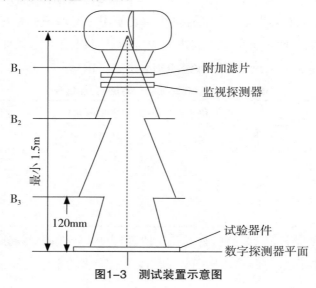

图1-3　测试装置示意图

所有相关测量包括测量影像探测器转换函数、噪声功率谱（NPS）及系统调制传递函数等均应按照上述几何位置进行，使用相同的照射面积和探测区域。不同之处仅在于，测量转换函数和噪声功率谱时，应将测试模体拿开。

按照上述方法，选择RQA5条件，可以对数字平板影像探测器系统的DQE进行测量。在测量过程中，应移去探测器盖板、滤线栅和电离室。如果想要评价散射线对测量结果的影响，同时还应将测试装置中的B_2、B_3两处铅板限束器移去。

2.量子探测效率（DQE）的定义和公式

DQE定义为输入信号的噪声功率谱与输出信号的噪声功率谱之比。其中，输入信号的噪声功率谱是数字X线探测器表面的信号噪声功率谱，由系统的传递函数确定。输出信号的噪声功率谱则为实际测得的初始数据的噪声功率谱。

DQE的公式为：

$$DQE(u,v) = G^2 MTF(u,v)^2 \frac{W_{in}(u,v)}{W_{out}(u,v)} \tag{1-29}$$

式中：$MTF（\mu, v）$——数字X线成像设备预采样的调制传递函数；G——探测器在空间频率为0时的增益；$W_{in}（\mu, v）$——探测器表面辐射野的噪声功率谱；$W_{ot}（\mu, v）$——数字X线成像设备输出的噪声功率谱。

在IEC 62220-1标准中，噪声功率谱、调制传递函数$MTF（\mu, v）$都是由线性数据计算得到的，这些数据已经被转换为单位面积的曝光量子数。这些线性数据已经包括增益G，因此，不需要单独确定增益G。为了计算DQE，首先要确定输入单位空气比释动能的噪声功率谱。输入的噪声功率谱等价于输入的光子通量，参见公式（1-30）：

$$W_{in}(u,v) = Q \tag{1-30}$$

式中，Q为单位面积的曝光量子数（$1/mm^2$），Q与X线谱线和空气比释动能水平有关，参见公式（1-31）：

$$Q = K_a \cdot \int \frac{\phi(E)}{K_a} dE = K_a \cdot SNR^2_{in} \tag{1-31}$$

式中：K_a——空气比释动能，mGy；E——X线能量，keV；$\dfrac{\phi(E)}{K_a}$——单位空

气比释动能下的X线谱线通量，单位（$mm^2 \cdot keV \cdot mGy$）$^{-1}$；SNR^2_{in}——单位空气

比释动能下信噪比的平方，单位（$mm^2 \cdot mGy$）$^{-1}$。

因此，DQE可以进一步定义为公式（1-32）。

$$DQE(u,v) = MTF(u,v)^2 \frac{K_a \cdot SNR^2}{NPS(u,v)} \tag{1-32}$$

IEC 62220-1标准中指定SNRL可由表1-13确定，表1-13中的数值是用计算机运行SPEVAL程序所计算得到的，不同的程序计算结果可能有些微小的差别。

表1-13　不同辐射质量的

辐射质量	$SNR^2_{in}/(mm^2 \cdot mGy)^{-1}$	辐射质量	$SNR^2_{in}/(mm^2 \cdot mGy)^{-1}$
RQA3	21 759	RQA7	32 362
RQA5	30 174	RQA9	31 077

因此，对于RQA5：

$$SNR^2_{in} = 30\ 174 \left(mm^2 \cdot \mu Gy \right)^{-1} \tag{1-33}$$

3.转换函数

转换函数是数字X线成像设备的输出的原始数据（图像数据，如图像灰度值）与输入的单位面积接受的量子数之间的函数关系。通过测量转换函数可以建立图像数据与探测器表面单位面积量子数之间的对应关系，将探测器的响应线性化为输入量子数的形式。测量转换函数时，X线的最小曝光水平不应该大于正常曝光条件的1/5，最大曝光量应为正常值的4倍。确定转换函数后，在计算调制传递函数与噪声功率谱时，首先据此将图像数据进行线性化，将其转为单位面积上量子数目的表达形式。

4.噪声功率谱的测量

测量噪声功率谱时，采用图1-3所示的装置，但应移去MTF测试模体，并调整X线机的电流时间积得到3种不同辐射剂量条件下的图像，分别为：正常剂量、正常剂量除以3.2及正常剂量的3.2倍，以代表3种不同情况下图像的噪声分布情况。测量时应选择X线野中心125mm×125mm的正方形面积，该部分影像探测器的曝光均匀，并将该区域划分为许多正方形的小区域，称为感兴趣区

（ROI）。每个ROI应包括256×256像素矩阵用于独立计算噪声功率谱。各ROI之间应相互重叠128个像素。在整个分析区域内，左上角的256×256像素为第一个ROI，向右平移128个像素建立第二个ROI，其与第一个ROI有50%的重叠，如此重复一直到右侧边缘，建立一条水平带。然后向下移动128个像素从左到右建立第二条水平带，重复上述步骤直到125mm×125mm的面积被上述ROI所覆盖。

如果要去掉图像不均匀的影响，可以根据整幅图像建立一个二维的二阶多项式，在进行频谱计算时，线性化的数据减去此多项式$S(x_i , y_i)$。不使用任何窗口函数，对所有ROI进行二维傅里叶变换。计算噪声功率谱所使用的二维傅里叶变换公式如公式（1–34）所示：

$$W_{out(u_n, v_k)} = \frac{\Delta_x \Delta_y}{M \cdot N_x \cdot N_y} \sum_{m=1}^{M} \{\sum_{i=1}^{N_x} \sum_{j=1}^{N_y} [I(x_j y_i) - S(x_j y_i)] exp[-2\pi i(u_x x_i + v_k y_i)]\}^2$$

（1–34）

式中：$\Delta x, \Delta y$——水平和垂直方向的像素间隔；M：ROI的数量；$I(x_j y_i)$——线性化的数据；$S(x_j y_i)$——可选的拟合二维的二阶多项式；N_x——水平方向的ROI个数；N_y：垂直方向的ROI个数；u_n, v_k——两个不同方向的空间频率。

对每个区域数据进行二维傅里叶变换，计算其模的平方。然后对所有的二维变换结果进行平均得到二维噪声功率谱。沿水平或垂直方向对二维噪声功率谱进行平均可以得到一维噪声功率谱。

5.调制传递函数（MTF）的确定

MTF的测量采用边缘响应函数的方法来确定。一般是使用边缘锐利的钨板（1mm厚），边缘平滑度要好于5mm。将钨板放于影像探测器表面，并使钨板边缘与探测器的水平或垂直中心线成1.5°~3°夹角倾斜。采集图像后取其中50mm×100mm的区域用于计算MTF。构造过采样的边缘扩展函数（ESF），对ESF进行微分运算得到线扩展函数（LSF）。对线扩展函数进行傅里叶变换，变换后傅里叶函数各频率的系数即为MTF。

第三节

数字减影血管造影设备质量检测

近年来，数字减影血管造影设备（DSA）已经广泛应用。如何保证这些设备的正常运行，从而获得优质影像，已成为迫切需要解决的问题。对DSA的检测，除了可以采用上述介绍的对常规X线机的检测方法外，还有其特定的检测项目。这些检测需要专用的模体和插件，包括X线衰减模体、空白插件、血管模拟插件、低对比线对插件、对比度线性插件和伪影检测插件等。

一、空间分辨力

空间分辨力表征DSA系统对相邻高对比度物体或血管的分辨能力。空间分辨力可用调制传递函数（MTF）来描述，但MTF的测量非常复杂，通常采用以每毫米线对数（lp/mm）表征的标准条形模块的可见截止频率来描述。影响系统空间分辨力的因素很多，主要有影像增强器本身的性能参数、系统几何放大倍数、X线管焦点尺寸和电视系统的性能与参数等。

检测方法：先把系统几何放大系数调整为125。用15cm厚的均匀模体模拟患者制作蒙片，然后把标准线对卡置于模体中，通过电视系统观察线对卡影像。由于受电视扫描线的影响，在平行、垂直以及和扫描线成45°的3个方向上的分辨率是不同的，因此检测时应在此3个方向上分别确定分辨率；在经过减影和未经减影的情况下分别确定系统的分辨率。检测中所使用线对卡的最大分辨率应达到5lp/mm。

二、低对比度分辨率

人体血管直径不同，注射造影剂后，不同直径血管中造影剂的浓度不同，即密度不同。由于DSA采用图像处理技术，对含有低浓度造影剂的血管也能较好地成像，所以相对于常规X线透视、摄影X线机来讲，DSA系统的低对比度分辨能力有很大提高，因此这个参数是DSA质控检测中最重要的内容之一。系统的低对比度分辨能力主要受几何放大倍数、像素大小、X线束质和X线辐射量等因素的影响。

　　检测方法：把空白插件插入15cm厚的均匀衰减模体中，使用临床常用几何条件，制作蒙片影像。保持成像条件（如管电压、电流时间积等）不变，在空白插件位置插入血管模拟插件或低对比线对插件，制作减影影像。改变模体厚度并重复以上操作，在显示器上观察减影影像，调节观察条件如窗宽和窗位等使影像最清晰。

三、对比度与空间均匀度

（一）对比度均匀度

　　若被X线摄影的血管直径是一致的，并且造影剂的浓度是均匀的，在减影图像中显示的血管直径及对比度都应当是均匀的，影响对比度均匀度下降的因素主要有X线辐射散射和视频图像中的杂波。

　　检测方法：使用阶梯状模体，分别插入空白插件和血管模拟插件获得蒙片和模拟血管的减影影像。检测中必须使用对数放大器，模拟血管应与模体的阶梯垂直，然后再加上骨模体，分别取得蒙片和血管的减影影像。

（二）空间均匀性

　　较好的空间一致性表示在增强器成像野内，系统的放大系数是一致的。影像增强器、电视系统及成像系统中光学系统的非线性会引起影像失真，导致空间均匀性变坏。空间均匀性在图像定量测量中非常重要。

　　检测方法：把空白插件和血管模拟插件先后插入均匀模体（非阶梯状模体），分别得到蒙片和血管减影影像。测量影像中心和边缘的血管尺寸时，如果偏差过大，应对系统进行检修。

第二章

核医学显像原理
与设备维护

第一节
核医学成像设备的保养

一、保养内容

核医学成像设备的保养是对设备运行的全方位保养，对设备的正常运行、减少设备的有形磨损、获得高质量医学影像等起着非常重要的作用。保养应从以下几个方面来进行。

（一）保持环境适宜和合理操作

保持环境适宜应重点监测环境湿度、温度和机房通风情况。因为探测器的闪烁晶体多采用NaI晶体，这种晶体的缺点是易潮解，所以必须保持机房干燥，机房内应配备除湿机，并每天清理除湿机的水箱。环境温度的变化会造成检测器灵敏度的变化，因此应保持机房内的温度有良好的稳定性。良好的通风可大大减少挥发性药品对环境的影响，应每天定时对机房进行通风换气。

合理操作是保证设备正常运行的前提，操作中应注意以下几点。

（1）光电倍增管的高压突然中断会对探测器产生不利影响，因此应防止这种突然断电。

（2）当不进行显像时，探头应水平放置，闪烁晶体向下，这样做有助于光导与晶体的紧密连接。

（3）当不进行固有性能测试时，应保持准直器配置在探测器上，这样做有利于防止探测器受到机械损伤。

（4）当更换准直器时，应检查准直器、探测器和准直器支架有无损伤和异常。

（5）保证室内温度变化<3℃/h，以防止温度突变造成的闪烁晶体破碎。

（6）防止放射性物质对探测器的污染。

（二）机械装置检查及润滑

每天检查准直器、探测器和扫描床的牢固性、操作的灵活性、探测器升降和旋转的可靠性及制动和限位装置的有效性。应定期检查机械运行装置和部件，对扫描床、扫描旋转设置、探头位移装置等应重点检查其运动或旋转的平稳度和位移精度等，实际测量旋转角度和位移位置，与相应的显示值进行比较，并通过校准使其一致。对全身成像，还应检查机械运行速度，避免由于运行速度不均匀对成像质量所造成的不良影响。定期对上述各装置的传动部分进行润滑，以保证其正常工作，减少磨损。良好的润滑是保证机械运行平稳和运行精度高的重要条件。

（三）电气部件保养

核医学成像的电气部件包括计算机系统图像打印机或多幅相机、探测器支架控制电路、扫描床控制电路、机械操作显示器、探测器高压供电电路、探测器信号接收电路以及电源电路等。对其日常保养的主要内容是清除电路板灰尘和检查接插件的连接是否牢固。进行保养时，应确保其整个电路处于断电状态。保养过程中应严格避免对电路板上可调元件的调整，否则可能造成设备运行状态的改变，影响图片质量。电气保养，当环境较好时，可每年进行1次；当环境较差时，可每6个月进行1次。应定期检查设备的安全接地状况，防止由于接地不良对设备造成的损害和对患者造成的伤害。

（四）核医学成像性能参数校准

核医学性能参数包括固有参数和系统参数，是核医学成像的质量保证。因此应定期对性能参数进行校准，以保证获得高质量的影像。

二、保养时间表

核医学成像设备机械部件的保养时间表与其他医学影像设备大同小异，可参考进行。表2-1是核医学成像设备的保养时间表，如果正电子发射计算机断层显像（ECT）采用γ相机探测器，则还应进行γ相机的相关性能参数调校。

表2-1　核医学成像设备保养时间

项　目		保养周期	备　注
机械性能		6个月1次	
γ相机	固有能量分辨力	每月1次	
	固有泛源均匀性	每周3~6次	
	固有空间分辨力	每月1次	
	固有空间线性	每年1次	
	固有计数率特性	每年1次	
	系统灵敏度	每月1次	
	系统空间分辨力	每年1次	
ECT	旋转中心（COR）	每周1次	
	断层分辨力	3个月1次	分有散射和无散射两种情况
	Z方向分辨力	6个月1次	
	灵敏度	6个月1次	主要是随探头旋转的变化
	均匀性	6个月1次	主要是随探头旋转的变化
	总体性能	3个月1次	

三、使用注意事项

（一）γ相机的使用

γ相机型号较多，结构各不相同，现介绍主机的使用要点。

（1）为使仪器的性能稳定，开机前先开稳压电源总开关。先将开关置于"预备"，预热30分钟后开启"ON"挡，并打开储像示波器开关。

（2）启动计算机主机、显示器、磁盘驱动器等，通过键盘设置采集程序。

（3）换上需要的准直器，患者取合适的体位，下降探头使准直器贴近检查部位。

（4）调节显示器焦点，并用点状源为患者体内的同位素调节能峰，使能峰集中在显示器的能量窗内，随后将开关拨至照相位。

（5）转动定位选择开关，使图像示波器上显示正的图像。

（6）移动检查床，使检查脏器处于全视野图像位置。按压主机启动开关进行拍摄，同时启动计算机开始采集。

（7）γ相机室应采用空调系统，保持室温恒定，每小时的变化梯度在3℃以内，以防止温度骤变使闪烁晶体破碎。

（8）定期对γ相机做均匀度、图像线性测试与调整，保证图像质量。

（二）ECT的使用

1.温度

为了防止晶体由于温度骤变而发生断裂，建筑房屋时应考虑保温措施，室内应安装空调系统，最好是双路空调，使温度保持在18～27℃，每小时温度变化不得超过3V。湿度控制在40%～60%。

2.电源电压

电源电压应保持稳定，不要使用柴油发电机组所提供的电源。交流稳压器的功率应选择10kW，并加装电源断电保护装置。为保证信息采集的质量，光电倍增管所使用的高压电源应24小时通电，一旦发生断电，仪器再次启动，应有下列关系的高压预热时间。

（1）当断电时间＜1小时时，预热时间应为1小时。

（2）当断电时间＞1小时、＜24小时时，预热时间为断电时间的4倍（上限为24小时）。

（3）当断电时间＞24小时时，预热时间应为24小时。

3.在更换准直器时，患者应远离仪器

拆装较重的准直器应使用准直器推车，以防止失手造成不必要的损失。检查前。应预先调整好患者体位和探头位置，并经常检查安全开环和仪器连线是否正常。仪器运行时操作人员不要离开岗位，以防止意外事故发生。

4.仪器每天使用之前应做自动校验

方法是按AUTO CALIB键，仪器自动进行校验，若出现错误可再做一次。校验结束后可将准直器取下，用一个距晶体表面1.5m、计数率为20kcps的点状源，采集计数3000k以评价均匀度的好坏。若均匀度变差，必须做均匀度校正；若均匀度良好，安装好准直器即可投入使用。

5.检查

每周工作结束之后，应做一次"GOOD BYE"检查，并及时将有用信息调入硬盘以便保存，同时清除硬盘无用信息，以利于下周采集和处理工作。

第二节

核医学成像设备的维修

一、设备故障

核医学成像设备由于采用放射性药物作为成像源，没有专门的成像源组件，因此结构比X线设备和MRI设备相对简单，产生的故障也相对较少。

（一）机械故障

机械故障会造成设备丧失某些应有的功能，甚至会造成整个设备无法运转。新安装或使用时间较短的设备出现机械故障的概率较小。机械故障产生的原因主要是机械部件如传动装置的传动带、传动齿轮、传动轨道及轴承等的磨损。核医学成像设备中，机械故障可能出现的部分如下。

（1）探测器机械的旋转部分，重点是电机、变速齿轮箱、传动齿轮、传动带或传动链条及传动轴承等。

（2）探测器上下移动（或FOV调节）部分，重点是电机、传动齿轮、传动轨道和轴承等。

（3）扫描床升降部分，重点是电机、传动齿轮与传动链条或传动齿轮与传动螺杆、传动轴承等。

（4）扫描床水平运动部分，重点是电机、传动齿轮、传动链条及传动滚轮等。

（5）探测器机架水平运动部分，重点是电机、摩擦轮和运动轨道等。

其中电机是较容易产生故障的部件。另外，由于探测器重量较大，因此在机械安装时，为保持探测器的重心位于支撑体上，通常都采用配重装置来平衡探测器的重量，否则会增大机械运行中的磨损。扫描床水平运动和探测器机架水平运动是用于全身平面成像的，设备中一般只配备一种运动。

（二）电器故障

1.核医学成像设备的电路组成

（1）电源电路。

（2）机械控制电路。

（3）探测器高压供电电路。

（4）数据采集与变换电路。

（5）数据处理与图像重建电路。

（6）各种显示电路等。

由于电路组成较复杂，所包含元器件的种类和数量较多，因此电路故障千差万别，很难一概而论，需具体故障具体分析，找出产生故障的原因。

2.在不考虑环境因素和人为因素造成的故障时，电路故障产生的原因

（1）电路元件本身的质量问题。

（2）电路设计缺陷。

（3）长时间超负荷工作。

（4）元器件老化造成的性能下降。

现代核医学成像设备有良好的故障自诊断程序，可帮助技术人员解决一些常见故障，这些故障诊断程序包括硬件监测和软件处理两部分，基本上可对设备整个运行状态进行监测，给出故障提示和相应的解决方案。当故障诊断程序提示无法解决故障或直接提示需专业维修人员处理时，就需请专业维修人员进行维修。

（三）软件故障

1.核医学成像设备的软件

（1）计算机操作系统软件，较常见的是UNIX操作系统和Windows操作系统。早期的DOS操作系统已基本被淘汰。

（2）核医学成像设备软件，因生产厂家的不同而不同，一般包括系统控制、原始数据采集、图像重建、图像后处理、系统性能参数测试及系统故障诊断等部分。

2.软件故障较少见，其主要原因是

（1）软件本身的缺陷，如软件中含有某些不明显的缺陷，造成软件在运行过程中死机等现象。

（2）人为误操作，例如，无意中删除了个别系统文件等。

（3）计算机病毒往往通过网络感染，流传非常快，因此使用中应尽可能避免向主计算机中复制非系统所需的文件，特别是游戏软件。软件故障一般可通过重装系统软件来排除，当重装系统软件无法排除故障时，应及时请生产厂家的专业技术人员帮助排除故障。

二、设备故障对影像的影响

设备故障对影像的影响主要表现在图像干扰方面，例如，图像的伪影和图像对比度、分辨力的降低等。探测器故障是影响图像质量的最重要因素，例如，经多年使用后晶体的潮解、探测器的空间均匀性的降低、光电倍增管响应能峰的漂移、数据采集电路元件老化造成的电路噪声的增加及数据采集通道损坏等故障，

都会严重影响图像的对比度和分辨力。对SPECT，除探测器故障造成的影响外，旋转中心的漂移、探测器的倾斜、探测器旋转角度的不准确、旋转速度的不均匀等，也会引起断层影像分辨力的降低。对PET，除探测器外，影响图像质量最主要的因素就是电路故障。

三、故障检修

从设备维修的角度讲，由于核医学成像设备只有影像的接收单元和相关的辅助装置，因此其维修的难度相对较低。

（一）ECT全身平面成像扫描速度过快的故障检修

1.故障现象

在对患者进行全身扫描成像时，扫描速度设为20cm/min，发现扫描速度报错，扫描速度设为其他速度时工作正常。执行机架扫描速度校正后故障依旧。

2.故障分析

基本可以认定此故障发生在机架扫描速度控制部分。首先检查扫描驱动电机的供电电压，若发现电压偏高，则进一步检查造成电机供电电压偏高的原因，一般有2个，一是驱动电压输出部分，二是转速反馈部分，其中驱动电压的大小由转速反馈信号和速度控制信号控制。如经检查发现转速反馈信号正常，速度控制信号由计算机给出，经译码器译码后，由或非门控制，若或非门的输入信号正常，但是输出信号异常，则确定为或非门损坏。

3.故障检修

更换或非门（14001B）后，系统工作正常。

（二）FXT更换准直器机械故障检修

1.故障现象

双探测器更换准直器时，其中一个探测器进不到位，也退不出来，显示器不显示探测器角度。打开探测器机架后盖，在维修状态手动控制旋转机架，使探测器重新定位。当探测器旋转到刚超过270°一点时，探测器旋转突然停止，手动控制也不起作用，且无任何错误提示。关机后再开机，显示器处于换准直器状态，但是准直器锁不上，机架旋转、探测器角度变换都不能进行，成像无法进行，处于死机状态。

2.故障分析

从现象分析，故障可能由机械原因引起，故障的直接原因应是更换准直器造成的。在更换准直器时，如用力过猛，可能造成探测器平面与机械运动装置平面偏离，使探测器处于卡死状态，而引起不显示探测器角度。在其后的维修过程中，由于在非正常状态下手动旋转探测器，使得故障进一步扩大。在其后的检修过程中发现，当给出旋转命令时，旋转命令指示灯亮，但是旋转电机不得电，由此可初步排除电路故障。查看机械结构图发现，在探测器位于270°位置时，机架旋转除电路提供定位以外，还有一电磁控制的限位挡块卡入定位槽内，由此推测机架可能被限位挡块卡死。

3.故障检修

通电后手动使限位挡块控制继电器吸合，将限位挡块吸回，此时再手动按下旋转按钮，机架旋转起来。此后，用手动控制按钮旋转探测器，到监视器上显示探测器角度后，机架完成了自动定位，设备恢复正常运转。分析原因，可能是由于更换准直器时，使2个探测器的相对位置发生偏移所致。

（三）ECT探测器机架运行停止的原因分析

机架不能旋转的故障是极为特殊的一个例子，由于机架旋转在ECT成像过程中的作用非常重要，各生产厂家对机架旋转控制都给予了高度重视，并在软件、硬件和保护等方面尽可能做到完善，但是增加的控制手段和保护机制又会成为新的故障点，因此在这里对机架不能旋转的电路故障进行系统分析，其维修可以结合电工学中有关电机驱动控制的原理来解决。

1.机架参考转速电压错误

机架旋转的速度指令由计算机给出，实际转速电压信号将反馈回计算机，并与计算机中存储的参考转速电压比较，当实际转速反馈电压信号与参考转速电压不符时，计算机会给出相应的错误提示。通常这一问题可以通过转速校正操作重新存储参考转速电压的方法来解决，但是，当校正无法解决问题时，预示机架旋转驱动电路出现了故障。

2.机架控制软件错误

机架控制软件也可能造成机架无法旋转，这种情况往往是由于软件本身的设计缺陷所造成的，可以通过重新开机使软件初始化来解决；若通过重新开机无法解决，则需重新安装机架控制软件。

3.机架旋转硬件错误

机架旋转的反馈信号除上述讲到的转速反馈信号以外，还有位置反馈信号、旋转方向反馈信号等，这些信号中的任何一个信号异常都会造成机架无法旋转。例如，在给出旋转方向反馈信号后，如果机架的旋转方向与计算机给出的旋转方向信号不一致，则机架旋转会停止。这一现象意味着机架旋转驱动电路的硬件存在问题，应及时维修。位置反馈信号分别通过随机架转动的一个电位器和一个编码器来提供，如果电位器和编码器发出的信号不能很好地匹配，也会造成机架不能旋转。

第三节

单光子发射计算机断层成像术设备电路与故障检修

一、工作过程

被检者注射放射性同位素，发射出 γ 射线，γ 射线被探头系统接收，进入探头的 γ 射线撞击探头中心的NaI晶体，使之产生闪烁，闪烁被探头中的光电倍增管接收，光电倍增管把光信号转换成脉冲信号。每一个光电倍增管有一个前置放大器，前置放大器放大来自光电倍增管的脉冲电流，输出低阻抗信号驱动下一级电路，在37个光电倍增管阵列中，有37个脉冲源，基本信号有X、Y、Z，X和Y信号决定闪烁的位置，Z信号决定闪烁的强度。

7个呈多边形排列的光电倍增管，产生的光闪烁强度信号基本相同，与其总能量成正比，通过电阻网络和运算放大器求和产生X信号和Y信号。而Z信号根据光电倍增管位置的不同，电阻网络的各个电阻值也不同，Z信号电阻网络所有电阻值都相同，与光电倍增管无关。电阻网络中电阻的数目与阵列中的光电倍增管数相同，从每个电阻网络中输出的信号经过各自运算放大电路求和、放大、缓冲，从运算放大电路输出的X、Y、Z信号进入后级电路进行积分、线性校正、变换校正、脉冲高度分析处理后，在显示器上显示X、Y、Z 3个参数图像。一幅ECT图像可认为是X、Y、Z参数的集合。

二、电路分析

（一）探头

信号处理部分在一块母板上插有12块板，由光电倍增管、前置放大器、阀门放大器、电阻网络、湿度传感器电阻组成。信号求和微分放大电路由运算放大器产生阈值电平和能量输出信号，电流转换器产生能量输出信号，由位于母板上的7个电阻网络节点产生信号送到3个求和差分放大器，这些输入信号通过母板连接器直接加到信号处理板（SDD板）上，求和放大器输出信号通过信号处理板（SDD板）进入母板，再由ICD板积分放大接收信号。

（二）积分与控制板

积分与控制板（ICD板）有4个二重积分器，输入积分器的4个模拟信号直接来自SDD板，从积分器输出的4个信号通过母板直接进入强度信号校正板（CDD板）。

（三）强度信号校正板

强度信号校正板（CDD板）有3个采样保持电路、2个多路转换器，通过反馈电路具有分频器功能，每个多路转换器有一个输出缓冲放大器，采样信号由主信号分析板（PCA板）产生，经过母板后进入CDD板。

（四）高度分析器及自动稳定电路

高度分析器及自动稳定电路（AIA板）有4个脉冲高度分析器，分别位于2块板上，每块板上有2个有等效电路功能的分析器、2个模数转换器、2个运算放大器L$_4$（反向输入缓冲放大器）和L$_5$（完成加法器），以及集成块K$_4$、K$_5$。信号经过适当处理后加到每一集成块15脚，求和放大器L$_5$完成求和工作，它接收K$_4$、K$_5$发出的信号和经过运算放大器L$_4$缓冲过来的部分信号，L$_5$输出模拟信号，进入图像校正板。

（五）图像校正板

图像校正板（ZCA板）为图像校正部分，功能是将模拟信号转为数字信号。在地址总线右面有16K×8的ROM存储校正，左面有4K×8的ROM存储校正，数模转换器接收来自ROM的校正信号加到乘法器，这是集成块ICL2积分部分，输入乘法器的信号来自测试点TP4，这个信号经校正后模拟输入信号，乘法器在ICL2 4脚输出具有电流转换特性的信号，它通过运算放大器L$_3$转换成电压信号，在TP6上输出，然后加到加法器，TP4信号也加入加法器，然后在TP5输出信号进入后级电路。

（六）定位与显示板

定位与显示板（ODA板）包括线性校正、定位、显示电路。为了克服阵列光电倍增管定域灵敏度不一致引起的信号失真问题，加入了减校正技术，其主要由信号校正板（LD1）、信号分析板（LC2）两块板组成，LC2由8个ROM、8个数模转换器、8个乘法器和2个加法器组成，信号进入LD1板模数转换后输出，2个寄存器接收经过模数转换后的信号。控制电路主要由一组门电路组成，模数转换后的数字信号存储在12bit的寄存器内，进入后级校正电路，产生2个模拟校正项，进入加法器后输出，进入定位及显示。

（七）能量光谱与图像显示

该电路的作用是显示能量光谱图及旋转和反转图像，它的输出信号X、Y、Z是模拟通道处理后输出的信号，其能量信号Z不改变，X和Y信号通过双向电子开关产生变化信号，这种变化的信号就产生了光谱显示，从电子开关产生的X信号和Y信号经过运算放大器放大和反相，产生4个信号X$^+$、X$^-$、Y$^+$、Y$^-$，然后4个信号分别进入4选1模拟多路转换器，图像能够以各种组合相互转换，在显示器上显示的图像能够绕X轴或Y轴旋转。

三、故障分析与维修

（一）ECT图像均匀度变差故障检修

故障分析及检修：图像均匀度变差一般是由光电倍增管和前置放大电器部件发生故障引起的，大多是由于前置放大器性能不佳或损坏造成的，所以应检查前置放大器。测量TP，电位为–7.4V（正常），输入到Q6B端信号（正常），再测TP2为15V（正常），TP3为3.42V，调节电阻R_2电压无变化，TP3电压为5.235V（正常），因此可以断定故障在R_2上。由于R_2失调导致输入Q5端的信号发生偏差，引起高增益的光电倍增管直流输出，导致前置放大电路输出信号不正确，更换R_2并调节阻值使TP3电压为5.23V，机器正常。

（二）ECT探头故障检修

开机后进行平面源校正时，计算机和控制台显示屏无显示。故障分析及检修：故障可能发生在探头系统，因为计算机和控制显示器同时发生故障的可能性不大，在平面源校正时无显示，可能是探头系统电源故障导致所有信号处理系统工作不正常。查电源板保险±5V、±12V电压输出正常，查±15V电源板输出+7.4V和–15V，可以确定为±15V电源板不正常，查±15V电源调节器LM350输出端输出+7.Ⅳ，调节LM350仍达不到+15V，更换LM350后测输出电压达+15V，电压正常，机器工作正常。

（三）ECT电源电路故障检修

图像均匀度和空间分辨力差，强度信号Z失真。故障分析及检修：–12V电源调节器在加负载后发生振荡输出，其中元件损坏，–12V电源供电信号处理系统输出信号发生偏差，引起故障。查–12V电源板，测量TP_1电压，不正常，调节R_{12}使TP_1电压为–12V，但机器仍无改进，TP_1电源振荡输出由R_{14}、R_{10}、C_{14}、C_{15}组成，而检查到C_{14}、C_{15}时发现它们被击穿而导致电位振荡输出不正常，更换同型号电容，机器正常工作。

（四）ECT探头强度信号校正板板故障检修

开机后计算机显示器和控制台显示器无显示。故障分析及检修：查计算机控制台显示器正常，故障应发生在探头系统。根据探头系统功能框图检查强度信号校正板（CDD板），用示波器检测CDD板上TP_9、TP_{10}、TP_{11}、TP_{12}、TP_{13}、TP_{14}的信号波形正常，再测ICD板上TP_1、TP_2、TP_3、TP_4、TP_5的信号波形也正常，进一步检测CDD板上TP_6、TP_7无输出信号，再测CDD板上中间板TP_1、TP_2、TP_3、TP_{10}无输出信号，可确定为CDD上的故障。输出信号由ICD板进入CDD板上4个相同的采样保持电路，信号经过此电路后无信号输出，由于4个采样保持电路都无输出，不可能同时发生故障，因此只有CDD板电源发生故障时才可能导致4个采样保持电路无输出。查CDD电源，测量003A连接器测得±5V、±7V、±15V电源（正常），把CDD板插在延长板上，再测±5V、±7V、±15V电源发现±15V电源消失，CDD板的35脚对1脚（地）消失，说明有短路现象。±15V中C_{62}电容如被击穿引起短路可导致±15V无电压，测C_{62}发现滤波电容被击穿，更换C_{62}电容后测±15V电压正常，机器工作正常。

（五）ECT高计数率电路板蒸压砂加气混凝土板故障

开始后按下自动校正时，出现错误信息提示：Us high count rate off mode（使用高计数率关方式）。故障分析及检修：根据错误信息提示探头系统对高计数率和低计数率不能以相同的百分率进行校正，高计数率电路蒸压砂加气混凝土板（ALA）板发生故障，此电路对模拟信号进行放大，对强度信号Z进行校正，前级电路X、Y、Z信号输入高计数率，其中X、Y没有影响，高计数率的输出信号A、信号Z通过K_4、K_5寄存器进行校正，再通过加法器得到A信号，K_4、K_5功能分别对应一个数字模拟器和一个乘法器，计数率校正的百分率由K_4、K_5决定，可以判断，故障发生在K_4、K_5及外围元件上。

用示波器测TP_{28}信号输入波形正常，测K_4、K_5的17脚电压和20脚电压正常，测K_4、K_5的15脚调节可变电阻R_{36}，发现K_5的15脚电压有变化，而K_4的15脚也应有电压变化但现在无任何变化，再测R_{39}发现R_{39}断裂，重新更换R_{39}。调整R_{39}时，K_5的15脚和K_4的15脚均有电压变化，此时机器工作正常。

第三章

医用电子计算机断层扫描成像
基础与设备维护

第一节

电子计算机断层扫描成像基础

一、X线与物质的相互作用

X线与物质相互作用的主要过程有光电效应、康普顿效应和电子对效应；其他次要作用过程有相干散射、光核反应。

（一）光电效应

入射X光子与物质原子的内层轨道电子发生相互作用，将全部能量传递给这个电子，X光子消失，获得能量的电子挣脱原子束缚成为自由电子，称为光电子；原子的内层电子轨道出现一个空位而处于激发态，外层电子向下跃迁填补该空位使原子回到基态，同时发射特征X线，如果特征X线的光子能量刚好被外层电子全部吸收，电子摆脱原子核束缚而成为俄歇电子，这个过程称为光电效应。

光电效应受原子序数和光子能量的影响。具体说来，原子序数越大，光电效应发生的概率迅速增加，与原子序数的三次方成正比；光子能量增加，光电效应发生的概率迅速下降，与光子能量的三次方成反比。另外，光电效应还受到原子边界吸收限的影响。例如铅，在14KeV和88KeV处，光电效应发生的概率突然增加。14KeV和88KeV分别对应铅的L壳层和K壳层的结合能，这说明当入射X线的光子能量刚好等于壳层电子结合能时，该壳层的电子更容易发生光电效应，这种现象称为边界吸收限。

在诊断放射学中，光电效应有利有弊。有利的一面是：能产生质量较好的图像，原因是不产生散射线，大大减少了照片的灰雾；可增加人体不同组织与对比剂对射线的吸收差别，产生高对比度的照片，提高诊断的准确性。不利的一面是：光电效应中，射线能量全部被人体吸收，增加了受检者的剂量。从这个角度考虑，应该减少光电效应的发生，可以根据光电效应发生概率与射线光子能量三次方的反比关系，选用较高管电压，提高入射X线光子能量来减少光电效应。

（二）康普顿效应

X线光子与物质原子的外层轨道电子发生相互作用，X线光子损失一部分能量，并改变运动方向，电子获得能量而脱离原子，这个过程称为康普顿效应。

在康普顿效应过程中，入射X线光子的一部分能量用于克服壳层电子的结合能，这意味着入射光子的能量必须大于壳层电子的结合能。康普顿效应发生的概率与入射X线光子的能量有关。准确地讲，X线能量较低时，康普顿效应发生的概率与入射X线光子的能量成正比，光子能量越高，概率越高；对于中能以上的X线，康普顿效应的概率与光子能量成反比。另外，康普顿效应发生的概率与原子序数无关，与光电效应形成对比。

康普顿效应所产生的散射线可以较为均匀地分布在整个空间中，并且散射线的能量与原射线能量相差很小，因此必须引起医师和医技人员的注意，采取必要的辐射防护措施。对于受检者而言，康普顿效应中，受检者只吸收了部分X线的能量，这与光电效应明显不同。另外，散射线增加了照片的灰雾，降低了照片的对比度。为此，需要在患者和探测器之间放置窄的准直器将散射光子挡住，从而提高照片的质量。

（三）电子对效应

入射光子与原子核周围的电场相互作用时，一个光子的全部能量会转变为具有静止质量的一个负电子和一个正电子，这一现象称为电子对效应。

一个电子的静止质量相当于0.511MeV，故电子对效应中的电子总动能为：

$$E_{ke} = h\nu - 1.022\text{MeV} \qquad （3-1）$$

式中，h为普朗克常数，ν为X光子的频率。可见，能产生电子对效应的光子能量$h\nu$必须＞1.022MeV。

因正电子与负电子的静止质量相等，电荷量相等，只是电性相反。一般情况下，它们各自得到总动能E_{ke}的一半。当它们通过物质时，会通过电离或激发逐渐丧失其动能。在正电子动能完全丧失时，会与物质中的自由电子复合，两电子消失，而产生方向相反、能量各为0.511MeV的2个光子，称为电子对的湮灭辐射或湮灭效应。

电子对效应发生的概率与原子序数成正比，原子序数越高，电子对效应概率越高；另外，随入射光子能量的增加，电子对效应发生的概率也增大。

（四）其他效应

相干散射又称为经典散射和瑞利散射，入射光子与束缚较牢固的内层轨道电子发生弹性散射，一个束缚电子吸收入射光子能量而跃迁到高能级，随即又回到原能级，并放出一个能量约等于入射光子能量但运动方向发生改变的散射光子。相干散射发生的概率与原子序数成正比，并与光子能量的二次方成反比。

光核反应就是光子与原子核作用而发生的核反应，光子从原子核中击出数量不等的中子、质子和γ光子的作用过程。对不同物质只有光子能量大于该物质发生核反应的阈值时，光核反应才会发生，在诊断X线能量范围内是不会发生的。

（五）各种效应发生的概率

通常光子能量为0.01～10MeV，光子与物质相互作用的4种形式都存在。但只有在4.0～10MeV时，电子对效应才占优势。诊断X线的能量范围多为20～100KeV。对于运行在120～140KV的电子计算机断层扫描（CT）机而言，其有效能量通常为70~80KeV，这时X线与物质的3种作用中光电效应和康普顿效应起主导作用，电子对效应基本不发生；而相干散射在整个诊断X线的能量范围内都产生，不过所占比例很小。

在诊断中，3种基本作用出现的相对概率随物质的原子序数和光子能量不同而有很大差别。比如在水中，对低能X线，光电效应占主导地位；对高能X线，则康普顿效应是主要的；干涉散射比重比较小。软组织对X线的吸收与水很相似。在致密骨中，低能X线时，光电效应的比重很大；较高能量时，康普顿效应是主要的；干涉散射仍占很小比重。在碘化钠中，由于原子序数比较高，无论光子能量如何变化，都是光电效应占绝对优势，而康普顿效应甚至还不如干涉散射那么重要，后两者所占比重很小。所以在诊断X线中，常采用钡剂和碘剂作为对比剂，以提高光电效应发生概率，增加天然组织的对比度。在空气中，每种作用的相对百分数几乎相同。

二、物质对X线的吸收规律

X线在传播过程中的强度减弱，包括距离所致的衰减（扩散衰减）和物质所致的衰减（吸收衰减）2个方面。

若不考虑介质的吸收，均匀介质中的X线点光源在向空间各个方向辐射时，其情况与普通点光源一样，在半径不同的球面上，X线强度的衰减遵守与距离的平方成反比的规律，此谓扩散衰减。此规律成立的条件是：点光源的球面发射，且在真空中传播。但空气中产生的衰减很少，近似于真空，故在一般X线射影像中，可改变X线管焦点到胶片或探测器的距离来调节X线的强度。

当X线通过物质时，X线光子与物质中的原子发生光电效应、康普顿效应和电子对效应等，在此过程中由于散射和吸收致使入射方向上的X线强度衰减，此谓吸收衰减。X线强度在物质中的吸收衰减规律是CT成像的物理依据。

（一）X线在均匀介质中的吸收衰减

由物理学的吸收定律（朗伯定律）可知，当一单色X线束通过一个密度均匀的小物体时，X线被物质吸收的衰减规律可用下式表达：

$$I = I_0 \mathrm{e}^{-\mu d} \tag{3-2}$$

式中：I_0为入射的X线强度；I为穿过均匀密度物体后透射的X线强度；μ为物质对该波长的线性衰减系数；d为穿过均匀密度物体的路径长度；e为自然对数底。

由式可知，物质对X线的吸收衰减与穿过均匀密度物体的路径长度d和物质对该波长的线性衰减系数μ有关，d和μ越大，吸收衰减程度越高。而影响物质对该波长的线性衰减系数μ的因素有4个，一是X线本身的性质，其他3个是吸收物质的性质即物质的密度、原子序数和每千克物质含有的电子数。一般认为，入射X线的能量越高，μ值越低，X线的吸收衰减越少；吸收物质的密度越大、原子序数越高、每千克物质含有的电子数越多，μ值越高，X线的吸收衰减也越高。

（二）X线在人体中的吸收衰减

应注意，朗伯定律得出的前提条件是X线束通过的物体密度是均匀的。然而，在实际CT扫描中，所照射的人体是由多种物质组成的，也即沿着每一射线路径中，不同的物质如骨骼、软组织、空气等的衰减系数是不一样的。我们假设将物体分成为若干等长的小段，每段长度为d，且d足够小，从而设想为每段的密度是均匀的。

如图3-2所示：

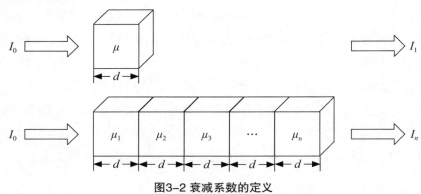

图3-2 衰减系数的定义

对于第一段，入射X线强度为I_0，出射X线强度为I_1，则：

$$I_1 = I_0 e^{-\mu_1 d} \tag{3-3}$$

对于第二段，入射X线强度为I_1，出射X线强度为I_2，则：

$$I_2 = I_1 e^{-\mu_2 d} = I_0 e^{-(\mu_1 + \mu_2)d} \qquad （3-4）$$

其中，μ_1为第一小段的衰减系数；μ_2为第二小段的衰减系数；I_1为第一小段的出射强度；I_2为第二小段的出射强度。

以此类推，对于第n段有：

$$I_n = I_0 e^{-(\mu_1 + \mu_2 + \cdots + \mu_n)d} \qquad （3-5）$$

改写式（3-5）为：

$$\mu_1 + \mu_2 + \cdots + \mu_n = \frac{1}{d} \ln \frac{I_0}{I_n} \qquad （3-6）$$

式（3-6）表明：在X线穿过的路径上，如果已知d、I_0、I_n，则物体的衰减系数总和是可以计算出来的。然而，一个方程是不能解出n个未知数的，因此必须作出多方向投影建立多个方程式，才能算出所有的吸收系数来。也就是说，CT图像的重建过程，就是求每个小单元衰减系数的过程。因而，上述方程是CT图像重建的基本方程之一。

三、电子计算机断层扫描的基本概念与成像过程

（一）电子计算机断层扫描的基本概念

1.体素

在电子计算机断层扫描（CT）诊断中，被扫描人体的组成是不均匀的，而实际中将人体划分成很多小块，每一小块近似密度均匀，因此可以满足朗伯定律的使用要求。人体划分出的这些密度近似均匀的小立方体，我们称为体素。体素是被CT成像的最小体积单元。体素具有x、y和z3个方向的尺度，x、y对应长和宽，z对应高或者厚度。通常CT中体素的长和宽都为亚毫米级别（具体由矩阵大小决定），高度或层厚常用的有10、5、3、2、1mm等。在这一体积单元中其密度按容积的平均值计算。体素的大小由式（3-7）决定：

$$体素 = 扫描视野 \times 层厚 / 矩阵 \qquad （3-7）$$

其中，扫描视野（FOV）是决定扫描多少解剖部位的参数，其大小受X线束

扇形角的限制。理论上，小扫描野比大扫描野图像质量要好，所以，应尽可能使用小扫描野。但是，无论对什么部位成像，扫描野应该始终大于被检者的周缘，否则将造成被检者扫描图像的缺失。另外，扫描架中心位置图像质量最好，所以在摆位时尽可能将要观察的解剖部位放在扫描架中心位置。

层厚是扫描时X线准直所对应的肢体断面厚度，是体素在z方向的尺度，是影响图像分辨力的一个重要因素。层厚小，图像纵向空间分辨力好，但探测器接受到的X线光子数减少，噪声增大。层厚大，密度分辨力提高，但空间分辨力下降。所以要协调两者之间的关系以取得最佳效果。扫描层厚需根据被检结构的大小和病变的大小确定。检查内耳、内耳道、眼眶、椎间盘等须采取薄层扫描；观察软组织且范围较大时，选择较大的层厚。病变范围过大时，则采用加大层厚、加大层间距的方法。如果需要图像三维重组，一般需要重建薄层图像，以提高重组图像质量。扫描层厚2.0～10.0mm，64层螺旋CT、双源CT等的扫描厚度可达亚毫米级0.33mm。

矩阵与重建后图像质量有关，一般有512×512、1024×1024等。图像采样范围的大小或图像显示尺寸的大小一经确定，那么矩阵越大像素越多，则像素也就越细，图像质量就越高。

2.像素

CT图像是二维的，构成CT图像的最小单元称为像素。像素的大小与由式（3-8）决定：

$$像素 = 扫描视野/矩阵 \qquad\qquad (3-8)$$

通过式（3-7）与式（3-8）的对比，像素相对体素缺少了z方向的尺度，即高度或者厚度方向。因此，像素是一个二维概念，而体素是三维概念。像素是体素在二维CT图像上的表现，它的空间位置与体素的位置相对应，它的灰度与体素的密度值相对应。由于被准直的X线是有一定厚度的，所以在CT中得到的图像实际上反映了人体一个三维体层的情况，一张CT图像对应一个人体的三维体层。CT图像对应三维体层的断面，CT图像加上厚度反映整个三维体层。这也是体素与像素之间的关系，像素是二维的，而体素是三维的，体素是相应的像素加上厚度。

图像清晰度与体素、像素有密切的关系，也就是说，与数据收集系统的原始数据量和所收集到数据的精度，以及图像处理系统的计算机容量有密切的关系。体素、像素越小，图像越清晰。CT应设法获取更多的原始数据，而原始数据又与采样点数和探测器数目有关，它是根据断层所设置的厚度、矩阵的大小而决定的能被CT成像的最小体积单位（体积元）。通常CT中体素的长和宽为0.5～1mm（由矩阵大小决定），高度或层厚可分别为10、5、3、2、1mm等。在某一体积单元中，密度按整个单元容积的平均值计算。

如果人体的一个三维体层被分割成$n \times m$个体素，则在其对应的CT图像中就有$n \times m$个像素。每个体素被认为是均匀的，吸收系数相同，则CT图像中存在$n \times m$的未知吸收系数。根据上述吸收系数方程，要求解未知吸收系数，需要列出$n \times m$个独立的一次方程。除联立方程外，还有许多计算方法可以求出各体素的吸收系数。当各体素的吸收系数求出后，利用这些数据即可建立体层图像。一般将计算出各体素吸收系数的过程称为图像重建。一幅好的图像至少由几十万到上百万个像素（对应体素）组成，求解的计算量巨大。当然，如此巨大的计算量都是由计算机完成的。

3.CT值

CT值用吸收系数的数值来计算、存储非常繁琐，Hourfield便定义了一个新概念CT值，作为表达组织密度的统一单位。CT值的定义是：

规定将受测物质的衰减系数μ_m与水的衰减系数$\mu_水$作为比值计算，计算公式如下：

$$CT值 = \frac{\mu_m - \mu_水}{\mu_水} \times 1000 \tag{3-9}$$

CT值现多以亨氏单位（HU）来表示。水的CT值需要用$(\mu_水 - \mu_水)/\mu_水 \times 1000$，因此为0。$\mu_a$表示空气的衰减系数，为0.0013，约等于0。将上述值代入式（3-9）可计算出空气的CT值：空气的CT值＝-1000。

将人体组织的CT值定为2000个分度，上界为骨质的CT值，即+1000HU，下界为空气的CT值，即-1000HU。有些机器为了使CT值更为精确，将CT值的界限定为4000个分度，上界为+2000HU，下界为-2000HU。

CT具有高的密度分辨力，人体软组织的吸收系数虽大多数近似于水，但CT能分辨出的吸收系数只有0.1%～0.5%的差异，所以能形成对比而显影。

必须指出，CT值不是绝对不变的数值，受X线管电压、CT装置、室内环境、扫描条件、邻近组织等许多因素的影响。如X线管电压不同产生光子能量就不同，而不同能量的光子在组织内的光电吸收与反冲电子吸收比例不同。因此，在组织密度的定量分析时应考虑到种种因素的影响，它不能作为组织定性诊断的绝对依据。

4.窗口技术

CT值界限为–1024～+3071，共4096个灰阶分度，而人眼的分辨力和显示器显示能力有限。对如此大的组织密度灰阶差，须利用窗口技术分段显示。窗口技术是CT检查中用以观察不同密度的正常组织或病变的一种显示技术，根据观察脏器的CT值范围来调节窗宽和窗位，呈现最佳的显示状态。

窗宽，常用符号W（width）。窗宽是CT图像上所选定CT值的显示范围。在此CT值范围内的组织和病变均以不同的模拟灰度显示。而CT值高于此范围的组织和病变，无论高出程度有多少，均以白影显示；反之，低于此范围的组织结构，均以黑影显示。增大窗宽，则图像所示CT值范围加大，显示具有不同密度的组织结构增多，但各结构之间的灰度差别减少。

窗位，常用符号C或L表示。窗位是窗的中心位置，同样的窗宽，由于窗位不同，其所包括的CT值范围也有差异。例如，窗宽同为100HU，当窗位为0HU时，其CT值范围为–50～+50HU；当窗位为+35HU时，则CT值范围为–15～+85HU。通常，欲观察某一组织结构及发生的病变，应以该组织的CT值为窗位。例如，观察脑组织及其病变时，选择脑窗，窗位以+35HU为妥。同理，观察肺用肺窗，纵隔用纵隔窗。

（二）电子计算机断层扫描的成像过程

一幅电子计算机断层扫描（CT）图像可以看作是一个CT值的矩阵。要完成整个矩阵所有CT值的求解工作，需要采集足够多的数据来列方程组。数据采集至少需要有能够产生X线的X线管和测量X线强度的探测器。一个角度采集的数据往往不能列出足够多的方程来求解，需要旋转X线管和探测器进行360°扫描，以获取大量数据。因此，整个CT工作流程可以划分为以下3个阶段。

1.数据采集阶段

X线管产生的X线穿过人体后被探测器接收，X线管和探测器围绕人体做360°旋转扫描采集数据。

2.图像重建阶段

采集的数据通过计算机处理计算出各像素的CT值，得到一个CT值的矩阵。

3.图像显示阶段

将CT值赋予一定的灰度，CT值的矩阵就转变为一幅黑白的图像。

要完成上述3个阶段的工作，需要一个硬件系统来支持。X线管产生X线后，首先经过准直器形成很细的直线射束，用以穿透人体被检测的体层平面。X线束经人体薄层内器官或组织衰减后射出到达检测器，检测器将含有一定图像信息的X线转变为相应的电信号。通过测量电路将电信号放大，再由A/D转换器变为数字信号，送给计算机处理系统处理。计算机系统按照设计好的图像重建方法，对数字信号进行一系列的计算和处理，得出人体体层平面上器官或组织密度数值分布情况。计算出的器官或组织密度值先存入计算机行存储器中，然后按电视监视器扫描制式进行编码，以便在屏幕上依据不同器官或组织的密度表示出不同的灰度，显示人体这一体层平面上器官或组织密度的图像。

第二节

电子计算机断层扫描的日常维护与保养

一、操作规范

电子计算机断层扫描（CT）价格昂贵、结构复杂、模式繁多，任何操作必须谨慎，稍一差错就有可能影响正常运行。一般来讲应遵循以下原则和规程。

（一）加强操作人员的技术培训，合理使用扫描参数

CT操作必须经过专门的上机培训，具备专门知识和操作技能，熟悉CT设备的结构、工作原理、不同病变的参数选择等。应按国家的相关规定，经过专门的CT设备上岗培训并获得合格证书，掌握上机操作要领后才能上机操作。CT设备针对不同的扫描对象和人体器官组织，设置有不同的扫描参数组合。操作人员也可根据本医院患者的具体情况，摸索规律，制订合适的参数组合。这样一方面可减少操作时间，另一方面也保证了图像的诊断质量和诊断的可比较性，同时维护了机器的使用寿命。操作人员加强自身的业务素质训练，掌握操作技巧，灵活安排高、低剂量患者的交叉诊断顺序，合理选择扫描模式和窗宽、窗位，对提高疾病的确诊率、患者的流通率，保证机器的完善率和开机率是十分有利的。

（二）严格执行开关机操作顺序

制造商随机发送的CT操作手册中一般对系统开机和关机的先后顺序做了详细规定，这是CT能正常运行的必要条件。CT系统复杂，部件众多，线路密集，信号频率高，在开关机阶段有大量的程序要装载、启动或卸载退出，有许多数据状态信号、工作指令要传输、检测、应答，而此时又是电源的不稳定阶段，瞬间开关接触器、继电器动作均会造成脉冲干扰和电流瞬态冲激。若开关机动作不规范，必然会加剧冲激的强度，造成器件损坏。另外，扫描后X线管必须有散热降温过程，突然关机会破坏这一过程，影响球管的使用寿命。

（三）注意X线管的预热

CT设备上电引入应用程序后，一般会进入一个X线管预热过程，这是因为X线球管曝光必须要达到一定的工作温度，必须保证它的温升梯度。突然施加高压会使球管因冷热骤变而球管靶面龟裂或产生游离气体，降低X线管耐压值，同时还容易使冷却油炭化，绝缘性能下降，引起管套内放电，造成恶性循环，从而降低X线管的使用寿命。故必须重视X线管的预热，碰到夜间急诊时尤其显得重要。

（四）防止辐射干扰

CT中包含了大量的处理器、A/D转换器、传输器等大规模高集成芯片和可触发功率器件。大量的信息数据、状态和指令在系统内以高频方式快速传输。外界的高频或低频干扰会影响这些信号发挥正常功能，造成程序中断、数据丢失和软件损坏。

（五）加强防病毒措施

目前许多CT设备装备通用PC机的外设和板卡。必须加强机房的盘片和操作管理，禁止外来移动存储设备接入计算机使用，如U盘等。

（六）注意操作过程中机器运行状况

扫描过程中要随时注意操作台和监视屏上各参数的变化和信息提示，观察患者的情况，及时发现异常，采取相应措施。在扫描期间严禁随意按键或用鼠标点击菜单，调换成像参数和机器条件。注意扫描的间隔时间，禁止超热容量使用。

（七）定期对机器进行性能校正

CT设备的成像与检测器的位置、性能参数、余辉时间、前置放大特性、球管输出特性、高压稳定等因素有关。这些因素在预处理阶段通过各种校正表的补偿得以纠正。但随着机器的使用、器件的震动、气候的变化，有些校正表不能适应新的情况，此时应该重新造表以适应当前的偏差环境。空气校正、水的CT值测定、像素噪声就是其中几项实用的，同时又是较易操作的校正。

（八）机器工作状况日记及机器档案

CT设备日常工作状况的记录对维护机器良好的运行状态、保证开机率是十分有用的；对今后可能出现的故障，可提供诊断判别的第一手资料。

1.工作状况记录

（1）当日的机房温度、湿度和电源情况。

（2）当日患者的数量、扫描模式（可参阅患者登记资料）。

（3）机器使用状况（若有故障出现，要写信息出错时间、处理措施和结果）。

（4）机器若进行过清洁或保养，要作记载。

2.机器维修档案

（1）机器安装交接后的原始测试图像和安装交接记录，以便日后参照、对比。

（2）机器维修记录，如时间、原因、维修人员及维修后效果。

（3）机器零部件更换记录，如时间、序列号及版本号（包括软件及固化软件）、理由（出错提示、故障情况及故障判断）。

二、日常维护

（一）日常维护

日常维护和定时保养对保证CT高的开机率是必不可少的。它应包括CT设备房的清洁打扫、机房温湿度的控制、机器安全的检查、机架位置的检查和复位、辅助器具的整理、易耗品的添置等各项内容。

（二）机械部件保养

CT系统的机械运动部件，如CT检查床、扫描机架、球管与探测器等的运行，均是计算机中央系统控制操纵的，它们的运行状态对CT设备的正常工作影响较大。所以，这些机械部件的保养十分重要。

（1）应经常检查CT检查床的水平、垂直运动自由度，观察有无摩擦、卡死现象，对升降和进退的轨道适时涂上润滑油，以减少摩擦和磨损。

（2）为了防止部件的电镀部分生锈，应经常用油布擦拭，然后用柔软的干布擦净，避免碰撞喷漆或烤漆部位，以免漆皮或键层脱落生锈。

（3）应经常检查扫描机架的活动情况，正负倾斜运动时是否均衡匀速，运动声音是否正常、有无卡壳现象。必要时对扫描机架的倾斜运动轴涂抹润滑油，防止磨损，增加灵活度。

（4）对扫描机架内球管和探测器运行的旋转轴、视野调节轨道应该经常检查，看有无磨损、断裂，并经常涂上润滑油。

（5）应经常检查CT设备各部件的紧固件，如螺丝、螺母、销钉等是否有松动或脱落现象，如有应及时加以紧固，特别是扫描机架内以及影响机器安全稳定的螺丝等紧固件尤应注意。紧固件的替换和紧固的力矩要严格按用户手册规定实施。

（6）所有的传动和平衡用零部件，如滑轮、轴承、齿轮变速装置、传动装置和各种轨道及钢丝绳等，要仔细检查，及时按更换原则更换已损坏或即将损坏的有伤痕部件，并精心调整加注推荐润滑油剂，使其传动平稳，活动自如，噪声减小。

对CT设备中运动频繁的轴承、轨道、滑轮等要重点检查。因为它们的故障往往是逐渐形成的，从局部的损伤发展到整件的损坏，以致CT设备停止运行。在检查中不仅要查出有明显损伤的部件，更重要的是将那些有隐伤的部件查出来，防患于未然。必要时还得调整运动部件间的相互位置，以保证机械运动的正常执行和延长CT设备使用寿命。

（三）电气部件保养

电气部件的保养涉及CT系统的安全和机器性能。主要任务是如下。

（1）检查电源线的绝缘层是否有老化、破损或过负荷烧焦等现象，电缆外皮是否有破损，光纤是否有折断。若有上述情况之一，应立即用同规格线缆更换。

（2）检查接地装置是否完好，若发现接地导线有局部折断或接点锈蚀，应更新连接导线和清理接点，并按规定校验。若测得接地电阻明显增大或超过规定数值，应进一步检查各导线的连接，必要时应直接检查接地电极。

（3）检查计算机、扫描机架、检查床等部件间的连接线缆是否完好，有无破损、断路和短路现象，是否有接插件连接松动、铺设不当的情况。若发现，应及时更换，以防故障扩大。

（4）CT设备运行一段时间后，各元器件的性能会发生一些改变。在电路检查中要注意测量各部分的电源数值及纹波。定期检查与校正部分重要电路，如氙气探测器的压力状况、数据采集系统各通道的增益和线性、机架旋转速度的控制电路等。要经常监视电源状态，调整稳压电源的工作状态，确保CT设备所需的稳定工作频率和工作电压免受外界突变电压的影响。

三、定期保养

除此之外，CT设备还应制订"短、中、长"定期维护的制度。可视医院的患者情况、机器的运行状况和医院的维修技术力量等来制订。

（一）短期保养

一般建议短期2个月1次，可利用半天时间或晚上进行。主要工作任务如下。

（1）机架、床和计算机柜的表面清洁、消毒，清洁和消毒之前必须关闭主电源。运动部件的运行情况可用CT的相应校正程序来检查。

（2）运动部件的调节校正，如开关位置、速度等。

（二）中期保养

中期保养可每6个月进行1次，一般可安排1天时间。主要工作任务如下。

（1）各进风口滤罩的清洁和调换。检查运动部件的传动机构是否有松动，碳刷是否完好。重要部件的插头、螺丝要按一定力矩进行紧固。对计算机柜内、扫描机架内和检查床内部的灰尘，可用带毛刷的吸尘器抽吸。特别对集成电路板上的灰尘，要用柔软毛刷和喷气皮球清除。

（2）运动部件根据具体情况适当加注润滑油。若高压发生器和球管内的冷却循环系统的水量或油量减少，影响散热，应及时进行补加。

（3）根据CT图像情况做一些数据测试，相应进行一些必要的造表和校正。

（三）长期维护

可规定每1～2年1次，可与供应商或相关的维修部门协作进行。主要工作任务如下。

（1）调换有损伤的零部件，如齿轮皮带条、碳刷等。

（2）检查接触器触点有无打毛、损坏的痕迹，测量各档电压电源是否在标准范围，保险丝是否氧化等。

（3）机柜内吸尘排灰。

（4）进行接地电阻测量。

（5）进行各种表格的重建和机器位置的校验调整。

第三节
电子计算机断层扫描的维修

电子计算机断层扫描（CT）设备是集机、电、光、放射和计算机软硬件技术于一体的大型医学影像设备。部件众多、线路复杂、相互关系密切。维修时，既涉及硬件的测试与更换，又需对软件进行检查和参数校正；既要考虑机械上的位置和精度匹配，又要顾及平衡和结构形变等问题。CT设备的维修工作较复杂，通常可分为日常定期维修和故障检查修理两种。出现故障时，要谨慎进行检查和修理，切忌盲目动手，以免故障扩大。

市场上常见的CT设备主要由西门子、通用、飞利浦、联影、安科、康达、万东等国内外厂家制造生产。它们型号繁多，结构千差万别。因此，CT维修，首先应针对具体机型，掌握说明书上所指出的项目和规定，进行定期检查和维修，以便及时发现问题，避免故障。

CT设备在日常使用过程中可能会由于各种情况造成某些元器件损坏及机器产生故障，使其性能下降或停机。尽管原因多种多样，现象也五花八门，但从大的方面来看不外乎机械故障、电器故障和计算机软件故障三大类。

第一，机械故障：常见的有传动部件失控或卡死，以及长期使用后磨损造成机械精度改变、弯曲、断裂，固定件（如螺钉、螺母、铆钉、键等）松动或脱出，部件运行声音异常等。

第二，电器故障：就其性质而言，基本分为开路故障、短路故障、漏电故障、电路功能故障（如时序、相位、逻辑组合等）。

第三，计算机软件故障：最常见的是计算机软件被破坏，致使CT设备不能正常工作或停机，以及部分软件参数改变，出现异常图像。这就要对软件中的有关参数进行校正或对系统进行重装。

一、故障产生原因

CT作为大型的医学影像设备系统，要完成患者的断层诊断工作需要3方面的因素共同协调，即CT设备、操作人员、系统运行环境。操作者、环境及CT设备本身这3个因素中任何一个出现问题，均可导致CT影像设备系统出现故障。这3个因素出现问题的概率基本相等。

第一，CT设备本身的质量问题，设计的合理性，元器件的可靠性、寿命等也会引起故障。

第二，操作者由于对CT的整体技术和操作要领不熟悉或疏忽，在操作CT时会引入非法指令，从而造成机器故障。

第三，CT要正常运行必须在适应周围的环境的条件下。环境及其他条件不符合规定也是引起医学仪器故障的主要原因之一。

（一）电子计算机断层扫描设备本身质量

1.零部件寿命

无论国产还是进口，任何机器、任何部件都有一定的寿命，没有不坏的机器。如电子计算机断层扫描（CT）设备的X线管，在长期工作中，因阳极不断蒸发的金属附着在管壁上，或阴极灯丝逐渐因点燃而变细，内阻增大，使其发射电子的能力减低，造成X线管衰老。故CT设备的X线管受曝光次数的限制，此种情形便是正常性损坏，无法修理，只有更新。此外，如CT设备的光电倍增管也随使用年限的增长而逐渐衰老，还有继电器触点的损坏、轴承的破裂等，很难用某一规定的使用时间来衡量。但可通过正确使用和维护，延缓其老化过程，延长使用年限，并有计划地在定期保养期间将其更换，从而使其不影响CT设备的正常使用。

2.设计、工艺、制造缺陷

有些CT设备，特别是早期CT设备，由于工艺技术不完美，设计考虑欠周全，零部件制造质量控制不严密，导致一些元器件技术参数不够硬，工作寿命短，质量不易控制，经常发生故障，如电容漏电、绝缘击穿、接插件松动等，有的甚至修了还不如不修。计算机软件程序的设计缺陷也会造成CT系统的故障。

（二）操作人员

1.操作不当

由不正当的操作造成机器的损坏。如操作人员对机器不熟练，部门管理制度不严，不遵循操作规程（如X线管在不预热的情况下便直接连通高压进行扫描，这样会使其突然升温而造成X线管阳极靶面烧伤发生龟裂，轻则使CT图像质量变差，重则造成X线管报废，迅速降低X线管的使用寿命）。有的操作人员工作时随意将茶杯或饮料放置在操作台上，若一不小心碰倒将会造成操作台键盘进水，轻则停机，重则造成机器进水短路而损坏。另外，还有可能不注意程序的提示和导航信息，没有按操作规程输入合法信息，造成系统死机和故障。

2.性能调整欠佳

CT设备是高精密医疗器械，在安装和检修调整过程中，必须按照机器说明书中的技术要求逐步调试和校准，如扫描床的进出速度、互锁和极限位置、射束的硬化校正，通道校正准直器、探测器位置的对准、球管焦点的定位、CT值校准、高压波形的测试调整等，都应认真细致对待。若调整不当，轻则工作不稳定，重则使元器件寿命缩短，甚至无法正常扫描。电流过大或电压过高均易导致元器件损坏。调整欠佳的最直接后果是CT图像质量下降，伪影增多，给读片带来困难，失去了CT临床诊断的效能。

3.平时保养不好，维修不及时

操作人员对CT设备的日常保养十分重要，需经专门培训，固定专人负责。如继电器触点不清洁、机器内的灰尘没及时清除、高压电缆插头硅脂或变压器油没及时添加或更新、机械部件位置偏移、固件松动、运动部件润滑欠佳、计算机柜内空气过滤网不勤清洁造成通风不畅、高压电缆过度弯曲或受潮使其绝缘强度降低而造成高压击穿等都会导致机器故障，使CT设备不能正常使用。

（三）环境

1.电源质量

CT设备对供电要求十分严格。电源质量不良，频率控制不严，电压忽高忽低，除影响机器正常使用外，还影响机器使用寿命。如磁盘机、磁带机正在高速旋转，磁头正在读取数据，浮在盘面上，或机器正在扫描中，此时突然停电或换闸，就有划坏磁道、破坏软件工作的可能，也会造成设备多处损坏，给修复带来极大困难。

2.温湿度等外界环境因素

温度、湿度没有达到CT运行环境要求，将会影响元器件的散热和使工作点飘移，使其难以按规定程序执行指令和任务。湿度过低易使零部件结构产生扭曲、断裂等几何形变，产生静电；而湿度过高又易使机械部件生锈，电器设备及元器件绝缘降低，性能变坏，从而使CT设备的性能指标降低、超差，引起机器故障。电磁屏蔽不良会使CT设备易受外界电磁场干扰，造成程序运行故障。

二、故障检修方法

（一）故障检修原则

如同所有其他医学电器设备一样，CT的维修及故障寻找方法通常可分两种：

第一，根据线路进行理论分析。

第二，根据以前的维修记录进行分析。

前者称为线路理论分析法，后者称为故障类型分析法。在CT的维修实践中，这两种方法通常并用。

故障诊断寻找应从大到小，即从部件、功能单元、电路板、组件，逐层逐级进行。在整个故障寻找及维修过程中，维修人员应多分析思考，多观察对照，从而找出故障产生的原因，并加以修复。在修理过程中应尽量利用各种有效的信息源，包括利用用户手册、CT诊断软件、在线导航软件、维修记录、制造厂家维修站点工程师，请教同型号CT设备兄弟医院的同行专家，利用参考资料及其他一些技术数据等。故障检修的原则如下。

1.先确定维修人员职责

检修时必须由具有CT设备专业知识和一定实践经验的工程技术人员负责，他必须熟悉CT结构和线路，具备一定的电路基础和电子线路的理论知识，懂得常用测试仪表的正确使用与操作方法，了解检查CT故障产生原因的基本方法。并有严肃认真的工作态度。

2.先调查后动手

即当发生故障时，首先观看终端显示屏上的错误报告信息，向操作者了解发生故障的前后情况，查阅CT日常运行记录，然后再结合故障现象动手检查。

3.先软件后硬件

即充分发挥故障诊断软件的作用。CT设备的软件中，一般都设置了各种校验程序，包括故障诊断软件。发生故障时，运行这些故障诊断程序，可提示故障部位、性质及其相关信息。结合故障现象，参考这些信息，追根求源，便可找出故障所在。

4.先外后内

即先检查机器外部元器件、指示灯信息，以及各开关旋钮的位置或参数设置是否正确，查看软件故障记录状态显示和故障诊断提示，然后再打开机器内部进行检查。

5.先静后动

即先在不通电的情况下，用眼观、鼻闻、耳听及万用电表测量等，静态观察CT设备有无位置、气味、颜色等异常，各工作环境如温湿度、电源电压等是否正常，然后再接通电源，逐步认真分析和测量，找出故障发生的位置和原因。

6.先读图后动手

检修者一定要对所检修的CT设备说明书以及有关资料数据认真阅读和理解，掌握各种软件操作程序，并弄清机械的结构原理、电路的工作原理。机器发生故障时，先读懂故障部位的电路原理图，最好以流程图的形式逐步列出，特别是信息的流程、状态、逻辑关系、测试点的位置等。对继电器的工作状态进行分析，以流程图的形式可省时省力，加快找到发生故障的原因。然后，再动手找出排除故障的方法。

7.综合分析，制订检修计划

切忌无计划的"盲动"检修。检修完毕，应对CT设备进行综合校验和必要调整，并填写检修记录。比较严重的故障维修计划方案大体应包括以下方面。

（1）故障原因分析。

（2）故障范围判断。

（3）环境要求。

（4）维修安全措施。

（5）现场工具仪器配备和量程设置、备用替换件。

（6）检修现场情况记录等。

遵循上述原则，可少走弯路，加快检查和排除故障的速度，提高检修工作的效率。

（二）故障检修顺序

CT故障检修是一项理论与实践要求很高的技术工作。CT检修者在机器故障检修时，要沉着冷静，既不能单凭经验，也不应纸上谈兵，更不应瞎摸乱碰，以图侥幸成功。否则，不但会忙碌终日一无所得，而且还有可能使故障越趋复杂。因此，要做好CT设备的检修工作，必须遵循科学的工作程序。通常可将其归纳为8条，即了解故障情况、观察故障表面现象、工作原理分析、拟定检测方案、分析测试结果、查出故障整修、复修后功能检测和填写检修记录。

1.了解故障情况

在检修CT之前，要确切了解机器发生故障的经过，以及出现的故障现象，例如外界电源、温度的变化，所用的操作模式、配置有无改动等，这对于初步分析机器故障的产生原因很有启发作用。

2.观察故障表面现象

检修CT必须从故障现象入手。对机器外观指示灯和显示器上故障显示信息以及操作面板上开关、旋钮、度盘、插头、插座、接线柱、表头的情况进行观察与记录。

3.工作原理分析

如果初步表面检查没有发现问题，或者对已发现的故障进行整修后仍存在原先的故障现象，甚至又有别的故障发生，就必须进一步认真分析机器用户手册提供的有关技术资料，如电路结构方框图、整机线路连接图和机械位置调整要领等，以便分析产生故障的可能原因，确定需要检测故障的大体部位。即使对比较熟悉的CT部件或功能模块，维修人员也应参照电路原理图，联系故障现象进行思维推理，否则将无从下手，事倍功半。

4.拟定检测方案

根据CT的故障现象及对机器工作原理的分析，拟定出故障检测的方案、步骤和所需测试工具，尽量考虑全面，多设想几套方案，以便做到有的放矢，这是进行仪器检修工作的重要程序。

5.分析检测结果

根据测试所得到的结果数据、波形、反应、状态，进一步分析故障的原因和部位。通过再测试再分析，肯定完好的部分，确定故障的部分，直至查出引起故障的器件为止，这是检修CT整个程序中最关键而且最费时的环节。

6.查出故障整修

CT故障中，出现频率最高的是电气接触不良、机械位置移动、个别元器件特性参数改变、线路老化、绝缘不良等。检测出故障后，就可进行必要的选配、更新、替换、清洗、紧固、调整、复制等整修工作，使CT恢复正常功能。

7.修复后功能检测

对修复后的CT要按用户手册中制订的相关部件的性能指标和测试程序进行功能测试，并扫描图像以判定其主要功能是否恢复正常，必要时还须相应更改校正表，并做某些机械、电气调整，保证CT测量准确。

8.填写检修记录

CT故障修复后，为了保存机器维修档案，并能在CT维修理论和实践上有所提高，以供日后检修参考备案，应该认真填写检修记录。填写的内容包括：故障现象、出错提示或出错码、故障分析、检测方案、检测效果及结论、修复日期、修后性能、检修费用、检修人、检修后机器检测图像等。

（三）检修注意事项

1.安全

遵照安全操作维修规程，尽量避免在带电的情况下检测CT设备内部器件。若非带电检修不可，也应尽量减少通电部件范围，如关闭运动部件等。所用检修工具如仪表测试笔、接线夹、螺丝刀等，尽量用随机配备的专用工具，其金属暴露部分少，可避免造成短路。如无专用工具，可在普通工具上加装绝缘套管。要在电气部件放电完毕的情况下才可打开机架，防止触电危险。

2.防静电

电子线路板等电子器件的测量维修要尽量佩戴静电防护手环，避免电子元器件损坏。

3.机械检修工具的要求

所用机械检修工具，如力矩扳手、套筒等规格和用力大小要遵照用户手册规定，以免影响定位的精度和机械寿命。

4.按制订的检修计划

进行检修用仪表要注意使用环境、量程、方法，保证一定的精度，避免测量误差过大，影响检修工作。

5.零部件安装复位

凡拆下的线缆、接插件均应做好记录并加以标记，以免复原时出现错线、错位，造成新的故障。对需要调节的元器件，调节前后应做好位置和测量记录，以免错乱。对拆下的零件、螺母、螺钉等要分别放置，检修后应及时装回原处，不可出现多或少的现象。

6.试验要慎重

遇到短路故障时，例如CT设备高压击穿、机器漏电、电流过大等情况，应尽量避免过多的重复试验。非试验不可时，应采取相应预防措施，可选择降低条件，谨慎从事，防止将故障扩大。

（四）检修方法

在CT设备故障检修中，碰到的故障性质、现象、繁简程度、范围千差万别，各不相同。这就需要根据不同情况，对症下药，采取有效的检测手段，才能"准而快"地查出故障所在。在检修CT时，常用的查找故障方法有以下几种。

1.程序检修法

利用CT设备故障检测程序或系统导航软件进行故障判断提示和执行步骤导航，从而缩小故障的查找范围和指引检测方向。

2.排除法

有时一个故障现象牵涉面很广，会引起好多个故障，这时可利用CT软件故障诊断程序试运行不同的部件功能检测，将这些可能性一一排除，最后只剩下一种可能性。对于难以判断故障所在或现象相同而部位不同的故障，采用此法很有效，例如图像环状伪影的检测。

3.割离法

将系统可能引起故障的几个功能部件用断开线缆连接的方式人为割离，然后缩小范围分块进行功能检测。如X线部分的毫安表上冲，可先将变压器端电缆拔出进行高压通电试验，而后将X线管侧电缆拔出，这样很快便可得出结论。对于计算机系统的故障，可利用终端板分段查找、逐段排除，这样可逐步缩小故障的搜寻范围。

4.原理分析法

依据线路原理检测故障，读通机器的功能原理，使故障检测有的放矢，可以少走很多弯路。CT设备中显示的故障检测引导有时不太适用于现场的特殊情况，这时必须经过自身的逻辑判断。判断的根据就是尽可能多收集机器相关资料，弄通原理，理顺思路，从而做到胸有成竹。

5.机器档案检查法

通过检查工作日记和机器档案检测故障原因。有时我们可能改动了机器的某一参数或更换了某个零部件，升级了某个软件或固化程序，从而造成机器的配置改变。在进行某种模式的运行时可能会造成冲突引起故障，此时冷静回想一下做过些什么变动，然后再回复到原来状态，则可能会检测到故障发生的原因。

6.运行环境检测法

很多情况下CT的故障出现是因为外界条件没有满足它本身正常运行的条件需要。观察故障发生时，周围的环境是否发生了异常，如电源、温度、湿度、外界干扰、通风情况等，此时只要调节运行环境，即可使机器恢复正常。

7.代替法

用已证实功能正常的零部件或电路板替换怀疑有问题的零部件或电路板，观察故障能否排除。此法可在有相同型号CT的医院中协作展开，最好有易出故障的零部件、线路板备件，既快又省事，对因线路板元器件老化、虚焊等隐蔽的故障检测很有帮助。

8.直接观察感触法

利用人的眼、耳、鼻、手等感官来发现较明显的故障。例如，接线松动或脱离，指示灯显示不正确，元器件外形、颜色不正常，变压器烧焦气味，高压电缆击穿痕迹，球管漏油，运动速度异常有噪声，毫安表上冲，电压表不稳等明显故障适用此法。但也要注意，用此法找到的故障有时可能是发生故障的表面现象，不是原因所在，因而不应急于更换零件，应认真分析引起故障的真正原因，否则故障非但不能排除，反而会加重。

9.信号注入法

利用逻辑测试笔或信号发生器输出各种不同频率的信号，加到待修件的输入端，在输出端用示波器观测其波形的变化，此法对检测因放大器和逻辑电路引起的故障帮助很大。

10.测量法

用万用表、计时器、示波器等进行测量，将所测数据与原资料进行对比，以便迅速准确地判断故障所在。在使用中，按不同的故障、不同的部位、不同的技术要求选择不同的仪表。总之，测量法是检查故障常用和可靠的方法，而各类仪表又是检修的重要工具，是检修工作者的耳目，应熟练掌握并倍加爱护。

11.远程维修诊断法

利用网络，使故障检测和维护工作得到维修中心技术人员的支持。在CT设备的检修工作中，方法多种多样，实践多了还会有很多小技巧，积累许多小经验。希望CT工程技术人员结合发生故障的现象、部位，从实际出发，灵活掌握和运用。

（五）维修应急技术

目前，一些具有相同型号CT的医院相互间进行院际CT维修协作，常利用替代法确诊故障的电路板或电器零部件。然而，某些备件可能由于各种原因一时无法到位，耽误机器修复，势必造成CT停机，造成不小的损失。此时，若维修人员在相当熟悉机器性能、原理、结构及常见故障的技术背景下，能有一些应急修理技巧，即在确实找到线路板或电器零部件的故障元器件后，手头又没有相同参数元件来替代的情况下，能利用知识来选择性能等效的替代元件，使之恢复功能（一般情况CT维修到印制板级），这将大大降低CT设备维修成本，提高CT设备综合效益。紧急修理场合下，等效替代方法可以被采用。但要注意元器件大小、形状、连接和紧固方式，尤其是线路安全，不要引起其他方面的故障。

1.并联替代法

将2个或2个以上的元件并联后替代某个元器件，电阻、电容、二极管、三极管、电源变压器、保险丝等均可采用这种方法。2个及2个以上元件关联后，其电参数将发生变化，电阻并联后阻值比最小的电阻数值小，但功率会增大。

2.串联替代法

将2个或2个以上的元器件串联后，可替代某个元器件。电阻串联后，可增加阻值；电容串联后，容量减小，但耐压增加；二极管串联后，可增加耐压值。

3.应急拆除法

某些用来减小交流纹波的元件、电路调整用元器件等辅助性功能元件一旦击穿后，不但不起辅助作用，而且会影响电路甚至整机工作，可采用应急拆除方法恢复电路及整机工作。应急拆除辅助元件，可能会使部分辅助功能丧失，使用时应注意。

4.变通使用法

2个或2个以上的部分功能损坏的元器件，可充分利用其尚未损坏的功能重新组合，作为一个功能齐全的元器件使用。适用于一些集成电路及厚膜电路。

5.主次电路元器件相互交换法

某些主要电路中的元器件损坏或性能变差后，会影响仪器的正常工作。可用对性能关系影响不大的次要电路中的元器件来替代或与之交换使用，以确保主要功能恢复正常。

6.挖潜法

将某些暂不用或暂未发挥作用的通道和功能模块中的元器件充分利用起来，确保常用或急用的功能。该法只是一种应急措施，应尽量避免使用。

7.加接散热片法

若发现某些未加散热片的发热元器件（如中功率管和集成电路）过热，可加接散热片提高工作质量和提高元器件的工作寿命。

8.修改电路法

若因设计不当而影响仪器的性能时，可采用增补某些元器件，例如加接高频旁路电容增强抗干扰能力。若某种元器件购买困难时，可适当修改原电路，使线路板正常工作。

上述几点是线路板或电器零部件在绝对确诊有故障且备件又需很长时间才能到位的特殊情况下不得已而采用的应急措施。采取某些应急修理措施后，一般可使CT功能恢复正常。但应注意，这些应急修理措施有一定的局限性，必须谨慎使用。一旦觉得没有把握，应及时与厂商或维修专业部门联系解决。

三、常见故障的分析与处理

（一）环形伪影故障

CT图像产生环状伪影是第三代CT设备的常见故障之一，造成和引起环状伪影的因素很多，要排除此类故障，必须找到其产生的原因。在排除故障过程中，有时可能几个因素互相牵制或同时存在，必须按一定的程序逐步查找，直至最后排除故障，使CT图像恢复正常。

CT的成像需经过高压产生、X线管出射线、过滤器筛选、准直器集束、检测器接收以及放大积分、A/D转换，然后传输到图像重建计算机中进行各项预处理和补偿校正，然后再卷积反投影形成一幅图像。

1.由于在第三代CT中，一个扇束的投影内相邻测量是由不同的检测器单元进行，故两者性能必须高度一致和稳定。在这一过程中，任何环节的差错均可能使图像形成环状伪影。

（1）由于温湿度的变化，使得通道放大板、积分板、A/D转换板的性能发生变化，造成个别通道超过噪声的上下限。

（2）数据收集系统（DAS）电源、电压超差或纹波过大，从而引起伪影。

（3）X线管和探测器的相互位置调整不当或机械位置的变动使得检测收到的信息数据无法通过软件校正达到理想状态，图像就会产生一个环状小圈。只有依据机器的程序指令，重新对检测器位置进行调整才能使其对准X线焦点，接收足够大的X线剂量，从而消除伪影。

（4）阵列处理器（AP）电路板，电源不正常等。

因此，对CT设备的环状伪影，必须依据程序提供的各种检测和校正程序，由简到难，步步推进、判断，最终找出故障原因。

2.常见分析与处理方法如下。

（1）数据收集系统（DAS）

首先，观察环形伪影是单环还是多环。单环时，多由通道放大板或探测器产生，可互换通道板，查出有故障的板号与位置。多环时，需根据下列几种情况进行分析。①每道圆环有一定间距，多由A/D板引起。②多环集中在图像中心部分，表明X线管输出量不足，需重做模型校准。③整个图像上都有"环"，特别是用10mm层厚扫描时更严重，多系球管位置偏移，需进行调整校准。

（2）检测探测器

①压力检查，即检查探测器内部氙气压力，正常情况下GE9800CT设备应大于275PSIG，西门子机器大于20个大气压。

②检查连接探测器偏平型软电缆，如果DAS等测试均通过，但环形伪影仍然存在，可考虑是探测器某个单元（单环时）或某几个单元（多环时）坏了，或者是连接探测器与滤波放大板的软电缆有故障。其检查方法如下：查出引起环形伪影的通道所在板号位置，将对应板的软电缆与相邻的软电缆互换位置，用DAS诊断程序测"环"所在的通道号。如果号码位置发生了移动，说明相应的探测器单元或软电缆有问题。再用万用表测量软电缆各条引线，从而判断是否为软电缆问题。

（3）检测准直器：当环形伪影的出现与温度有关时，或在X线管热时，或多是"黑""白"环成对出现，可采用120kV、200mA的技术条件扫描20张。若前10张出现环形伪影，说明在X线管冷时出现；若后10张出现，说明在X线管热时出现。此种情况多系准直器内划伤或脏了，必要时可拆下球管，仔细检查准直器。

（4）检测AP系统：AP工作不正常也会引起环形伪影，通常情况下运行AP测试程序均能发现问题。快速准确地判断AP系统有无问题的简单方法是在CT设备工作正常时，对标准水模进行扫描，并保留RAWDATA，取一空白磁带或软盘，将扫描水模的RAWDATA录制下来，同时将水模的标准图像拍摄下来。当怀疑AP系统有故障时，可将录制下来的RAWDATA返送到磁盘中去，进行图像重建。如果能将水模的扫描数据重建成水模的标准图像，则证明AP系统工作正常；反之，则可判定AP系统有问题。

3.由于CT设备机型很多，生产厂家也不同，故在下文的故障举例中，分别列出机型名称，以便读者借鉴。

（1）滤线器损伤引起的环形伪影故障机型：GE9800CT设备

①故障现象：进行断层扫描时，图像中心出现单环伪影，很有规律，位置不变。伪影环密度偏低，环内外密度稍偏高，类似于未校准的环形伪影。进行模的校准后，暂可消除。但检查不到10例患者，环形伪影重新出现，随着kV/mA值的增加而显著。做平片扫描时，在90°或270°方向上图像正中出现一条横向直

线伪影。计算机错误报告表中无任何错误信息。

②检测及分析处理：对DAS用诊断程序检查，未发现异常。手动打开检查滤线器，发现滤线器中央部位有一条细裂纹，该滤线器介于探测器与球管之间靠球管侧，由聚四氯乙烯压制成抛物线形，其功能是滤掉无用的软X线。当X线通过人体时，由于其制成抛物线形状的作用，使到达探测器的X线为能量分布相对均匀的硬射线束。该滤线器安装在电动机驱动位移的装置上，可通过调用指令来选择其位置。由于频繁的机械运动及振动，以及长时间X线照射的影响，使其机械强度下降而产生裂纹破损。裂纹初期，经校准可暂消除，继续扫描裂纹加大，伪影依旧出现。故凡是经过校准不久，环形伪影又重新出现，应考虑该滤线器是否完好无损。此种环形伪影的特点是环形内外密度有差别，而故障通道引起的环形伪影线条较清晰，这是两者鉴别之处。更换新的滤线器后，故障消除。

（2）探测器电源故障引起的环形伪影故障机型：GE8800CT设备

①故障现象：断层扫描图像中出现多个同心的环状伪影；定位扫推图像上分布有粗细黑条影，间距不等。

②检测及分析处理：运行SUDS程序，无论OFFSET或CAL，其平均值与标准差各通道都在规定范围之内。在一次反复运行SUDS中，发现OFFSET的平均值上下变化较大，原调在15.50～16.5之间，后变到14.53～19.99之间。进一步测量探测器的＋500VDC电源，发现直流电压偏低。将此电源调节到＋500VDC后，扫描过程中测探测器的＋500VDC电源在＋467～＋497VDC之间变动。图像的多环伪影由＋500VDC电源稳定性不良所致。更换该电源后，进行扫描重建测试，结果环形伪影消失，图像正常。

（3）DAS5V电源故障引起的环形伪影故障机型：GE9800CT设备

①故障现象：图像中出现粗细不等的高亮度同心圆环形伪影。

②检测及分析处理：在错误记录表中无相应的故障信息提示。可以随意地多次取得故障图像。运行CTDS中的DQ程序，运行AUXILIATYCHANNEL程序，发现＋5VDC电源电压偏低，测量DAS中的直流电压为＋4.61VDC，将该电源调整到＋5VDC的规定范围内，图像恢复正常。

（4）通风散热不良引起的环形伪影故障机型：GE9800 CT设备

①故障现象：图像中出现粗细不等的高密度同心圆环形伪影。

②检测及分析处理：查错误记录表中有故障信息为：WAIT TOO LONG TO

OFFSET SMOOTHING。此故障不能随意获得故障图像。当扫描机架内温度过高时，故障随机产生，改善机架的通风散热条件后，故障排除。

（5）校正表不适引起的环形伪影故障机型：GE9800、9000、8800及640型CT设备

①故障现象：图像中出现密度不等的同心圆环形伪影。

②检测及分析处理：查错误记录表中找不到相应的故障信息。首先，应排除其他产生环形伪影的可能性，再采用CALCHECK进行检查，通常情况下CALCHECK的图像出现环形伪影，提示模型校准软件数据失效。其原因是CT设备的数据产生和数据收集系统，包括执行机构的机械运动、电器性能和外界环境，随着时间的推移及环境的变化，性能和状态参数随之改变，产生的数据和收集的数据也将有所变化。若以上诸因素很不稳定，那么原来校准的"标准数据"便不能完全适应以上因素的变化，将产生一定的偏差，表现在图像上便出现密度不等的同心圆环形伪影。此种故障的解决办法是重做一次模型校准，环形伪影即可消除。

（6）油污所致接触不良引起的环形伪影故障机型：第三代各型CT设备

①故障现象：采用骨窗观看图像时，发现图像上有一低密度环形伪影。

②检测及分析处理：查看错误记录表中没有相应的故障信息。有时可重复获得故障图像，有时扫描某几层图像正常，某几层又出现环形伪影，时好时坏，无一定规律。用CTDS中有关程序检查均通过，无异常表现，但故障图像仍时有发生，无特定办法查找故障原因。在对DAS各电路板进行清洁时，发现电路板连接端子处有绝缘油污，经检查发现A/D板上绝缘油垫融化，流进接线端，使其接触不良。对该油污处进行彻底处理后，故障排除。

（7）接地不良引起的环形伪影故障机型：岛津SCT-3000TX型CT设备

①故障现象：图像中出现多个同心圆环形伪影。

②检测及分析处理：a.首先对球管进行加热训练，空气参数校准，再扫描时图像环形伪影仍然存在；b.用保存的RAWDATA重建图像正常；c.运行ILCAL程序，检查L系数调整表正常；d.检查探测器及DAS未见异常；e.检查探测器＋300V电源正常，但进一步检查探测器左、右两边地线端时，发现一端接地线螺丝松动，接触不良。拧紧该地线端，使其接触良好，多环伪影消失，图像恢复正常。其原因是探测器一端地线接触不良，引起探测器左、右两边的氙气电离室内形成

不同的电压差，致使探测器电离室达不到稳定的工作状态，收集的数据必然不准确，多环伪影随之产生。

（8）毫安值下降引起的环形伪影故障机型：第三代各型CT设备

①故障现象：头部扫描，图像正常；腹部扫描，图像变暗。进行半场视野扫描水模，CT值及图像正常；全场视野扫描水模，其外周出现一高亮度圆环，此时测水模内CT值为−30HU左右，而正常时水的CT值应为0。

②检测及分析处理：根据故障现象，环形伪影出现在全场扫描的外周，而半场扫描正常，初步判断故障在DAS。首先检查准直器、毫安补偿器至球管射线输出口前的各有关部件均无异常发现。再检查半场和全场视野扫描时缩光器的工作状态，发现缩光器在全场扫描时工作位置不正常，挡住了部分X线，致使毫安值下降，图像分辨力降低，外周出现高亮度圆环。该缩光器是由继电器通过电机来控制的，打开缩光器检查，发现遮光铁片不能滑动，铁片运动的滚珠生锈卡死，经过润滑处理后，运动自如，缩光器工作正常。经扫描检测，图像的伪影消失。该机在行全场视野扫描时，缩光器继电器不工作，靠弹簧的弹性力使遮光片滚珠运动，故该故障无错误信息报告。

（二）电子计算机断层扫描球管和高压故障分析

电子计算机断层扫描（CT）的高压目前普遍采用整流逆变形成高频脉冲的方式。一般需要有140kV高稳定的高压脉冲，对电流的调整范围大，绝缘要求高。为了保证安全，又增设了相应的安全电路，因而使得这部分电路功率大，电流线路复杂，同时故障率升高。可控硅的烧坏、高压电容的击穿、保护电路的误动作、高压电缆和油箱绝缘性能的下降都可引起高压部分发生故障。另外，电缆接触不良或（和）油箱拧得不紧也会造成油质因打火而炭化，进而降低绝缘性能；或因油外溢导致油量减少，同样影响绝缘，容易造成高压故障。而X线球管与使用的材料、工艺、环境、方法等密切相关。由于CT扫描时间与扫描区域的设定大小有关，长时间的连续扫描会使管温升高，导致以下情况：

第一，灯丝蒸发，发射电子的能力减弱；而蒸发在管窗附近的金属微粒又会使X线输出量大幅下降，从而增大图像噪声，甚至出现伪影。

第二，阳极靶面温度也很快升高。若冷却系统性能不好，则高速旋转的靶面金属熔化，很可能会滴到玻璃外壳，损坏球管。

第三，高热的阳极高速旋转极易产生振动，从而加快阳极电机轴承的磨损，造成管壳渗漏、绝缘油减少、内部形成气泡，进而损坏球管。

另外，操作使用不当，未经充分预热即上高压，使得靶面冷热变化过快而引起龟裂损伤故障。频繁开关机、球管受浪涌电流的冲击也是球管产生故障的原因。

球管和高压故障常见的分析与处理方法如下。

1.发生器电容不良引起的高压发生器故障

机型：岛津SCT-3000型CT设备。

故障现象：在扫描过程中，突然听到高压掉闸声，图像监视器上出现雪花状图像，机器不能进行正常扫描工作。

检测及分析处理：

（1）运行DASCHK程序，凡球管不发射X线的项目检查均正常，只要涉及球管发射X线的项目，就会监听到"嘭……"的脉冲敲击声。判定DAS工作基本正常。

（2）IXAGING检查，采用小电流方式球管有X线输出，但仍能监听到"嘭……"的声响，从第二项以下检查不工作。故球管能工作，问题在高压系统中。

（3）在高压控制柜上进行近台检测。小电流时出现如同（2）所述，KVCH表"＋""－"极指示均为150kV左右，未见异常，KVOUT表指示"－"极高于"＋"极约20kV，KVBAL灯不亮，其他指示灯显示正常，200mA以上试验不能进行。初步判断千伏平衡系统有问题，且位于KVOUT的极。

（4）关闭整机电源后，待KVCH表指示电压降至安全值以下，打开高压发生器顶盖，旋动两个放电钮，放掉残存电荷，待两极监视充电指示灯完全熄灭后，再开启箱封盖，用电容表和电阻表分别测量"－"极平衡板上每一个元件实际数值。结果发现有一只电容器的电容量下降至50PF以下，该电容器的标称值为1000PF，由16个并联成一组，因此可以判定该电容器损坏，其他元件则无异常。

（5）取下高压平衡板，更换一只新的同型号电容器。开机单机近台测试工作正常，系统联机遥控扫描成像，工作正常，图像良好。

2.油温监控电路引起的故障

机型：SOMATOM-CR CT设备。

故障现象：在正常扫描工作中，曝光突然中断，并报告错误信息如下。

CP0091：NO PPU STATUS RECEIVED。

CP2112：TUBE COOLING FAILURE。

CP2117：WRONG RESET CONTROLSIGNAL。

CPI003：FATAL ERROR–CALI.SERVICE。

按RESET键后，仍提示上述信息，机器不能进入扫描工作。

故障分析和检查：

（1）打开机架门检查COOLINGSET，发现冷却系统风扇正常，D1G4060油温监控板上V0发光二极管频繁闪烁，表明油路循环正常。

（2）检查左机柜内各板信号指示灯，发现D板V22发光二极管处于红灯点亮状态，说明D1G4060板所测油温信息未能传送过来，首先怀疑继电器K12没有工作。

（3）为进一步确诊，短接X插头的第5、6脚，将"油温正常信息"直接送给计算机。此时，D16板V22发光二极管红灯熄灭，压下RESET后则机器可正常曝光工作。确诊故障在D1G4060板上。

（4）V9闪烁，说明经R3、C1、V4使V1三极管导通电压已进入X3插头的第4脚，这样经R2电阻来的一路＋24V电压经过R6、V1管后，在a点形成一低压分压电平，此点的电压低于稳压二极管V5截止电压，使C点处于低电平，故三极管V2处于截止状态。另一路＋24V电压经并联电阻R9、R10进来后，再经R1在V3管基极产生一高电平（此时V2截止），使V3管导通，K12得电工作。若X3插头第4脚无电压进来，V1管基板为低电平而截止，则a点为＋24V高电平，V5稳压管导通，经R7、R8电阻分压后，在C点形成高电平，从而使V2被经R9、R10来的＋24V电平导通，b点随之变成低电平，使V3截止，K12便不能得电工作。

故障处理：实测电压，管基极电压存在，而K12不能得电工作，取下V3管检测，发现基极一发射极击穿，V3管型号为BAW59，选用$BV_{CEO} > 50V$、$I > 500mA$的国产三极管3DG12B替换后，机器工作正常。

3.X线管灯丝电路引起的故障

机型：SOMATOM–CRCT设备。

故障现象：正常开机进入操作系统后，GANTRY两边控制盘指示灯不亮，一切功能失灵，重做RESET后无效，机器无法进行扫描工作。

故障分析和检查

（1）在操作台上进入REPORT子程序，查出故障信息为：EX0713。该信息的含意是E表示错误，X表示X线系统，0713表示X线管灯丝电路有故障。

（2）打开GANTRY前盖，D24板为灯丝电源控制板，供给灯丝的电源为＋40V，＋70V为增温电源，在产生X线时，灯丝电压由＋40V预热电压提高到＋70V。该电源由D24板的W214上的AC、AC2端连接至组合机头ROTANX的相应输入端。

（3）在通电情况下，测量D24板AC1、AC2的输出电压为0V，正常应为＋40V，即表明ROTANX内X线管灯丝没有供电。检查D21板的输出＋40V、＋70V均正常，其下一级即进入D24板的灯丝电源输入端，测量D24板＋40V端不正常，V端有电压，晃动一下D21板至D24的连接电缆插头，两种电源又正常，再晃动一下电缆插头，又不正常，说明接头处有接触不良现象。

故障处理：拔出D21板至D24板的电缆插头，仔细检查芯线无折断现象，进一步检查发现插座有一芯线缩进座套内。将插座进行修复后，开机GANTRY控制盘指示灯正常，恢复扫描，工作也正常。

4.高压系统故障

机型：SOMATOM−CRCT设备。

故障现象：在正常扫描过程中，经常出现扫描中止，复位后仍不能扫描，并报告故障信息为CP4003，CP4048。

故障分析和检查：在复位后重新装载扫描参数，按曝光键仍不能扫描，此时自耦变压器上碳刷停留位置不正确。关机后，用手移动碳刷至初始位置，重新开机复位并做初始化，有时只能做有限的几次扫描，有时根本无法扫描。

（1）查故障信息码（CP4003）提示为自耦变压器上的电刷运动速度太慢，不能按预定时间到达指定位置或根本不动。CP4048提示为触发逻辑错误。

（2）检查自耦变压器上电刷的位置，发现不正确，关机后手移碳轮至起始位置，重新开机初始化，仅能进行几次扫描，又出现上述故障。

（3）由电原理图分析可知，CPU发出的控制信号经功率放大后驱动24V直流步进电机Am401带动自耦变压器电刷来回滑动。当FORW低电平时，光电耦合器i1导通，此时V5截止，电流经V3从A→B流过电机经V6形成通路，电刷向前滑动；当BACKW为低电平时，光电耦合器i1导通，则V6截止，电流经V4从B→A流过电机经V5形成通路，电刷向后滑动。经检测控制逻辑电路工作正常，由此判断故障在直流步进电机本身。

故障处理：检测电机转子线圈发现时通时断，打开电机检查发现碳刷严重磨损变短，弹簧压力已不够，造成接触不良，电压损耗使电机负载时转速变慢或不转，以致自耦变压器电刷停留在错误位置而发生故障。更换新碳刷后，故障排除。

5.X线管组件损坏与更换

机型：SOMATOM-CRCT设备。

故障现象：在扫描过程中中断曝光，并且可以听到GANTRY内扫描旋转部分停止运动的刹车噪声，RESET指示灯熄灭。从计算机SYSTEM REPORT指令中可以查出错误信息EX0702，系统扫描被禁止。

（1）故障分析和检查：开启扫描机架GANTRY前盖，察看曝光记录表，已曝光近13万次。将操作模式切换到维修模式上。这样在再次CT开机自检以后，在屏幕主菜单上增加了一个SERVICE文件。如果此时再选择SYSTEMREPORT指令，找出其中错误信息EX0702时，就可以给出该错误信息的详细内容，并且包括怎样去进行测量检查。然后再运用计算机软件的功能进入SERVICE/MAINTENANCE/TUBE HISTORY程序，可以查出ROTANX内的X线管有跳火现象记录TUBEARC。另外，在曝光情况下，通过示波器检查I/O板D27的HT-DROP测试点KVUVP出现异常，进而判断球管损坏，需更换组合机头式ROTANX系统。

（2）故障处理

①机械安装：a.由于ROTANX组合机头很重，需利用扫描床作为升降机使用。首先将机架上的ROTANX旋转至6时钟位置，由于CT设备处于断电情况下，应从电源分配箱内XI-PHS、X7a-PHS两点引出电源供给扫描床工作，可通过一个开关来直接控制床的升降。b.在拆下旧ROTANX前，应取掉机架上的漏斗型罩壳，首先将AP脉冲光电转换器LIBA拆下来，并且拔出接插件，取掉X301、X302、X305及D25板上的X218插头，卸下COLLIMATORBOX，拔出ROTANX上的X263、X264、X217、X252-1、X252-2、X243电缆及地线。c.在取掉固定ROTANX的4个螺栓前，将扫描床面伸出，固定好钢丝绳，吊起ROTANX脱离原位。然后，用同样方式更换上新的ROTANX，4个固定螺栓的紧固力为65N，COLLIMATOR BOX的2个固定螺栓的紧固力为50N。所有电缆插头对号入原位，并用专用工具调整好LIBA，拆去起重工具。

②软件校准调试：a.进入Service/Adjust/Gettering程序开始训练X线管，技术条件为80kV/50mA/5s、110kV/50mA/3s、130kV/70mA/s3种，曝光数10次而结束。b.进入Service/Adjust/PSD offset程序，调整DAS中的位置敏感元件PSD。然后将万用表接入D板上的X1020V和X102DIFF上，调整电位器R73，使电压为0mVDC。c.在X线曝光区安置一根偏中心的直径为10mm的铝杆，然后进入Service/Adjust/Detector Alignment程序，进行曝光。如曝光不成功则有XR0706、ED0718错误信息提示，说明LIBA的位置需仔细调整。如曝光成功，屏幕上会出现曝光后的图像，即可退出程序，继续进行下一步调整。d.拆下COLLIMATOR外罩，松开上面2个固定螺栓，在2个备用插孔内插入2个专用千分表，并调准零位后，再进入Service/Adjust/TOP-BOTTOM/Z-Adjustment TOP-BOTTOM程序运行，此时在屏幕上报告出左、右螺栓应前后调整的数据及误差范围，允许误差范围为Differences LMR±8以内。达到标准后，固定COLLIMATOR2个螺栓，应再测试一遍，然后退出程序。e.进入Service/Adjust/Voltage110kV水模校正程序、Service/Adjust/TXX/Tables表格修正程序。f.进入Service/Table Generation/Difference Calibration/Diffcal空气校正程序。g.进入Service/Table Generation/Beam Centering水模校正程序。h.进入Service/Table Generation/Beam Hardening水模校正程序。i.进入Service/Table Generation/Scaling表格校正程序。

上述所进行的空气和水模校准，X线管温度在900～1100K之间变化。全部校正完毕后，应将所有校正表格数据写入磁带或磁盘保存。其方式是：进入Service/Maintenance/Adjust SAVE程序，在提示中键入YES后即可完成，并将转录的磁带或磁盘标明时间、内容后存档。一旦表格数据丢失，即可重新拷入系统使用。上述工作完成后，即可以进行试扫描检查。如果图像质量不理想，伪影过大，则还要用头模和体模进行扫描曝光校准；如果认为图像质量达到诊断要求，便可以对患者进行正常扫描。

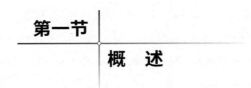

第四章

呼吸机使用与维护

第一节

概　述

一、呼吸

呼吸是指机体与外部环境之间进行气体交换的过程。人的呼吸过程包括3个互相联系的环节：外呼吸（包括肺通气和肺换气）；气体在血液中的运输；内呼吸（指组织细胞与血液间的气体交换）。人的呼吸作用是依靠呼吸肌肉的收缩与放松进行的。当呼吸肌肉收缩时，胸廓容积扩大，肺的容量也随之扩大，在肺内形成负压，外界空气就被吸入肺里，当吸气肌肉放松时，胸廓、肺部恢复原先位置，容积缩小，肺里的气体就被挤出体外。这样一张一缩的过程就是呼吸运动。

（一）潮气量

在静息状态下每次吸入或呼出的气量，似潮汐涨落，故名潮气量（TV）。TV不足，CO_2潴留，造成呼吸性酸中毒；TV过度，CO_2不足，造成呼吸性碱中毒。

（二）肺活量

肺活量（VC）是指在不限时间的情况下，一次最大吸气后再尽最大能力所呼出的气体量。代表肺一次最大的功能活动量，是反映人体生长发育水平的重要功能指标之一。正常成人男子肺活量为3500~4000mL，女子为2500~3500mL。

（三）吸气量

吸气量（IC）是指平静呼气后能吸入的最大气量。正常成人的吸气量约为3000mL。

（四）补吸气量

在平静吸气后再做最大吸气动作所能增加的吸气量称为补吸气量（IRV）。正常成年男性约为2100mL，女性约为1500mL。

（五）用力呼气量

在一定的时间内一次最大吸气后再尽快尽力所能呼出的气体量，称为用力呼气量（FEV）。通常以它所占用肺活量的百分比表示。

（六）补呼气量

平静呼气后所能呼出的最大气量为补呼气量（ERV），正常成人约1000mL。

（七）残气量

深呼气后肺内剩余的气量。反映了肺泡静态膨胀度，具有稳定肺泡气体分压的作用，减少了通气间歇对肺泡内气体分压的影响。限制性疾病患者残气量与功能残气量减少，阻塞性疾病患者则增高。正常成人残气量（RV）为1000~1500mL。

（八）功能残气量

平静呼气后肺内残留的气量称为功能残气量（FRC）。其作用是稳定肺泡气体分压，减少呼吸间歇时对肺泡内气体交换的影响，可防止呼气末期肺泡将完全陷闭（动-静脉分流）。FRC增加提示肺泡扩张，FRC减少说明肺泡缩小或陷闭。

（九）呼吸系统

呼吸系统是执行机体和外界进行气体交换的器官的总称。呼吸系统的功能主要是与外界进行气体交换，呼出二氧化碳，吸进新鲜氧气，完成气体吐故纳新。呼吸系统包括呼吸道和肺。呼吸道由鼻、咽、喉、气管、支气管和肺内的各级支气管分支所组成。从鼻到喉这一段称上呼吸道；气管、支气管及肺内的各级支气管的分支这一段为下呼吸道。

通常情况下，健康人通过呼吸活动，从空气中摄入的氧气已能满足人体各器官组织氧化代谢的需要；但是如果呼吸系统的生理功能遇到障碍，如化学中毒、溺水休克、心胸外科手术后出现呼吸衰竭等，均需采取输氧和人工呼吸进行抢救治疗。人工呼吸机在临床抢救治疗过程中，可以有效地提高患者的通气量，迅速解除缺氧和二氧化碳滞留的问题，改善换气功能。对于呼吸衰竭以至停止自主呼吸的患者，呼吸机是必不可少的设备。

二、呼吸机

呼吸机也称作通气机，是麻醉呼吸管理、呼吸衰竭治疗和危重症抢救不可缺少的重要医疗设备，是一种能代替、控制或改变患者的正常生理呼吸，增加肺通气量，改善呼吸功能，减轻呼吸功消耗，节约心脏储备能力的装置。

1796年，Herholar和Rafn专题报道了应用人工呼吸方法使溺水患者获救，1929年，Drinker和Shaw研制成功自动铁肺。直到第二次世界大战前后才逐渐了解了机械通气的原理，并用于心胸外科手术后呼吸支持。1952年，斯堪的纳维亚半岛脊髓灰质炎流行，在4个多月内哥本哈根医院收治了2722例，其中315例需用呼吸支持，Ibson强调呼吸支持和气道管理，使总病死率从87%降到30%。从此人们认识到机械通气的重要性。各种类型的呼吸机逐渐诞生，目前，呼吸机的种类和型号繁多，使用方法各异。但无论呼吸机产品种类和型号如何改进或更新，原理和结构大致相同。了解呼吸机的基本结构有助于合理地应用呼吸机，并及时发现呼吸机使用过程中出现的问题，以便及时处理，使机器故障给患者造成的危害降至最低水平。

（一）呼吸机用途

呼吸机的主要用途如下。

（1）维持适当的通气量，使肺泡通气量满足机体的需要。

（2）改善气体交换功能，维持有效的气体交换。

（3）减少呼吸肌的做功。

（4）肺内雾化吸入治疗。

（5）用于开胸术后或败血症、休克、严重创伤情况下的呼吸衰竭等预防性治疗，给危重患者在危及生命时以呼吸支持，保障患者度过危险期和基础疾病治疗的顺利进行，以期恢复，为不可逆的呼吸肌病变或不可逆的上气道损害提供替代，维持患者的通气功能，为疾病或手术后恢复过程中的患者提供通气辅助。

呼吸机通过建立人工气道（如气管插管）或者利用人体自然气道（如口鼻面罩）进行肺部通气。前者称作有创通气，后者称作无创通气，两者对比见表4-1所示。无论使用何种手段进行通气，都不会将器械直接作用于患者肺脏，也不会对患者组织进行切割，呼吸机所做的只是利用人工或天然的气道，把气体送进患者肺部，达到患者能够正常通气的效果。呼吸机的功能，就是替代或支持患者的呼吸运动，使其能获得足够维持生命的氧气，排出代谢产物CO_2，使患者的生命得以延续。

（二）呼吸机分类

1.按与患者的连接方式分类

（1）无创呼吸机：呼吸机通过面罩与患者连接。

（2）有创呼吸机：呼吸机通过气管插管连接到患者。

有创呼吸机与无创呼吸机比较见表4-1。

表4-1　有创呼吸机与无创呼吸机比较

	无创呼吸机	有创呼吸机
区别	体积较小，面板简单 高流量低压力、漏气补偿较好 监测报警设置简单	体积较大，面板复杂 低流量高压力、漏气补偿较差 监测报警设置完善
连接方式	经口鼻面罩、鼻罩、全面罩等方式连接	经口、鼻气管插管或气管切开方式连接
机械通气模式	较少	较多
适用患者	轻中度呼吸衰竭患者	重度呼吸衰竭患者
应用范围	重症监护病房、普通病房、家庭	重症监护病房
优点	保留患者正常生理功能（说话、咳痰、进食等） 痛苦小、易耐受 避免有创机械通气的并发症 避免或减少镇静药的应用 医疗费用相对较低	管路密闭性能好 人机配合较好 有空氧混合气、可以准确设置吸入氧浓度 气道管理容易保证 通气参数和报警设置完善，能够保证精确通气，并及时发现问题
缺点	气道密闭性差，容易漏气 监测报警设置简单 多没有空氧混合气，无法精确设置吸入氧浓度不利于气道分泌物引流 气体加温加湿不充分 无效腔较大 容易导致腹胀	容易导致面部损伤 管路连接复杂，体积笨重 无法保留患者正常的生理功能 患者耐受性差，需经常使用镇静药或肌松药 相关并发症（常见口鼻黏膜和声带的损伤、呼吸机相关肺炎、呼吸机相关肺损伤等） 部分患者容易导致呼吸机依赖 医疗费用昂贵

2.按用途分类

（1）急救呼吸机：是专用于现场急救的呼吸机。要求携带方便，操作简便，一般仅具备基本的间歇正压控制通气功能，是结构、功能最简单的呼吸机。急救呼吸气囊因无自动运行功能，不属于呼吸机范畴。急救呼吸气囊手工操作，小巧轻便，便于移动，操作简单，取代人工呼吸，一般适合于短时间使用，需要操作者手捏气囊给患者供气，相当于现在麻醉机上的手动呼吸。它的结构简单，主要由面罩、单向阀、球体、氧气储气阀、氧气储气袋、氧气导管等组成。手捏气囊时，气囊内的气体通过单向吸气阀进入患者体内，松开后患者肺内的气体通过呼气阀直接排到空气中，在气囊的末端可以连接一个氧袋，可以调节进入患者肺内气体的氧浓度，当患者气道有阻塞导致气道压力超过安全压力时，通过气道安全阀进行泄气，保护患者气道。可以分一次性和可重复使用两种，大量应用在短时间使用的场合。

（2）麻醉呼吸机：是专用于麻醉呼吸管理的呼吸机。为适应吸入麻醉的需要，总是以麻醉机的呼吸回路作为终端输出气路，实际产品常与麻醉主机组装为一体，在功能上强调基本的间歇正压控制通气功能。

（3）辅助呼吸和呼吸治疗用呼吸机：是对呼吸功能不全的患者进行长时间通气支持和呼吸治疗的呼吸机。功能上间歇正压控制，必须具备同步呼吸和加湿加温、雾化吸入功能。随着技术的发展，还可以具备不同通气模式和通气检测功能。

3.按驱动方式分类

（1）气动气控呼吸机：通气源和控制系统均以压缩气体为动力来源。多为便携式，急救呼吸机多采用此类设计。

（2）电动电控呼吸机：通气源和控制系统均以电源为动力，内部有气缸、活塞泵等，功能较简单的呼吸机，一般适用于临床麻醉、急诊室等控制呼吸较多的场合。

（3）气动电控呼吸机：通气源以气体为动力，控制系统以电源为动力。电子控制技术灵活，可满足各种复杂功能设计的要求，并可兼顾多种监测的需要，所以呼吸治疗呼吸机多采用此类设计方案。

4.按通气类型分类

（1）正压呼吸机：正压通气是通过向气道提供正压，在吸气时提高肺内压增加跨肺压而帮助气体交换，现代呼吸机均为此种类型。

（2）负压呼吸机：如早期的铁肺、胸盔式呼吸机等。

5.按通气模式分类

（1）定时通气机（时间切换）：按预设时间完成呼气与吸气机械转换。

（2）定容通气机（容量切换）：按预设输出气量完成呼气与吸气机械转换。

（3）定压通气机（压力切换）：按预设气道压力值完成呼气与吸气机械转换。

（4）定流通气机（流速切换）：按预设气体流速值完成呼气与吸气机械

转换。

6.按通气频率高低分类

（1）常频呼吸机：成人控制通气模式下选择频率每分钟12～20次。

（2）高频正压呼吸机：工作频率为正常呼吸次数的2～6倍，一般每分钟60～150次。

（3）高频喷射呼吸机：可以每分钟60～300次的频率经细口径导管向患者气道输送喷射气流。

（4）高频振荡呼吸机：其工作频率可达每分钟300～3000次，输送气体容积低于解剖死腕容积。

7.按压力和流量发生器分类

（1）恒压发生器：通气源驱动压低，在吸气期保持不变，吸气流率随肺内压力而变化。

（2）非恒压发生器：通气源驱动压低，在吸气期发生规律变化，吸气流率受驱动压和肺内压力双重影响。

（3）恒流发生器：通气源驱动压高，在吸气期保持不变，吸气流率不受肺内压力而变化。

（4）非恒流发生器：通气源驱动压高，在吸气期发生规律性变化，吸气流率不随肺内压变化，但受通气源驱动压变化的影响。

8.按作用对象分类

成人呼吸机、成人/儿童呼吸机、婴儿/新生儿专用呼吸机。

小儿呼吸机是根据小儿呼吸生理特点专门设计的呼吸机。要求气路无效腔小，可以精确调节小潮气量，通气频率高于成人呼吸机。

（三）呼吸机适应证

在临床，呼吸机适用于低氧血症、低通气量、呼吸肌疲劳、气道保护。

1.低氧血症

所有低氧血症患者均应供氧，因肺不张、肺水肿或两者综合作用所导致的低氧性呼吸衰竭的患者，可考虑进行持续气道正压供氧。严重低氧血症（二氧化碳分压$PaO_2 < 90\%$），而对多种非手术治疗无反应的患者，应进行气管内插管及机械通气。

2.低通气量

应以动脉pH而不是以$PaCO_2$来评估通气量的治疗结果。低通气量导致动脉pH低于7.3，应进行机械通气。如在较低pH时出现患者疲乏和发生并发症时也考虑迅速进行机械通气。

3.呼吸疲劳

呼吸做功过度时，应在气体交换功能发生异常之前进行机械通气。

4.气道保护

需气管插管来保护气道的患者（如精神抑制、误吸危险增加），尽管尚未出现呼吸异常也可使用机械通气。

三、呼吸机主要性能指标

（一）基本参数

1.呼吸频率

每分钟呼吸的次数，呼吸频率随年龄、性别和生理状态而异。成人平静时的呼吸频率为每分钟12～20次，麻醉时一般定在每分钟10～16次；小儿的呼吸频率较快，且年龄越小呼吸频率越快；一般女性比男性快1～2次。

2.潮气量

潮气量（TV）是指呼吸机每次输出气体的容积，以mL为单位。潮气量的设定并非恒定，应根据患者的血气分析进行调整。正常情况下：成人8～10mL/kg，小儿10～15mL/kg。

3.每分通气量

每分通气量（MV）为呼吸机每分钟输出气量总和，等于潮气量和通气频率的乘积。成人常用范围为100～130mL/kg左右。

4.气道峰压

吸气压是吸气期间的最高气道压，以kPa或cmH_2O为单位。通常调节范围0.8～2.0kPa（8.0～20cmH_2O）。

5.吸呼比

吸气时间和呼气时间的比值称为吸呼比（I∶E ratio），常用范围1∶（1.5～2.5）。从吸气开始到呼气结束为一个呼吸周期。从吸气开始到呼气开始

107

的一段时间为吸气时间，从呼气开始到吸气开始的一段时间为呼气时间。

6.吸气流速

为呼吸机在患者吸气时输出气体气流率，以L/min为单位。临床常用范围为10～90L/min。它分为峰值流速和平均流速，气流供给的方式有方波、递减波和正弦波3种。

7.氧浓度

氧浓度（FiO_2）＜40%，较安全；FiO_2＞60%，持续7小时以上，容易氧中毒。撤机准备，FiO_2＜40%但PaO_2须＞60mmH_2O，撤机前增至50%。

8.压力触发灵敏度

当患者自主呼吸时，会使密闭呼吸回路中的压力下降，当压力下降到预设定的触发数值时，呼吸机开始响应患者的自主呼吸，供给患者气体。以cmH_2O为单位，常用值为–0.5～–2.0cmH_2O，负压值越小，灵敏度越高。

9.流量触发灵敏度

当患者自主呼吸时，会使密闭呼吸回路中的气体发生流动，当流动速度达到预设定的触发数值时，呼吸机开始响应患者的自主呼吸。以L/min为单位，常用值为1～3L/min。

10.窒息时间

窒息时间是在辅助/控制通气模式下，自主呼吸停止转换为控制通气的时间调节，通常调定在7～15秒。

11.吸气平台

在机械通气时，吸气末呼气前，通过呼吸机的控制装置再停留一段时间（0.3～3秒），在此期间不再继续供给气流，但肺内的气体可能发生再分布，使不易扩张的肺泡充气，气道压从峰压有所下降，形成吸气平台。

潮气量、通气频率和吸呼比是呼吸机的基本工作参数。从操作的角度看，直接独立调节效果最好，但由于设计原理限制，许多呼吸机基本参数均不是直接调节，而是通过间接参数来确定，并可能出现参数互相干扰的现象，需要耐心反复调节才能达到理想的工作状态。

（二）呼吸治疗的一般生理指标

自主呼吸频率大于正常的3倍或小于1/3者，成人的呼吸生理指标达到下列标准的任何一项时，即可开始呼吸治疗。这些指标可供临床应用时参考。

（1）自主呼吸时潮气量小于正常的1/3者。

（2）肺活量＜10～15mL/kg体重者。

（3）$PaCO_2$＞50mmHg且有继续升高趋势，或出现精神症状者。

（4）$PaCO_2$＜正常1/3者。

（5）肺泡气动脉血氧分压差P（A-a）O_2＞50mmHg，P（A-a）O_2＞300mmHg，最大吸气压力＜25cmH_2O。

（6）肺内分流率QS/QT＞15%。

（7）生理无效腔/潮气量＞60%。

呼吸生理指标是对所有呼吸衰竭患者而言，在不同疾病情况下，偏重应有所不同，标准掌握应有差异。

第二节

呼吸机的基本结构和工作原理

一、呼吸机的基本结构

不管是何种类型的呼吸机，其基本结构都是相似的，应包括以下几个部分：气源、供气和驱动装置、空氧混合器、控制部分、呼气部分、监测报警系统、呼吸回路、湿化和雾化装置。

（一）气源

绝大多数呼吸机需高压氧和高压空气。氧气源可用氧气钢筒，也可来自中心供氧系统。高压空气可使用医用空气压缩机，或来自中心供气系统。氧气和压缩空气的输出压力不应>5kg/cm^2，因此，使用中心供氧、中心供气，或高压氧气钢筒，均应装配减压和调压装置。

医用空气压缩机可提供干燥和清洁的冷空气：供气量为55～64L/min的连续气流，最大输出连续气流120L/1.5s，工作压力50PSI（3.4kg/cm^2），露点下降5～10F（2.8～5.6℃），噪声<60dB（1m之内），并有低压报警（30PSI或2.04kg/cm^2），高温报警及断电报警。滤过器可消除90%以上的污染。使用时应注意每天清洗进气口的海绵及排除储水器的积水。并观察计时器工作，一般满2000～3000小时应检修1次。电动型呼吸机不需高压空气，其中部分需高压氧，部分不需高压氧，经氧流量计供氧。

（二）供气和驱动装置

呼吸机供气部分的主要作用是提供吸气压力，让患者吸入一定量的吸气潮气量，并提供不同吸入氧浓度的新鲜气体。

1.供气装置

大多数呼吸机供气装置采用橡胶折叠气囊或气缸，在其外部有驱动装置。当采用橡胶折叠气囊时，呼吸机的自身顺应性较大，除本身的弹性原因外，还不能完全使折叠囊中的气体压出。但折叠囊更换容易、成本低、无泄漏，当作为麻醉呼吸机时有独特的优越性。采用气缸作为供气装置时，呼吸机自身顺应性小，可使气缸内的气体绝大部分被压出，但密封环处可能有少量泄漏。近年来有的采用滚膜式气缸作为供气装置，兼有上述2种优点，且无泄漏，顺应性小。

2.驱动装置

驱动装置的作用是提供通气驱动力，使呼吸机产生吸气压力。在呼吸机发展史上曾有7种驱动装置。

（1）重力风箱。

（2）负荷弹簧风箱。

（3）线性驱动活塞。

（4）非线性驱动装置。

（5）吹风机。

（6）喷射器。

（7）可调式减压阀。

可调式减压阀为目前应用较多的一种驱动方式。它是指通过减压通气阀装置将来源于储气钢筒、中心气站或压缩泵中的高压气体转化成供呼吸机通气用的压力较低的驱动气。使用该驱动装置的呼吸机常称为气动呼吸机。

吹风机、线性驱动装置、非线性驱动活塞均需使用电动机作为动力。如吹风机是通过电动马达快速恒定旋转，带动横杆向前运动，推动活塞腔中的气体排出，产生一个恒定恒速驱动气流；非线性驱动活塞是电动马达使轮盘旋转，带动连杆运动而推动活塞。采用这些驱动装置的呼吸机常称为电动呼吸机。电动呼吸机的优点是不需要压缩气源作为动力，故一般结构小巧。

3.直接驱动和间接驱动

按驱动装置产生的驱动气流进入患者肺内的方式不同，可分为间接驱动和直接驱动。如果从驱动装置产生的驱动气流不直接进入患者肺内，而是作用于另一个风箱、皮囊或气缸，使风箱、皮囊或气缸中的气体进入患者肺内，称为间接驱动。间接驱动类呼吸机称为双回路呼吸机。间接驱动型耗气大，一般耗气量大于分钟通气量，最大可达2倍的分钟通气量。

如果从驱动装置产生的驱动气流直接进入患者肺内，称为直接驱动。直接驱动类呼吸机称为单回路呼吸机。直接驱动主要适用于可调式减压阀和喷射器这两种驱动装置。就喷射器而言，其采用Venturi原理，高压氧气通过一个细的喷射头射出，有一部分空气被吸入。吸入气中的氧浓度分数（FIO_2）随吸气压力、氧气压力变化而变化，且变化幅度较大。FIO_2不小于37%常为急救型呼吸机采用。可调式减压阀驱动装置直接驱动时，常有性能良好的空氧混合器，有伺服性能良好的吸气伺服阀，甚至可直接用两个吸气伺服阀，一个伺服压缩空气，另一个伺服氧气，这种类型的装置可以使患者得到各种不同的吸入氧浓度。伺服阀既可伺服流量，也可伺服压力，阀身小，反应时间快，用这种结构的呼吸机，可以有很多种通气功能，故为多功能呼吸机的首选方案。

（三）空氧混合器

空氧混合器是呼吸机的一个重要部件，其输出气体的氧浓度可调范围应在21%～100%。空氧混合器分简单和复杂两种。

1.空氧混合装置

以储气囊作供气装置的呼吸机，常配置空氧混合装置，其结构比较简单，混合度不可能很精确，氧浓度是可调的，由单向阀和储气囊组成。工作原理：一定流量的氧气经入口先进储气囊内，当储气囊被定向抽气时，空气也从入口经管道抽入储气囊内，从而实现空氧的混合。要达到预定的氧浓度，则通过调节氧输入量来取得。

氧流量通过计算：气流量=每分通气量×（混合气氧浓度—20%）/80%。例如要求混合气氧浓度达到40%，当分钟通气量为10L时，其输入氧浓度的计算方式，即氧流量=10×（40%—20%）/80%=2.5L/min。上述计算表明，当分钟通气量为10L时以2.5L/min的纯氧流量，即可获得含40%氧混合气（FIO_2=0.4）。

2.空氧混合器

空氧混合器结构精密、复杂，必须耐受输入压力的波动和输出气流量的大范围变化，以保证原定氧浓度不变。通常由一级或二级压力平衡阀、配比阀及完全装置组成。当压缩空气和氧气输入第一级平衡阀时，由于这两种输入气体的压力不可能相等，所以同轴阀蕊将向压力低的一方偏移，造成压力低的一端气阻小，降压也小。而压力高的一端气阻大，降压也大。因而在第一级平衡阀的两端阀，作进一步压力平衡。其工作原理同第一级一样，这次的输出压力已相当均等了。

配比阀实际上是同一轴上的两只可变气阻，当一只气阻减小时，另一只气阻增大。来自前级的等压力进入配比阀后由于受到的气阻不同，所以流入储气罐的流量也不同（流量=压力/气阻）。如果流入储气罐的空气流量为7.5L/min，流入的氧流量是2.5L/min，则混合后的氧浓度=（2.5+7.5×20%）/（7.5+2.5）=40%。如果调节配比阀在中间位置，则配比阀两边气阻相同，流入储气囊的两股气流量也相同。若氧和空气的流入量都是5L/min，则混合后得到氧浓度=（5+5×20%）/（5+5）=60%。

根据上述情况可知，尽管输入的两种压缩气体的压力会有波动，但经过二级平衡之后输出压力是相当均等的，并且不会影响已调定的氧浓度。唯有调节配比阀后，氧浓度才会改变。

为了储气罐内压力不致升得太高，可安置压力开关，当气罐内压力升至预置值时，压力开关使第二级平衡阀产生压力泄漏而关闭，致使储气罐因得不到气流补充而压力下降。当压力下降至预置时，压力开关使平衡阀重新启动。安全装置的作用是当两种压缩的气体中的任何一种发生耗竭，或已不符合使用要求时，则另一种气体能立刻自动转换以维持供气，同时能发出声光报警。

（四）控制部分

控制部分是呼吸机的关键组成部分。根据控制所采用的原理不同，可将控制部件分为3种：气控、电控和微处理机控制。控制部分使呼吸机在吸气相和呼气相两者之间切换。

1.控制原理

（1）气控：呼吸机无需电源，某种特定的环境很有必要。如急救呼吸机在担架上、矿井内、转运过程中等。它的特点是精度不够高，难以实现较复杂的功能，一般可作一些简单控制。随着器件的低功耗化，以及高性能蓄电池的出现，气控方式有被逐渐淘汰的可能。

（2）电控：是用模拟电路和逻辑电路构成的控制电路来驱动和控制电动机、电磁阀等电子装置的呼吸机，称为电控型呼吸机。

电控型呼吸机控制的参数精度高，可实现各种通气方式。电控型呼吸频率误差一般为5%～10%，气控型为15%～20%，吸呼比由气控呼吸机较难实现，而电控型十分容易，还有同步、压力报警功能等均是如此，故电控型呼吸机有很大的优越性。

（3）微处理机控制：仍属电控型。由于近年计算机技术的迅速发展，这种控制型呼吸机也日趋成熟。呼吸机控制精度高、功能多，越来越多的呼吸机均采用此种方法。目前，呼吸机已可以不改变硬件和呼吸机的结构件，而只需改变控制系统的软件部分，即可修改呼吸机的性能、发展呼吸机的功能。所以，利用微计算机作为呼吸机的控制部分，是呼吸机发展和更新的总趋势。

2.控制方式

（1）启动是指使呼吸机开始送气的驱动方式。启动有3种方式：时间启动、压力启动和流量起动。

①时间启动：用于控制通气。它是指呼吸机按固定频率进行通气。当呼气期达到预定的时间后，呼吸机开始送气，即进入吸气期，不受患者吸气的影响。

②压力启动：用于辅助呼吸。压力启动指当患者存在微弱的自主呼吸时，吸气时气道内压降低为负压，触发呼吸机送气，而完成同步吸气。呼吸机的负压触发范围（灵敏度）为$-1～-5cmH_2O$，一般成人设置在$-1cmH_2O$以上，小儿在$-0.5cmH_2O$以上。辅助呼吸使用压力触发时，能保持呼吸机工作与患者吸气同

步，以利于撤离呼吸机，但当患者吸气用力强弱不等时，传感器装置的灵敏度调节困难，易发生过度通气或通气不足。此外，由于同步装置的限制，患者开始吸气时，呼吸机要迟20ms左右才能同步，这称为呼吸滞后。患者呼吸频率越快，呼吸机滞后时间越长，患者呼吸做功越多。

③流量启动：用于辅助呼吸。流量启动指在患者吸气开始前，呼吸机输送慢而恒定的持续气流，并在呼吸回路入口和出口装有流速传感器，由微机测量两端的流速差值。若差值达到预定水平，即触发呼吸机送气。持续气流流速一般设定为10L/min，预定触发流速为3L/min。流量触发较压力触发灵敏度高，患者呼吸做功较小。

理想的呼吸机触发机制十分灵敏，可通过两个参数来评价，即灵敏度和反应时间。灵敏度反映了患者自主吸气触发呼吸机的做功大小。衡量灵敏度的一个指标为敏感百分比，敏感百分比=触发吸气量/自主潮气量×100%。理想的敏感百分比应<1%，一般成人呼吸机的触发吸气量为0.5mL。小儿呼吸机则更低。

（2）限定正压通气时，为避免对患者和机器回路产生损害作用，应限定呼吸机输送气体的量。有以下3种方式。

①容量限定，预设潮气量。通过改变流量、压力和时间3个变量来输送潮气量。

②压力限定，预设气道压力，通过改变流量、容量和时间3个变量来维持回路内压力。

③流速限定，预设流速。通过改变压力、容量和时间3个变量来达到预设的流速。

（3）切换指呼吸机由吸气期转换成呼气期的方式。有4种切换方式。

①时间切换：达到预设的吸气时间，即停止送气，转回呼气。

②容量切换：当预设的潮气量送入肺后，即转向呼气。

③流速切换：当吸气流速降低到一定程度后，即转向呼气。

④压力切换：当吸气压力达到预定值后，即转向呼气。

3.流速形态

流速形态有方波、递减波、递增波、正弦波等，常用的为前两者。吸气时方波维持恒定高流量，故吸气时间短、峰压高、平均气道压低，更适合用于循环功能障碍或低血压的患者。递减波时，吸气时间延长，平均气道压增高，吸气峰压降低，更适合于有气压伤的患者。在呼吸较强，初始吸气流速较大的患者，与方波相比，递减波不仅容易满足患者吸气初期的高流量需求，也适合患者呼气的转换，配合呼吸形式的变化，故应用增多。

（五）呼气部分

呼气部分是呼吸机中的一个重要组成部分。其主要作用是配合呼吸机作呼吸动作。它在吸气时关闭，使呼吸机提供的气体能全部供给患者；在吸气末，呼气阀仍可以继续关闭，使之屏气；它只在呼气时才打开，使之呼气。当气道压力低于呼气终末正压（PEEP）时，呼气部分必须关闭，维持PEEP。呼气只能从此回路呼出，而不能从此回路吸入。呼气部分主要有3种功能的阀组成，如呼气阀、PEEP阀、呼气单向阀，也可由一个或两个阀完成上述3种功能。

1.呼气阀

常见呼气阀有电磁阀、气鼓阀、鱼嘴活瓣（兼有吸气单向阀功能）、电磁比例阀、剪刀阀。电磁阀有两种形式，常见的是动铁型电磁，通径一般<8mm，通常指的电磁阀就是动铁型阀；另一种是动圈型电磁阀，常称电磁比例阀，电磁部分输出的力与电流相关，与输出部分的位移无关。由于电磁比例阀动作部分重量比较轻，反应速度比较快，通径可设计得比较大。由于电磁比例阀不是通用件，一般由专业厂专门设计生产，所以价格比较高。电磁阀多用于婴儿呼吸机中，因为电磁阀结构小、通径小、气阻较大，通过流量不可能很大。气鼓阀的形式很多，采用这种结构的呼吸机也很多。它可以由电磁阀控制，将电磁阀作为先导阀，此时控制气鼓阀的流量可很小，也可兼有PEEP阀功能。如呼气时使气鼓内压力不是"0"，可使气道内维持PEEP。更为方便的是，可将吸气压力作为控制气鼓阀的气源，结构变得非常简单，但此时不能兼有PEEP阀功能。

鱼嘴活瓣常在简单型呼吸机中采用，因为它兼有吸气单向阀的功能。电磁比例阀是通过控制线圈中的电流来控制呼气阀的开与关，可作为压力限制阀和PEEP阀，其反应时间快，性能良好，可开环控制，故十分方便。剪刀阀的结构如剪刀，故称剪刀阀。它除了作开启或关闭的呼气阀以外，亦可控制其呼出流量，且比其他阀方便。

2.PEEP阀

PEEP阀是临床上用于治疗急性呼吸窘迫综合征的重要手段，PEEP阀除了上述可由呼气阀兼有外，还有几种阀可以实施PEEP功能。如水封PEEP阀，把插入水中的深度作为PEEP值，早期的呼吸机是采用此法实施PEEP功能的。较多见的是利用弹簧PEEP阀，作为单独的PEEP阀。磁钢式PEEP是用磁钢吸引力代替弹簧。重锤PEEP阀是利用重锤来限制呼出气的，但改变数值时较麻烦，需要垂直于地面。

3.呼气单向阀

为了防止重复吸入呼出气或自主吸气时产生同步压力触发，呼吸机都需要呼气单向阀，呼气单向阀大多数由PEEP阀和呼气阀兼任，但有时还必须要装一单向阀，以确保实现上述功能。

（六）监测和报警系统

呼吸功能否正常工作或运转，对患者的抢救成功与否至关重要。因此，呼吸机的监测系统越来越受到研制者和临床应用者的重视。

呼吸机监测系统的作用有两个方面，一是监测患者的呼吸状况，二是监测呼吸机的功能状况，两者对增加呼吸机应用的安全性，均具有相当重要的作用。呼吸机的监测系统包括：压力、流量、吸入氧浓度（FIO_2）、呼出气CO_2浓度、经皮O_2分压、CO_2分压、血氧饱和度等。大部分呼吸机不直接带有呼气CO_2、血氧饱和度监测装置，而只作为配件装置附带。呼吸机常配有的监测装置有如下3个方面。

1.压力监测

主要有平均气道压（Paw）、吸气峰压（Pmax）、吸气平台压（Platen）和PEEP上下限压力报警等，还有低压报警。压力监测的方式是通过压力传感器实施的，传感器一般连接在患者Y形接口处，称为近端压力监测。也有接在呼吸机的吸气端或呼气端。低压报警主要作为通气量不足、管道脱落时压力下降时的报警，有些呼吸机通过低分钟通气量报警来代替，呼吸机一般均设置这两种功能。

高压报警是防止气道压力过高所致的呼吸器官气压伤。高压报警有超过压力后报警，兼切换吸气至呼气功能；也有只报警而不切换呼、吸气状态的。使用时应注意。

监测PEEP是将呼气末的压力显示出来，以监测呼吸机的性能。监测Pmax是显示吸气的最高压力，监测Pplateu是显示屏气压力。上述5个压力数据与流量数据结合，可得到吸气阻力、呼气阻力及患者的肺、胸的顺应性测定数据。

2.流量监测

多功能呼吸机一般在呼气端装有流量传感器，以监测呼出气的潮气量，并比较吸入气的潮气量，以判断机器的使用状态、机械的连接情况和患者的情况。也有的呼吸机应用呼气流量的监测数据来反馈控制呼吸机。

（1）呼出气潮气量：可监测患者实际得到的潮气量。在环路泄漏的定容量通气，特别是定压通气中，有一定的价值。有的呼吸机甚至用此数据馈控吸气压力，还可提供给微计算机计算其顺应性。

（2）呼出气分钟通气量：可通过流量的滤波（即把呼气流量平均，可得到呼出气的分钟通气量）或由潮气量、呼吸时间来计算。前者反应慢，后者反应快；前者可有分立元件实现，后者必须采用微计算机计算。由于每次呼出气的潮气量与呼吸时间均可能有变化，每次计算出的数据变化较大，一般是将3～6次呼吸平均后作为呼出气的分钟通气量。该数据可作为控制分钟的指令通气的关键数据，也可作过度通气与通气不足报警，还可作管道导管接头脱落或窒息等报警监测。流量传感器可以安装在患者的Y形接管处，缺点是增加了一定量的无效腔量，优点是可用一个传感器同时监测吸入与呼出气的流量。

（3）FIO_2监测：一般安装在供气部分，监测呼吸机输出的氧浓度，以保证吸入所需浓度的新鲜空–氧混合气体。监测氧浓度的传感器有两种，一是氧电极，二为氧电池。氧电极需要1年1次的更换或加液，氧电池为随弃型。它们的共同缺点是，都只能用1年左右，一旦呼吸机的氧电池失效，呼吸机将总是报警，以致呼吸机不能正常使用。

（七）呼吸回路

多数呼吸机应用管道呼吸回路，吸气管一端接呼吸机气体输出管，另一端与湿化器相连，有时可接雾化器和温度探头。呼气管一端有气动呼气活瓣，中段有贮水器。呼气管与吸气管由Y形管连接，只有Y形管与患者气管导管或气管切开导管相连处是机械无效腔。

（八）湿化器与雾化器

1.湿化器

湿化器是对吸入气体的加温和湿化，以使气道内不易产生痰栓和痰痂，并可降低分泌物的黏稠度，促进排痰。较长时间地使用呼吸机时，良好的湿化可预防和减少呼吸道的继发感染，同时还能减少热量和呼吸道水分的消耗。

湿化器大多数是通过湿化罐中的水，使其加温后蒸发，并进入吸入的气体中，最终达到使吸入气加温和湿化的作用。为达到较好的加温和湿化的效果，一般使吸入气体通过被加温罐中的水面；或增加其湿化面积（如用吸水纸）。也有用"鼓泡型"的方法，即使吸入的气体从加温罐的水中通过，但这种方法现已很少用，因为水的振动容易引起误动作或误触发等。

最先进的湿化器是采用特制的多孔纤维管道加温，使水在管道壁外循环，并逐渐弥散管道加温，既有湿化的作用，又基本不增加呼吸机的顺应性，这对婴儿呼吸机十分重要，湿化点可放置在吸入气管口的附近，可使湿化的效果大为改善。有些湿化器为减少气体输送过程中的温度损失和减少积水，在吸入气的管道口中还安装了加热线。

2.雾化器

雾化器是利用压缩气源作动力进行喷雾，雾化的生理盐水可增加湿化的效果，也可用作某些药物的雾化吸入。雾化器产生的雾滴直径一般<5μm，而湿化器产生的水蒸气以分子结构存在于气体中。前者的水分子以分子团结构运动，容易沉淀到呼吸道壁，不易进入肺的下肺单位，后者的水分子不易携带药物。雾化器容易让患者吸入过量的水分，湿化器不会让患者吸入过量水分，通常还需在呼吸道内滴入适宜的生理盐水以补充其不足。

在使用雾化器过程中，特别要注意雾化是否增加潮气量。有些呼吸机的雾化器能使潮气量增加，有的可不增加；还要注意有些呼吸机的雾化器是连续喷雾，有些是随患者的吸气而喷雾，使用时宜采用降低通气频率、放慢呼吸节奏的方法，使雾化效果更加完善。

二、呼吸机的工作原理

肺的吸气功能是在呼吸肌收缩时，胸廓容积扩大，肺泡膨胀形成负压，从外界吸入空气呼吸肌放松时，肺泡因弹性收缩，使肺内压力增大，向外呼出气体。呼吸气流是由肺泡和大气压间的压力差形成的。人工呼吸机的基本原理就是用机械的办法建立这一压力差，从而实现强制的人工呼吸过程。

氧气气体进入气路箱，经过滤器后，通过一个电接点压力表来对气源压力进行监测，当气源压力下降到调定报警压力时，电路报警。氧气经过减压阀，将压力限制在0.4MPa，然后氧气通过电磁阀，到达节流阀，通过调节节流阀可控制通向患者的气流大小。流过节流阀的高速气体在空氧混合器的入口端产生负压，带进一定比例的空气，空氧混合后的气体进入气道。为了安全起见，在气道中设计了安全阀，安全阀是用来限制患者气道的最高压力的，一般调定为6kPa。

当气道压力超过气路系统安全压力时，安全阀开放泄气。气流经过吸气流量传感器，转换成系统用的监测信号，用于监测吸气潮气量和每分通气量，然后进入湿化器。在湿化器里气体被湿化并加温到人体所需要温度，然后经输气管道送至患者。患者呼出的气体通过管道经呼气活瓣排出体外。

空气混合气体进入患者肺部的输送过程如下：控制气体进入气道的是节流阀，受操作人员调节控制，吸气时，电磁阀打开，呼气活瓣关闭，呼气时刚好相反，即电磁阀关闭，呼气活瓣打开，整个过程受电子控制系统的控制。定时控制部分提供整机工作的各种节拍，包括吸气时间、自主呼吸时的切换信号、电磁阀的驱动信号和呼气活瓣控制信号。

主机板部分提供基本时钟，对流量传磁器信号进行处理，管理键盘和显示处理，处理各种报警信号，进行压力监测，采样部分主要监测患者与气道压力并送至面板显示，产生压力报警和患者触发信号，监控整机电源情况，在电压异常时报警。面板显示部分主要完成参数设置和数据显示。开关电源部分主要为整个系统提供各部分正常工作所需电源。

第三节

呼吸机使用操作与维护

一、呼吸机的使用操作

（一）操作面板功能

呼吸机前操作面板的面膜包括如下部分：参数监测区、参数设置区、报警设置区、其他功能区和吸气口、呼气出口、压力采样口。后面板有电源插座、电源输入口。当电源开关处于"I"为机器接通电源状态，处于"o"时为机器关闭电源状态。

①产品铭牌：产品铭牌是产品出厂跟踪的标记，禁止涂抹或更改。

②蜂鸣器：用于报警时发出声响。

③安全阀：用来限制气道中的最大压力，当压力超过这个值时，安全阀开启排气，保护患者气道。

④气源入口：高压氧气入口和空气入口。通过高压氧气带进大气中的空气在呼吸机内部进行空氧混合，然后进入呼吸机气路系统。

1.参数设置区

通过按键调节患者所需呼吸频率、吸呼比、触发灵敏度。

2.参数监测区

参数监测区位于面膜的左边及上部，上部为气道压力显示，左边依次为潮气量、每分通气量、总计呼吸频率及患者触发指示。

3.报警提示区

提供系统报警提示和患者通气故障报警提示。

4.报警区

通过按键可以调节患者呼吸时气道压力上限、压力下限等报警参数。

5.其他功能区

包括通气模式设定、潮气量调节。电源指示为绿色指示灯，是呼吸机通电工作的标志。

6.呼气出口

患者呼出的气体经呼气管道从呼气出口排出。

7.吸气口

从呼吸机出来的气体经吸气口进入吸气管道。

8.压力采样口

采用离患者气道最近处的压力，为气道压力上、下限报警提供最精确的压力。患者气道压力经压力采样口进入电子控制系统。

（二）操作步骤

1.参数设置

（1）吸呼比设置：按下吸呼比键时，此键左上角灯亮，同时被修改值部位闪烁，参数设置方法同上。

（2）呼吸频率的设置：按下呼吸频率键时，此时左上角灯亮，同时被修改值部位闪烁，这时通过面板向上或向下按键对呼吸频率进行设置。设置到预定参数后，按下确定按键。

（3）触发灵敏度设置：按下触发灵敏度键时，此键左上角灯亮，同时被修改值部位闪烁，参数设置方法同上。

（4）吸气平台：吸气平台的时间为吸气时间的一部分。吸气平台有利于气体在肺内的再分布。有利于吸入雾化药物在肺内的弥散。利用平台压可计算静态胸肺顺应性。吸气平台对静脉回流、颅内压等有一定影响，尤其是平台时间延长时，一般不要超过吸气时间的25%，主要用于肺泡萎陷或肺顺应性较差的患者。

（5）报警设置：压力上、下限设置，按下压力上、下限键时，此时键左上角灯亮，同时被修改值部位闪烁，参数设置方法同呼吸频率的设置方法。

2.参数监测

（1）潮气量监测：监测患者的实际潮气量。

（2）每分通气量监测：监测患者的实际每分通气量。

（3）气道压力监测：气道压力显示窗口以发光排的形式真实反映患者的气道压力在呼吸时的变化，直观、方便，其值与流量和气道阻力有关，可作为触发压力设置参数。

（4）总计频率监测：监测患者的实际呼吸频率。

（5）触发：患者自主触发指示为绿色指示灯，每触发1次该灯亮1次。

3.报警提示区

提供系统报警提示和患者通气故障提示。

4.潮气量调节

通过面板上潮气量旋钮对潮气量进行设置，旋钮顺时针转设置值增加，旋钮逆时针转设置值减少。

5.通气模式设定

按下A/C辅助/控制呼吸键，键的左上角灯亮，在此方式时，吸气触发由患者决定，其他参数按预调的通气参数为患者通气。按下A/C+SIGH键，键的左上角灯亮，在A/C期间每隔100次供给1次至少1.5倍的潮气量。

按下SIMV F/2同步间歇指令通气键，键的左上角灯亮，自主呼吸的频率和潮气量由患者控制，间隔一定时间行同步控制呼吸。

按下SIMV F/4同步间歇指令通气键，键的左上角灯亮，自主呼吸的频率和潮气量由患者控制，间隔不定的时间行同步控制呼吸。

6.通气方式选择

（1）C（CONTROL）：控制呼吸，使用此方式时，患者不能控制气流释放，呼吸机不管患者自主呼吸的情况如何，均按预调的通气参数为患者提供间歇正压通气。主要用于无自主呼吸或自主呼吸很弱的患者及处于麻醉状态下应用肌肉松弛剂的患者。特点是吸入潮气量恒定，需要根据患者预定呼吸频率、吸呼比。呼气向吸气转换采用时间切换。

（2）A（ASSIST）：辅助呼吸，即在A/C模式中，是患者能控制呼吸频率，但呼吸的潮气量、吸呼比仍由呼吸机控制。对于神志清醒，有自主呼吸能力，但不具备足够的呼吸功能的患者，需要呼吸机辅助呼吸。

（3）A/C+SIGH：即叹息模式，它是在A/C的基础上每隔100次时供给至少1次1.5倍潮气量的深吸气，适用于长期需要机械通气的患者，也可用于胸科手术的扩肺。在扩肺时，由于要连续几次叹息，这时需要医护人员在A/C及A/C+SIGH两种通气方式来回操作几次。叹息时由于潮气量加倍，气道压力峰值增加，故气道压力上限设定值应提高，即较叹息时的压力峰值再高1kPa。其他参数设定均与A/C相同。

（4）SIMV：即同步间歇指令通气，这是一种由患者自主呼吸和机器指令通气组合的方式，指令通气是与患者触发同步的。主要用于撤机前从强制通气到自主呼吸的过渡。自主呼吸频率和潮气量由患者控制，间隔一定时间进行同步机控呼吸，若在等待触发时期内无自主呼吸，在触发窗结束时呼吸机自行给予一次机控呼吸，这样可避免人机对抗的产生。触发窗一般为机控呼吸周期的25%，例如，预调机控呼吸频率为每分钟10次，其呼吸周期为6秒，触发窗为1.5秒，若在6秒的最后1.5秒内有自主呼吸触发，呼吸机即给予一次机控通气。若在此期内无自主呼吸或较弱不能触发，在6秒结束时即给予一次机控呼吸。使用SIMV时，指令通气和自主呼吸都由患者触发同步，因此要设定触发电平。当选用SIMVF/2时，指令通气为A/C通气频率的一半，当选用SIMVF/4时，指令通气频率为A/C通气频率的1/4。

（5）SPONT：即自主呼吸模式，患者通过按需活瓣持续正压气流进行自主呼吸。在此模式下，患者已恢复自主呼吸，此时呼吸机仅提供持续正压气流。患者呼吸时的潮气量、呼吸频率、吸呼比均由患者自己控制。

（6）氧浓度与氧浓度调节及功能部件是2个独立的功能部件，用于实现呼吸机治疗时调节吸入氧浓度和调节PEEP阀。

二、呼吸机的维护及常见故障排除

（一）呼吸机的日常维护

呼吸机是危重患者抢救中重要且必不可少的治疗设备，所以呼吸机的清洗与消毒、保养与维护也是使呼吸机在临床应用上能够安全可靠运行的重要事项。

1.呼吸机的清洗与消毒

呼吸机的清洗与消毒直接关系着各种感染的发生率，直接影响着危重患者综合救治的成功率。呼吸机清洗与消毒的方法是否妥当，保养与维护工作是否到位，直接影响呼吸机的工作性能。如果清洗与消毒的方法不当，可能损害呼吸机元器件，保养与维护不及时无法保障呼吸机的正常运转，这都会妨碍呼吸机的临床应用。因此，凡呼吸机的使用部门、单位和应用呼吸机的人员，在呼吸机的使用过程中，应当高度重视呼吸机清洗与消毒、保养与维护工作，在具体的操作过程中，除了了解和掌握呼吸机清洗与消毒、保养与维护的技术要点，了解呼吸机功能，零部件的作用等知识，还应具备高度的工作责任感和踏实的工作态度。

2.呼吸机保养与维护

（1）氧气源的安检：如果氧气源为瓶装氧气，需注意定期检测氧气瓶及减压器的安全性，以防意外。氧气源为中心供氧时例外。

（2）电源检查：主机电源一般应在气源接通之后方可打开，接通气源后还听不到漏气声，电源打开后连接模拟肺观测吸气潮气量设置与监测值一致，误差在允许范围内。在使用时主机箱上方不能放置任何溶液，以免溶液流入呼吸机内造成机器损伤或电路障碍，若发现机器不能正常运转，应开机检修。

（3）按照要求定期更换易损件：调试或校正有关参数。一般1个患者用过后，就应及时调试或校正有关参数，特殊情况下，需随时检查机器的工作状态，以便发现问题并及时解决，以保证临床使用。

（4）温控传感器：温控传感器湿化器温控传感器插头是由金属制成的，切不可置于消毒液内浸泡，若误入其内，应立即用清水冲净并擦干，否则时间稍久就有可能对该零件造成不可逆性的损伤，并使表面金属氧化从而影响传感器的准确性。与患者气道连接的温控传感器塑料部分，很容易被折断，用时应小心谨慎。

（5）流量传感器：流量传感器及探头是精密易损件，请勿从高处跌落，由于传感器的原理是通过光电传感器测量涡轮旋转的圈数，所以当涡轮磨损厉害或传感器外壳过脏都会引起计数不准确，应避免划伤。若过脏，可用水溶性消毒剂湿润柔软抹布来擦净，如用70%的乙醇（酒精）棉球轻轻擦干净。清洗时注意流量计、混合腔、快插接头等元件的连接部位勿用力扭扯、转动，以免造成损坏。

（二）常见故障排除

呼吸机的故障可分为电源故障、工作压力故障、无气故障、每分钟呼气量故障及报警显示故障等。

1.压力表故障

在未接呼吸管道或已接呼吸管道时，未打开流量控制器的情况下压力不在规定范围内，在呼气末压力表指针仍为正压，指针反常移动。工作压力变化过大，工作压力表读数为0且出现气体供应报警。气路压力表读数为0，发出气路压力的上限报警。

（1）产生原因：0点定标不准，压力表损坏，气箱压力过高，呼气终末正压（PEEP）/持续呼吸道正压通气（CPAP）控制器未关，所用呼吸管道的内径比常用的要小。呼气活瓣内部阻力过高。瓣膜配件内部漏气。患者屏气或气体滞留，管道中存水。

（2）排除方法：轻轻地顺时针或反进针拧动压力表顶部的螺丝，移去螺丝刀后用手指轻碰表壳前板位，若指针回复在零位便已校准确。更换压力表，关掉控制器，更换活瓣，评估并纠正患者方面的问题，将水排出。

2.氧浓度故障

提供的氧浓度超过所选用氧浓度的3%。

（1）产生原因：氧浓度分析仪定标不准，气钢瓶中的氧浓度超过21%，混合器被聚集物污染。

（2）排除方法：更换空气钢瓶并测定室内空气中的氧浓度，根据生产厂家的说明书重新定标。

3.报警系统故障

空气或氧气供应不足。

（1）产生原因：输入管道气压不在范围内。

（2）排除方法：将高压供气和供氧管同时一起插入混合器上。保证空气和氧气钢瓶充满气体，活瓣已全打开，工作压力调节在规定的范围之内。确保高压供氧管正确接在供氧输出口上，检查上述多项并保证输入气体干燥。

4.报警系统无报警声

（1）产生原因：放气孔堵塞，过滤器入口有污染，报警器簧片断裂或损坏，混合器中有聚积物，控制活瓣漏气。

（2）排除方法：去除堵塞物，保证空气压缩机的交流电线插头插入电源，将开关打开，更换过滤器，更换簧片。

5.交流电断电报警

持续报警，电源插头移动等致电路中断或电源停止供电期间无报警声。

（1）产生原因：呼吸机电源线插头意外地脱离插座（或呼吸机的紧急电源供应电池没有电），线路断电（且呼吸机的紧急供电电池没电），呼吸机内部紧急电源供电已工作1小时，呼吸机电源开关在Off位，电源开关故障，电容损坏。

（2）排除方法：电源供应恢复之前要用手控呼吸或用其他气动呼吸机通气。电池工作1小时后要再充电时应准备用手控呼吸。将开关拨到On位。电容器需1分钟充电时间，故1分钟内不需处理。

6.高压报警

气道压力上限报警。

（1）产生原因：由于患者和（或）呼吸管道阻力增加造成的通气压力增加，超过了高压报警预调限度。气道阻塞，将出现气道压力重复超限并伴有吸气中断，每分通气量下降，引起上限报警。黏液聚集于气道，支气管痉挛或支气管炎所致。

（2）排除方法：将高压报警限重新调整至高于吸气峰压水平，临床评估患者并纠正机械上的各种问题。

7.低压报警

气道压力下限报警。

（1）产生原因：呼吸道与患者连接处漏气，如套囊漏气等气源供应压力下降。PEEP时未相应调节低压报警感受器。

（2）排除方法：纠正漏气，重建供位气源压力，手控通气直到气源供应压力恢复。调低压力报警指示器位置，低于吸气压。

8.窒息报警

患者情况改变如呼吸慢或无力，使在设置的窒息延迟时间内未检测到自主呼吸信号。

（1）产生原因：窒息延迟时间或触发水平设置不当，患者与呼吸管道连接处漏气。

（2）排除方法：重新评估者的呼吸频率和吸气力量，并做相应调整和处理，重新设置窒息延迟时间和触发水平，维修漏气处。

9.呼吸机

停止工作时触发低压或高压报警，以任何方式预调时呼吸机都不工作。

（1）产生原因：触发水平设置不当，吸气时压力表指针未超过触发水平。呼吸道漏气，电子部分故障。未接交流电源即开机，同时内部充电电池用力不足。未开电源开关，保险丝被烧断，电子部分故障，供给气源中断。

（2）排除方法：将电源线插头插入合适插座接通交流电。将开关转至On位。换上1A保险丝。重建供气系统，调整输入气体压力到0～100Pa。

10.机械/自主通气故障

自主呼吸时呼吸气囊萎缩，通气方式指示器的各显示灯在呼吸机正常工作时也不闪亮，在选取的吸气时间内未提供所需要机械潮气量，当PEEP/CPAP控制器开到最大时PEEP/CPAP压力不符合最大压力规格，呼吸机过早切换转入吸气期，触发水平显示器不显示患者呼吸做功。

（1）产生原因：设置的自主呼吸气量低于患者需要量。呼吸管道漏气，LED显示器烧坏。减压阀压力设置过低，达到该限时有部分气量排至外周，选用的流量过低。呼吸管道漏气，减压阀的压力限度低于CPAP压力。PEEP/CPAP控制阀漏气。触发水平设置于基线压，患者吸气太弱。

（2）排除方法：重新设置自主呼吸气量，使在呼吸切换时保持呼吸气囊充盈。纠正漏气。重新设置减压阀压力限度，压力值比高压报警限高。选择正确的流量参数。重新设置减压阀压力限度，更换活瓣。重新设置触发水平低于基线压。重调触发水平。

11.手控呼吸故障

压力不够，胸廓膨胀不良。

（1）产生原因：呼吸气囊充盈缓慢，呼吸气囊充盈过快。手控呼吸触发视听高压报警，减压阀压力限度设置过低。呼吸管道漏气。流量设置过低。流量设置过高。吸气报警超过呼吸机高压报警压力限度。

（2）排除方法：重调减压阀压力限度到适应位置。纠正漏气并检查压力是否恢复。按需增加流量，按需减少流量。无需处理（手控呼吸超过了电子报警范围）。

12.压力传感器故障

机器工作时，听到安全阀打开时有啪嗒声。

（1）产生原因：传感器金属片可能断裂。

（2）排除方法：检查通气波形无异常，更换了压力传感器后，故障仍存在。再对压力传感器检查时，听见安全阀打开的声音，检查安全阀，无异常。更换呼气通道，故障依然存在，更换气体模块，故障消失，分析认为，喷嘴金属片断裂，当在压力传感器高压端进行检查时，喷嘴出气时，由于喷嘴断裂，出气流速过大，造成气道压力瞬间超压，安全阀打开，压力传感器也无法正常自检，所以为压力传感器故障。

Chapter 5

第五章

医用理化类仪器
计量检测

第一节
酶标分析仪计量检测

本节内容适用于酶标分析仪的检定，所依据的技术文件为JJG861—2007《酶标分析仪检定规程》。

一、标准装置

（1）分光光度计1个：波长准确度优于±0.5nm。

（2）干涉滤光片5块，峰值波长分别为（405±2）nm、（450±2）nm、（492±2）nm、（540±2）nm、（620+2）nm。如原检定单位有检定分光光度计的45号、55号及65号滤光片，也可不再备新品。

（3）光谱中性滤光片2块，标称值分别为0.5及1.0。

（4）专用测试板1块。96孔微孔酶标板若干。200μg/mL的$K_2Cr_2O_7$测试溶液若干。

（5）三用表、调压器、频度计、秒表、兆欧表等各1块。

国防科工委化学计量一级站生产的专用酶标仪检定装置，已将（3）（4）两条所用设备合并为一体。

干涉滤光片和光谱中性滤光片与分光光度计的检定所用的相同。这里仅对分光光度计简单介绍。

分光光度计的基本结构由光源、单色器、比色皿、光电检测器、放大和显示等部分组成。

光源发出的复合光经单色器后，变为近似的单色光。此单色光通过比色皿时，被比色皿中的样品吸收掉一部分，然后照在光电检测器上。光电检测器将照在它上面的光信号的强弱转变为电信号的大小，这一电信号通常为透射比 τ。透射比信号经对数放大后，被转变成光度A。显示器可选择性地将透射比 τ 或吸光度A显示出来。

分光光度计可以连续给出所需要的测试波长。除了测量液体之外，分光光度计也可以测量透明的固体及气体。测试滤光片时，将滤光片垂直放在比色皿的位置，可以直接测出滤片的波长准确度、最大透射比及半宽度。

二、酶标分析仪的分类及技术要求

（一）酶标分析仪的分类

酶标分析仪分为A、B、C、D、E5类。

A类：双波长、数字显示并带打印功能的仪器。

B类：单波长、自动打印，最小显示值为0.001的仪器。

C类：单波长、波长连续可调的指针式仪器。

D类：单波长、非多孔酶标板式仪器。

E类：单波长、自动打印，最小显示值为0.01的仪器。

（二）酶标分析仪的技术要求

1.对酶标分析仪

主要技术要求如表5–1所示。

表5-1 酶标分析仪的主要技术要求

	稳定度	波长准确度（nm）	滤光片半宽度（nm）	滤光片峰值透射比（%）	吸光度准确度	吸光度重复性（%）	线性误差（测量范围0~1.5）	测试速度（min）
A	±0.005	±3.0	≤12	≥35	±0.03	±1.0	±2.5	≤1
B	±0.005	±3.0	≤12	≥35	±0.03	±1.0	±2.5	≤4
C	±1.0%	±4.0	无	无	±0.05	±1.2	无	≤4
D	±1.0%	±5.0	≤15	≥30	±0.07	±1.2	±5.0（数显式）	≤1/15
E	±1.0%	±5.0	≤15	≥30	±0.09	±2.0	±10.0	无

2.外观要求

样品室应密封良好，无漏光现象。指示器应工作正常，刻线应清晰、粗细均匀。指针的宽度不得大于刻线的宽度，并应与刻线平行。数字显示应清晰、完整。运动部分应平稳，不应有卡滞、突跳及显著的空回，键钮回跳灵活。

3.换挡偏差

对具有T（τ）/A换挡的仪器，其换挡引起的吸光度值偏差应不超过±0.005。

4.绝缘电阻

电源插头与机壳的绝缘电阻应>20MΩ。

三、检定项目及检定方法

对新制造的指针式仪器，不检定线性误差。使用后的指针式仪器，除线性误差外，也可不检定绝缘电阻。

对新制造的数字显示及打印式仪器，要检定所有指标。使用后的数显及打印式仪器，可不检定绝缘电阻。

（一）外观检查

用目视方法，按外观要求进行检测。

（二）稳定度

选用492nm波长，A、B类仪器在吸光度0.0处，C、D、E类仪器1.0处（测量标称值为1.0的光谱中性滤光片），记录下仪器的吸光度值。隔10分钟后再测1次。求出两次吸光度之差 ΔA。A、B类仪器稳定度按公式5-1计算；C、D、E类仪器稳定度，按式5-2计算。

$$r = \Delta A = A_1 - A_2 \qquad\qquad (5-1)$$

$$r = (\Delta A / A) \times 100\% \qquad\qquad (5-2)$$

式中：A为仪器吸光度初始值（或第一次打印的平均值）；A_1、A_2分别代表第一次和第二次测得的吸光度。

仪器随电源电压变化的稳定度的检定方法：波长仍选492nm，将仪器接到调压变压器的输出端，输出电压调在220V。对于A、B类仪器，在吸光度0.0处，C、D、E类仪器在1.0处（测量标称值为1.0的光谱中性滤光片），记录下仪器的吸光度值。然后，将电压分别调到198V和242V，再次测量，并记录下电压变化后的示值。计算198V和242V分别同220V时所测数据之差 ΔA。A、B类仪器随电压变化的稳定性按式5-1计算，C、D、E类仪器随电压变化的稳定性按式5-2计算。

（三）波长准确度及透光特性

对于波长连续调节式酶标仪，是用标准滤光片去检定仪器的波长准确度。对于使用滤光片滤光的酶标仪，是用标准分光光度计去测定酶标仪所用滤光片的透光特性。

（1）对C类仪器，用峰值波长为405、492、620nm的3块标准干涉滤光片（也可以使用检定分光光度计用的45号、55号及65号滤光片），分别置于仪器的出光孔前，滤光片的平面应与光束垂直。由短波向长波方向慢慢改变波长，当调到最小OD（即A）值时停止转动，记录下此时波长显示器所显示的波长。连续测量3次。

将测出的3个波长值平均后，与上级计量部门给出的该滤光片的标准波长值相减，其差值即是该点的波长准确度。

采用相同的方法，用另外两块滤光片测量仪器另外两点的波长准确度。从3个（准确度）值中取较大的1个，作为酶标仪的波长准确度。

（2）对于使用滤光片滤光的酶标仪，应先将仪器所用的滤光片拆下来，将滤光片垂直放到分光光度计的比色皿处的光路中，用标准分光光度计自动扫描出，或手动分光光度计逐点找出滤光片的峰值波长以及最大透射比，连续测量3次。

用3次测量的波长平均值与各滤光片的标称值之差，作为该滤光片的波长准确度。

用3次测量的最大透射比的平均值作为该滤光片的峰值透射比。

同时，还要找出每块滤光片最大透射比（两侧）的1/2处所对应的2个波长，用较长（大）的波长值减去较短（小）的波长值作为该滤光片的半宽度。

（四）吸光度准确度

分别在405、492、620nm的波长下，以空气为参比，测量标称值为0.5和1.0的光谱中性波光片。A、B、C、E类仪器用专用测试板代替酶标板，连续测量3次，依次记录其示值。

对于吸收池固定的仪器，先用空吸收池调节仪器的零点。然后将2块光谱中性滤光片依次放入样品室中，每个滤光片连续测量3次。

将3次测得的值平均后，与该滤光片的标准值相减，其差值即是仪器的吸光度准确度。

（五）吸光度重复性

对于D类仪器，选用405nm的波长，先用二次蒸馏水调零，然后去测量200μg/mL的重铬酸钾测试液，重复测量5次。

其他类仪器，波长选择405nm，在酶标板的第一排全部加空白溶液，第二排加浓度为200μg/mL的重铬酸钾测试液，重复测量5次，并记录下第二排的吸光度值。

选第二排中任一孔，取其5次测量值作重复性计算。

重复性δ_A的计算公式见式5-3。

$$\delta_A = \frac{\max\left|A_i - \frac{1}{5}\sum_{i=1}^{5} A_i\right|}{\frac{1}{5}\sum_{i=1}^{5} A_i} \times 100\% \qquad （5-3）$$

式中：A_i.第i次测量的吸光度值。

该公式的含义为：在5次测量中，偏离测量平均值的最大一个数与该平均值相减，然后除以5次测量平均值，取其百分比，即为重复性。

6.线性误差

对D类仪器（不含指针式）来说，选用540nm的波长，以空气为参照比，调节仪器的零点，将标称值为0.5和1.0的中性滤光片，分别放入样品室中，每块滤光片连续测量3次，依次记录仪器示值。

将以上两中性滤光片叠加后置入样品室中，重复测量3次，依次记录示值。

对A、B、E类仪器，选用540nm的波长，将标称值为0.5和1.0的中性波光片，分别放入专用测试板样品位置中，以空气为参比，各重复测量3次。

将两中性滤光片叠加后置入专用测试板同一孔位中，重复测量3次，依次记录其示值。

线性误差a_A按公式5-4计算：

$$a_A = \frac{\overline{A}_1 + \overline{A}_2 - \overline{A}_{1,2}}{\overline{A}_1 + \overline{A}_2} \times 100\% \qquad (5-4)$$

式中：$\overline{A}_1$.第一块中性滤光片的吸光度平均值；$\overline{A}_2$.第二块中性滤光片的吸光度平均值；$\overline{A}_{1,2}$.两块中性滤光片叠加后的吸光度平均值。

经过对规程的深入理解，可以将上述4、5、6三条合并为"吸光度、吸光度重复性及线性误差的检定方法"一条，合并后的条文为：将0.5和1.0两块标准滤光片同时平放到专用测试板上。以空气为参比，在405nm和620nm波长下各测量3次。在492nm波长下先连续测量5次，然后，将两块标准滤光片叠加后再测量3次（具体步骤见仪器说明书）。取405、492和620nm 3种波长下前3次测量的平均值与其吸光度标准值之差作被检仪器的吸光度准确度（吸光度准确度公式不变）。

先算出0.5中性滤光片在492nm时，某一孔的5次测量平均值1，再找出5次测量中偏离平均值最大的1个数值，吸光度重复性δ_A的计算公式见式5-5：

$$\delta_A = \frac{A_{max} - \overline{A}}{A} \times 100\% \qquad (5-5)$$

将0.5A和1A的中性滤光片在492nm时前3次测量平均值分别定为A_1和A_2。将0.5A和1A两块中性滤光片叠加后3次测量平均值定为$A_{1,2}$。线性误差a_A按公式5-6

计算：

$$a_A = \frac{\overline{A}_1 + \overline{A}_2 - \overline{A}_{1,2}}{\overline{A}_1 + \overline{A}_2} \times 100\% \qquad （5-6）$$

此种方法和规程的区别主要有以下3点。

（1）将原规程中分别测量0.5A和1.0A两块中性滤光片的值改成了同时测量，这首先节省了测量中性滤光片时的一半测量时间。

（2）用492nm中性滤光片（固体标准物质）代替重铬酸钾溶液做吸光度重复性的测定。改用固体标准物质测量重复性有五大好处：一是省去配制重铬酸钾溶液的时间；二是可节省配制溶液所需要的干燥箱、天平和移液器等设备；三是节省了使用重铬酸钾溶液本身及双蒸水的费用；四是便于携带和保管；五是使检定操作方便省时，提高了检定效率。

这样考虑的依据是：首先是对酶标分析仪来说，重复性考查的对象：一是仪器的光源（含光源电路）；二是仪器的整个信号通路；三是仪器的显示器。而这三者的稳定与否均和所测的对象是固体还是液体无关。其次是，类似的仪器（无论是单光束紫外分光光度计还是可见分光光度计）均是采用测量固体标准物质来作重复性考查的。酶标分析仪与分光光度计的工作原理完全相同，也应该能用这种方法。

（3）用492nm代替了540nm来做线性误差测定。其理由之一是：许多酶标分析仪（如Σ960、DV990BV及WellscanMK3型等型号）根本就不配备540nm的滤光片，无法在540nm波长下测量线性误差。而酶标仪几乎没有不配备490（492）nm滤光片的。理由之二是：从工作原理上看，造成线性误差的主要原因是被测液因浓度范围过大而偏离了朗伯-比尔定律，使吸光度A与浓度c不成线性比例。减少线性误差的方法应在仪器的电路部分或数据处理部分加以校/修正，使其基本上保持在线性范围之内。由此可知，线性误差无论是其产生原因还是校正方法均与测试波长不相关。而改在492nm下测，可以明显节省时间，提高工作效率。

综上所述，若将规程的17、18、19 3条合为1条，并采用上述方法测试，可将原先完成上述3条检定所需要的32次测试（17条测18次，18条5次，19条9次）简化为14次。缩短一半以上检定时间。

但与规程相比，线性误差的测量不在同一位置，如认为此方法不那么严谨，可仍然用规程规定的方法，在同一位置测量。只是要多增加3次测量。

7.换挡偏差

对带有 $T(\tau)$–A（透射比–吸光度）转换挡的仪器，选用492nm的波长，按照仪器说明书调节有关旋钮，作透射比100%和吸光度0.000、透射比10%和吸光度1.0校正。校正后，调节酶标仪的有关旋钮，将酶标仪的透射比调到50，然后换到吸光度测量挡，此时，酶标仪所显示的吸光度数值与0.301之差，即为仪器的换挡偏差。

8.测试速度

D类仪器，选用492nm的波长，将空白溶液注入吸收池中，启动负压泵，用秒表测量抽出全部溶液所需要的时间，即为其测试速度。

其他类仪器，放入96孔酶板，用秒表测量从测量开始到仪器打印或显示出全部数据所需要的时间，即为其测试速度。

为了节省测量时间，在测量其他指标时，将这一条插空测量一下即可。

9.绝缘电阻

用500V兆欧表，测量仪器电源进线端与机壳（或接地端子）间的绝缘电阻。

第二节
血细胞分析仪计量检测

本节内容适用于血细胞分析仪及血细胞计数仪和血红蛋白测定仪的检定。所依据的技术文件为JJG714–2012《血细胞分析仪》。

一、标准装置

标准装置的构成：加样器、量杯、血细胞分析仪用标准物质、空白稀释液。

二、检定项目及操作方法

分析仪、标准物质以及稀释液在检定室内的温度平衡时间应不小于2小时；仪器接通电源预热15分钟，按说明书要求对仪器进行预调试。

（一）空白检定

1.空白稀释液检定

取25mL空白稀释液，按常规测试方法连续测2次，不计结果。另取20mL空白稀释液连续测量5次，舍去第一个测量值，记录下后4次测量值，计算平均值。

2.红细胞空白、白细胞空白、血红蛋白空白的检定

取红细胞空白稀释液和白细胞空白稀释液各45mL，血红蛋白稀释液20mL，检定方法同空白稀释液检定。

规程要求：红细胞空白计数值不大于0.02×10^{12}个/L，白细胞空白计数值不大于0.2×10^{9}个/L，血红蛋白空白测定值不大。

（二）交叉污染率检定

（1）取低值标准物质20mL按常规方法连续测试4次，舍去第一个测量值，计算平均值。

（2）取高值标准物质20mL按常规方法连续测试4次，舍去第一个测量值，计算平均值。

（3）取低值标准物质20mL按常规方法连续测试4次，舍去第一个测量值，计算平均值。

交叉污染率（C_0）按公式5-7计算：

$$C_0 = \frac{\overline{J_2} - \overline{J_1}}{\overline{I} - \overline{J_1}} \times 100\% \qquad (5-7)$$

式中：$\overline{I}$：高值样品的平均值；$\overline{J_1}$：前一次低值样品的平均值；$\overline{J_2}$：后一次低值样品的平均值。

规程要求：红细胞交叉污染率不大于2%，白细胞交叉污染率不大于2%，血红蛋白交叉污染率不大于2%。

（三）准确度检定

红细胞计数、白细胞计数和血红蛋白准确度按如公式5-8计算：

$$A = \frac{\bar{X} - X_0}{X_0} \times 100\% \qquad (5-8)$$

式中：A.准确度，%；$\bar{X}$.分析仪测量的平均值；X_0.标准物质的标准值。

（1）红细胞准确度检定

①取标准值为4.5×10^{12}个/L红细胞粒子标准物质20mL，混匀30秒。按常规方法连续测试6次，舍去第一个测量值，计算平均值。然后取空白稀释液25mL，按常规方法测试一次，不计结果。②方法同①。分别取标准值为6.5×10^{12}个/L、5.5×10^{12}个/L、3.5×10^{12}个/L、2.5×10^{12}个/L红细胞粒子标准物质20mL进行测试。③红细胞计数的准确度应优于±6%。

（2）白细胞准确度检定

取标准值为45×10^9个/L的红细胞标准物质20mL。混匀后按常规方法连续测试6次舍去第一个测量值。另取20mL上述同一标准物质与上次测量余下的标准物质混匀后，连续测试6次，舍去第一个测量值，计算10次测量的平均值。白细胞计数的变异系数应不大于2.5%。

白细胞标准物质的标准值分别为：8.0×10^{12}个/L、14×10^9个/L、11×10^9个/L、5×10^9个/L、2×10^9个/L。

白细胞准确度应优于±10%。

（3）血红蛋白准确度检定

①取标准值为100g/L的血红蛋白标准物质20mL。按常规方法连续测试4次，舍去第一个测量值，计算平均值。然后取空白稀释液25mL。按常规方法测试一次，不计结果。②方法同①。分别取标准值为200g/L、150g/L、50g/L的血红蛋白标准物质20mL进行测试。③血红蛋白准确度应优于（3g/L＋3%C），其中C为血红蛋白浓度值，单位为g/L。

（四）检定时注意事项

（1）在一次检定过程中，要用同一类型的标准物质，同时标物的稀释倍数应与被检测仪器所规定的稀释倍数一致，并且要用同一种稀释液。

（2）在一次检定过程中，对于在面板上可校准测量值的仪器，在测量a款标准物质时，可调整测量值，使测量值与标称物质标称值一致。一旦调整后，应保持到该次准确度检定的全过程结束。

<h2>第三节　尿液分析仪计量检测</h2>

尿液检查是各级医院对患者进行的常规检查项目。尿液分析仪是用来检查人的尿液中某些化学成分的含量的仪器。这些成分包括葡萄糖、蛋白质、pH、潜血、酮体、亚硝酸盐、胆红素、尿胆素原、红细胞、白细胞等。

尿液分析仪可分为湿式和干式化学系统两大类。湿式系统实际上是机械化的试管法，属于分立式生化分析仪的一种。干式系统则主要着眼于自动评定试纸法的测定结果。按自动化程度来分，尿液分析仪可分为半自动与全自动两种类型。根据检查项目的不同，干式尿液分析仪又可分为尿4项、尿5项、尿7项至尿12项等多种，本节以干式尿液分析仪为主进行介绍。

一、尿液分析仪工作原理

干式尿液分析仪的测试原理大致相同。即尿液中某一成分含量不同，对应试剂条上某一块产生的颜色深浅也不同，它对光的反射也不一样。物质的含量越少，生成的颜色就越浅，反射光就越强。反之，物质的含量越多，生成的颜色就越深，反射光就越弱。即反射光的强弱与被测成分的含量成比例关系。不同试剂块所反射光的强弱被仪器依次转化为电信号，最后，由仪器放大后，将测量结果显示并打印出来。

测试时，是把浸了尿液的试剂条放入分析仪的试剂条传送槽内，传送系统将试剂条传送到检测器下面进行测试，或试剂条不动，传输系统对静止的试纸条进行扫描测试。这样，一次扫描，可将各个测试项目顺次测量出。

试纸条以滤纸为载体，将各种试剂成分浸渍后干燥作为试剂层，然后在试剂层的表面覆盖一层纤维膜。试纸条浸入尿液后与试剂会发生反应，产生颜色的变化。

多联试纸条是将多种检测项目的试剂块按一定间隔、顺序固定在同一条带上的试纸条。使用多联试纸条，浸入一次尿液即可同时测定多个项目。多联试纸条的基本结构采用了多层膜结构：第一层为尼龙纤维膜，起保护作用，防止大分子物质的反应污染；第二层为绒制层，包括碘酸盐层和试剂层，碘酸盐层的作用是阻断维生素等干扰物质，试剂层是检测层，当它侵入尿液测定物质会发生化学反应；第三层为底层，选取尿液不能浸润的塑料片作为支持体。

不同型号的尿液分析仪都使用其配套的专用试纸条，测试项目试剂块的排列顺序可能会不尽相同。通常情况下，试纸条上的试剂块要比测试项目多一个空白块，有的还多一个参考块又称固定块。使用空白块的目的是消除尿液本身的颜色在试剂块上分布不均等所产生的测试误差，以提高测试准确性。使用固定块的目的是在测试过程中，使每次测定试剂块的位置准确，减低由位置而引起的误差。

二、尿液分析仪的分类

尿液分析仪的种类较多，可从不同的角度来分类。

第一，按光源分类。按照尿液分析仪的光源来分，可分为卤灯、发光二极管（LED）和高压氙灯3种。

第二，按检测项目分类。按尿液分析的检测项目可分为8项尿液分析仪、9项尿液分析仪、10项尿液分析仪、11项尿液分析仪和12项尿液分析仪等。

第三，按自动化程度分类。按自动化程度来分，尿液分析仪可以分为全自动和半自动两种。

全自动尿液分析仪，代表仪器有德国的Surtrom型、日本的AX-4290型、美国的CilinitexATLAS，检测项目包括尿10项、尿11项或尿12项，部分还增加了可靠的浊度测定功能，对尿比重采用光折射率计算。全自动尿液分析仪由于从加样到最后的结果输出全部由仪器自动完成，并且实现了校对的标准化，实时质量控制及随时插放急诊样品等功能，真正实现了尿液的自动化分析。

三、尿液分析仪基本结构

尿液分析仪由试纸传送电机驱动电路、试纸条到位检测电路、试纸传送电机限位电路、光源控制电路、光信号采集电路、键盘系统、微处理器和显示器等组成。

试纸条传送系统是通过步进电机传送试纸条的机械装置，它的控制电路包括试纸条传送电机驱动电路、试纸条到位检测电路和试纸条传送电机限位电路。试纸条传送电机驱动电路是将微处理器发出的步进电机控制信号转换成电机驱动信号。试纸条到位检测电路是由发光二极管发出光波，再通过接收二极管检测是否有反射光束判断试纸条到位。

试纸条传送电机限位电路使用的是π形光耦。光耦没有中间遮挡时，发射管的光波直接传射到接收管，接收管导通，说明试纸传送电机没有到位；反之，光耦有遮挡，发射管的光波不能传射到接收管，接收管截止，指示试纸传送电机已经到达终端位置。

通过微处理器系统程序控制，光源与试纸条传送系统配合，由光源控制电路分时触发发光二极管,使光源在试纸条指定位置发出特定波长光波（某一发光二极管亮），该光波经试纸条上的测试块反射，由光电管接收到相应的反射光信号。

光信号采集电路将光电管接收的反射光信号整形、放大，送至A/D（模拟/数字）转换电路，经转换后的数字信号送到微处理器，经微处理器处理后，得出的检测结果送至显示器或打印机。

四、尿液分析仪的校准

尿液分析仪的校准应依据JJF1129—2005《尿液分析仪校准规范》进行。

（一）计量性能要求

1.空白
尿液分析仪空白应符合表5–2要求。

2.示值
尿液分析仪的测量值应符合表5–3要求。

表5-2　尿液分析仪空白要求

参数	SG	pH	WBC（μL）	NIT（μmol/L）	PRO（g/L）	GLU（mmol/L）	KET（mmol/L）	URO（μmol/L）	BIL（μmol/L）	RB（C/μL）	VC（mmol/L）
测量结果	1.000 ~ 1.010	5.0 ~ 6.0	0 — neg	0 — neg	0 — neg	0 — neg	0 — neg	≤3.4	0 — neg	0 — neg	0 — neg

注：①一起的测量结果（SG、PH、URO三项除外）还有其他两种表示方法，即"—"与"neg"，两者都表示阴性；②根据说明书，个别仪器GLU≤0.6mmol/L

表5-3　仪器示值的技术要求

参数	SG	pH	WBC（μL）	NIT（μmol/L）	PRO（g/L）	GLU（mmol/L）	KET（mmol/L）	URO（μmol/L）	BIL（μmol/L）	RBC（μL）	VC（mmol/L）	参数
测量结果	1号	1.010 ~ 1.020	6.0 ~ 7.0	5 ~ 70	13 ~ 40	0.1 ~ 0.3	1.7 ~ 5.6	0.5 ~ 1.5	16 ~ 34	3.3 ~ 17.1	5 ~ 25	0.6 ~ 1.4
	2号	1.020 ~ 1.030	7.0 ~ 8.0	≥125	50 ~ 150	1.0 ~ 3.0	28 ~ 56	3.9 ~ 8.0	66 ~ 131	50 ~ 100	80 ~ 200	2.8 ~ 5.6

注：①对于用其他单位（如mg/dl、g/L等）或仅能用"+、—"表示结果的仪器，应查看该仪器的使用说明书，找出所用的表示单位或"+、—"符号与浓度的对应关系；②根据说明书，个别仪器2号溶液BIL的测量结果可以落在33~103μmol/L范围内；③根据说明书，一些仪器的NIT仅有N、P（或"+、—"）两档

（二）通用技术要求

1.外观

（1）仪器外表应光滑平整，不应有影响工作性能的机械损伤；显示屏表面应平整洁净无划痕，读数清晰；各装置、调节器、开关及按键功能良好。

（2）与仪器配套使用的试纸条应切口整齐，无变色、无分层、基片平直、无掉块现象，在使用保质期内。

（3）仪器应有以下标识：仪器名称、型号、编号、制造厂厂名和出厂日期，国内制造的仪器应有制造计量器许可证。

（4）仪器应附有产品说明书、合格证及配套附件。

2.单条测量时间

仪器的单条测量时间应符合说明书要求，可根据用户要求选做。

3.绝缘电阻仪器的绝缘电阻

绝缘电阻仪器的绝缘电阻应≥10MΩ，可根据用户要求选做。

（三）校准条件

1.环境条件

（1）环境温度：20～30℃，湿度不大于85％RH。

（2）室内应防潮、避光、防热、无腐蚀性物品，通风良好。

2.标准溶液及其他设备

（1）空白溶液：见表5-4。

表5-4　空白标准溶液

参数	SG	pH	WBC（μL）	NIT（μmol/L）	PRO（g/L）	GLU（mmol/L）	KET（mmol/L）	URO（μmol/L）	BIL（μmol/L）	RBC（μL）	VC（mmol/L）
空白溶液	1.005	5.50	0.0	0.0	0.0	0.0	0.0	0.0	0.0	0.0	0.0
扩展不确定度	0.001	0.02	10%（k＝3）								

注：SG和pH为25℃时的值

（2）工作标准溶液：见表5-5。

表5-5　1号和2号标准溶液的浓度及不确定度

参数	SG	pH	WBC（μL）	NIT（μmol/L）	PRO（g/L）	GLU（mmol/L）	KET（mmol/L）	URO（μmol/L）	BIL（μmol/L）	RBC（μL）	VC（mmol/L）
1号溶液	1.015	6.05	40	30	0.2	2.8	1.0	25	10	15	1.0
2号溶液	1.025	7.50	200	100	2.0	42	6.0	100	75	150	4.0
扩展不确定度	0.001	0.02	10%（k=3）								

注：SG和pH为25℃时的值

3.绝缘电阻表

试验电压500V，准确度10级。

（四）校准方法

（1）接通仪器电源，预热10分钟。

（2）空白的校准。取适量的空白液倒入一试管中，将试纸条全部浸入空白液中2秒后取出沥干多余液体，置于试纸架上进行测试，连续测量3次，测量值应符合表5-4的要求。

（3）示值的校准分别取适量的1号或2号标准校准液，按上述空白的校准方法对1号液试纸条和2号液试纸条分别测量5次，其测量值应符合表5-5的要求。

（4）单条测量时间。从按仪器的测量键开始计算，至测量完毕所需要的时间。此时间应符合仪器说明书的要求。

（5）绝缘电阻仪器在开机不通电的情况下，用500V的兆欧表测量电源线插头的相线、中线与机壳（仪器接地线）之间的电阻，仪器的绝缘电阻应不小于

10MΩ。

（五）校准结果的表达

校准结果应在校准证书或校准报告上反应，尿液分析仪的校准结果包含空白溶液和工作标准溶液的测量结果。校准结果应包含测量不确定度。现场校准应注明"现场校准"及环境条件。

第六章

医疗器械计划
与采购管理

医疗器械计划包括各种医用器材耗材的计划采购，是医疗器械管理工作的重要环节，可以保障医疗工作正常运转，保证提高医疗质量与医疗水平，有利于充分利用医疗资源，更好地为病人服务。计划采购应根据医院医疗、教学和科研工作的实际需要，选择合适的设备，有效地利用资金，保证医院的社会效益与经济效益。采购工作应根据国家和各级政府（上级主管部门）规定的各项法规和政策规定的方式进行；采购的设备应符合国家规定的有关市场准入条件，有合适的制造商授权，同时价格合理；有质量保证和正常的售后服务，杜绝假冒伪劣和非法渠道产品进入临床，保证医疗安全。因此，规范和有序地做好这项工作是医院现代化管理的必然要求。

第一节
医疗器械计划形成

这部分规范分申请、论证、计划生成3个层次。

一、申请

对于准备购置的医疗器械，每年初应由医疗机构各部门根据临床医疗、教学和科研发展的需要，向设备管理部门提交《年度医疗器械购置申请表》。单价在10万元以上的医疗器械，应填写《医疗器械（10万元以上）购置申请论证表》。管理部门应与申请科室共同填写各项内容，并由医疗器械管理部门及时汇总，形成《年度医疗器械请购计划统计表》。对于因特殊情况急需购置的医疗器械，应填写《医疗器械临时请购申请表》。申请表应由申请科室的负责人签字。

二、论证

为了确保购置的医疗仪器设备安全、可靠，在生成计划前医疗器械管理（咨询）委员会应组织有关人员和专家进行可行性论证与评估，必要时进行实地考察，以为正确决策提供科学依据。可行性论证包括两方面的内容，即项目论证和技术评估。

（一）项目论证

项目论证，是编制计划过程中的主要环节，是对设备的必要性、可行性、经济效益、社会效益等进行讨论的过程。此时，一般不涉及具体型号、技术指标的深入研究。在设备采购立项前所做的项目论证工作，首先体现在各科室上报的购置申请表，它应提供以下信息。

1.社会效益分析

应包括本单位和本地区现有同类医疗器械的运行情况。如：申购医疗器械对医院现有的诊断和治疗水平有何实质性的提高，在医疗、教学和科研工作中对提高诊疗水平、完成科研任务将发挥哪些作用。应避免重复和低水平投资。

2.经济效益分析

应对申购仪器设备的运行成本进行详细分析，包括设备的折旧费用、维修费用、日常耗品（如试剂、易损件、水、电等）成本、人工费和房屋等。

设备的毛收入＝标准收费×年人次数

设备的年收益＝设备的毛收入－运行成本

根据使用效率分析预测其检查人次，评价购置后能否充分发挥应有作用。

3.技术可行性

包括项目是否符合上级卫生行政部门规定的医疗技术准入要求：使用科室的技术人员配备是否达到要求，通过技术培训能否掌握机器设备的操作，对于大型设备是否根据规定配有大型医用设备上岗人员技术上岗证等。对设备维修也要进行论证，如对急诊设备生化分析仪、血透仪和人工呼吸机等是否具备维修技术力量。因为院方技术人员必须具备现场维护能力，才能保证正常工作。

4.安装配套条件

要论证是否具备设备到货后的安装条件，如安装场地面积、层高、承重能力及特殊的防护要求等使用环境能否达到设备的技术要求条件，如水、电、气供应以及防潮等配套条件是否具备，有无排污、辐射等环保问题及如何解决等。

5.购置资金落实问题

资金落实情况是属于拨款还是自筹资金，财务付款的能力如何。对于贷款和分期付款购置的医疗器械，应论证其资金来源落实的情况和偿还办法。

6.大型医疗器械论证

除进行书面论证外，还应组织实地考察和走访有关同类器械用户。价值在100万美元/套以上的高（新）技术含量高的大型医疗器械和单件（台）购置价格在人民币100万元及以上的医用仪器的装备，应根据卫计委或卫生厅规定的审批手续办理，并提供相应的可行性论证报告。

（二）技术评估

技术评估，是指在计划批准以后、购置前，对同类设备的型号、品牌、性能、配置和参考价格等内容进行调研，并收集各种产品的样本、技术资料进行比较和分析的工作。技术评估的内容如下。

1.技术先进性

技术先进性，是对计划购置的医疗器械的设计原理、各项功能指标达到的先进水平程度的评价，如是国际先进水平还是国际一般水平，是国内先进水平还是一般水平，短期内技术上是否有被淘汰或被替代的可能等。

2.设备可靠性

设备可靠性主要是指在设备的使用寿命内，也就是在设备的规定使用时间内能否保证正常使用，各项性能技术指标和安全指标能否符合标准要求，是否通过了国际、国内的质量认证许可，有关证件是否齐全和有效等。

3.可维护性

可维护性主要是指厂方能否提供维修资料、长期的技术服务、零配件及消耗品供应，以及在国内是否有维修站点，能否做出及时的维修响应；本单位是否有技术力量承担维修工作。

4.设备选型建议

器械选型建议是根据调研结果对能提供相应产品的各家厂商的医疗器械进行评价，通过对不同厂商的同类产品性能进行比较，包括其产品在其他单位的使用状况、功能利用情况、运行成本、技术先进性和适用性、市场占有率等。选型至少应有3家厂商的产品（特殊情况除外）满足采购招标的要求，同时选型建议的产品厂商必须有注册证、生产许可证、经营许可证等有效证件。

5.安全防护

有的设备由于技术上的原因，会给环境、操作人员和病人带来不安全的影响，例如化学污染、放射线、电磁兼容性等问题，对此都应当进行评价。

6.节能性

主要是考察医疗器械在运行时的能耗，即节能性，如水、电、燃料、制冷剂等各种介质消耗水平，并做出评价。

7.配套性

对于设备的配套问题，也要进行考虑和评价，如主机及其附属设备的配套问题，与已购的同类设备的兼容性和软件的共享性，主机的使用和系统效能的发挥等。

（三）计划生成

医疗器械管理部门根据汇总各部门申请表生成《请购计划统计表》。医疗器械管理/咨询委员会根据各部门的工作计划、申请理由及单位财政状况，进行综合评价论证，制订出"年度医疗器械采购计划"，报院长批准执行。

一份完整的医疗器械购置计划，不仅应包含可选设备的名称、型号、数量等内容，还要有计划的目的及执行的时间和要求，其内容应包括以下几方面。

1.计划的目的

通过编制医疗器械采购计划，加强宏观管理，有效地利用医院资金，以适合本单位发展规划和年度目标、任务，从而提高医疗设备装备的社会效益和经济效益。

2.计划的内容

计划的内容应包括申请部门、项目名称、数量、资金预算、装备时间等。

3.计划的预算

指对计划的内容提出应当支付的金额要求，包括各项目的总数、总金额，供财务部门做出资金预算，其中对更新、新增设备，国产设备和进口设备等，应当分别统计。另外，还应包括配套条件所需要的费用。

4.实施措施

它是指对实施购置计划中的具体指标需要采取的方法，如政府采购、自行采购、招标等，包括如何组织人力、分项落实，以及完成的时限、实施途径等，是制订完成计划的具体措施。

第二节
医疗器械采购规范

对于已形成采购计划的医疗器械和卫生耗材，根据医疗机构资金情况和临床业务发展的轻、重、缓、急，排出年度或季度采购计划，同时按照有关的政策、法规，进行采购分类处理。目前，采购的主要方式有国际招标、政府采购、部门集中采购和自行采购，不管何种形式，都应按先向主管部门提交预算，后经政府采购办确认采购方式，再执行采购的工作流程进行。

一、政府采购

（一）适用范围

市级及以上人民政府制定的政府采购目录的项目。

（二）目的

规范医院采购行为，提高资金的使用效益，维护国家利益和社会公共利益，促进廉政建设。

（三）要求

政府采购应遵循公开透明、公平竞争、公正和诚实信用等原则。按照市级及以上人民政府制定的政府采购目录，医疗卫生机构每年应上报医疗设备政府采购预算表。经当地政府采购办确认采购方式后，填写医疗设备集中采购委托表委托政府采购中心或集中采购机构或具备资格的中介机构进行招标。根据《中华人民共和国政府采购法》，政府采购有以下几种方式：公开招标、邀请招标、竞争性谈判、单一来源采购、询价采购。

（四）选择采购方式的原则

1.公开招标应作为政府采购的主要采购方式。因特殊情况需要采用公开招标以外的采购方式时，应当在采购活动开始前获得属地人民政府采购监督管理部门的批准。不得将应当公开招标的采购项目化整为零或以其他方式采购。

2.符合下列之一的情况可选用邀请性招标方式：①具有特殊性，只能从有限范围的供应商处采购的；②采用公开招标方式的费用占政府采购项目总价值的比例过大的。

3.对下列情况可采用竞争性谈判方式采购：招标后没有供应商投标或者没有合格的标的，或者重新招标未能成立；技术复杂或者性质特殊，不能确定详细规格或者具体要求；采用招标所需时间不能满足紧急需要；不能事先计算出价格总额的。

4.只能从唯一供应商处采购的或因紧急情况不能从其他供应商处采购的，必须保证原有采购项目一致性或者服务配套要求；需要继续从原供应商处添购的，可采用单一来源方式采购。

5.采购货物的规格、标准统一，现货货源充足且价格变化幅度小的项目，可以采用询价方式采购。

（五）竞争性谈判方式采购，应遵循的程序

1.成立谈判小组

由3人以上的单数组成，其中专家（非当事人）的人数不得少于成员总数的2/3。

2.制定谈判文件

谈判文件应当明确谈判程序、谈判内容、合同草案的条款及评定成交的标准等事项。

二、部门集中采购

部门集中采购是政府采购的一种补充形式，指经市级及以上政府采购监管部门批准，由卫生行政主管部门组织各医疗机构联合进行采购的一种采购方式。一般适合于专业性强的医疗器械或使用量较大的特种消耗性材料等。具体操作规范应参照政府采购方式执行。

三、自行采购

适用范围：政府采购及部门集中采购目录以外或限额以下的项目。

对于自行采购的医疗器械（包括卫生器材耗材），应优先选用招标方式采购。具体组织工作应由医疗器械管理部门负责，医疗器械管理（咨询）委员会组织评标，邀请相关部门进行监督。评标专家应从相关部门认定的专家库（非本单位）中随机抽取。如采用招标以外的其他方式采购，应说明理由，由分管领导批准，成文存档。

第一，首先编制"招标公告"，然后以适当形式在媒体公布招标的项目。公告应包括下列内容：①采购项目类别、名称、规格和数量；②主要功能和技术参数及配置要求；③付款方式、售后服务条款、到货时间等；④采用公开招标以外的采购，应当载明采购方式；⑤评标方式，评标原则。

第二，根据国家医疗器械管理条例及时对愿意投标的厂商进行资格审查。若符合条件，即发出正式招标文件并做记录。供应商参加招投标采购活动应当具备下列条件：①具有独立承担民事责任的能力；②销售商应是取得医疗器械生产企业许可证的生产企业或者取得医疗器械经营企业许可证的经营者，投标产品应包含在生产经营许可证目录范围以内；③具有良好的商业信誉和履行合同所必需的设备，具有售后服务所需的专业技术能力；④在经营活动中没有重大违法记录。

医疗机构可以根据采购项目的特殊要求，规定供应商的特定条件，但不得以不合理的条件对供应商实行差别待遇或者歧视待遇。

第三，在规定的期限内，收回投标文件。

第四，组织评标专家组，评标小组专业技术人员与其他人员的比例不能少于2/3。

第五，标书到齐后按规程进行拆标，并做好拆标记录。

第六，根据各厂商的投标响应包括投标价格、功能和技术参数，形成比较表，由专家进行评定，最后由评标小组决定中标厂商并形成书面记录。

第七，向中标厂商发出通知，在规定的期限内和招标单位签订合同。

四、紧急采购

对于年度计划外突发性需要或临床急需的医疗设备（包括配件），可填写医疗设备临时请购申请表，按程序批准后，进行紧急采购。同时，应办理好相关的手续。如进口设备，至少应有机电申请表等；可以免税的设备，可先进关后再补办免税手续。对于需要政府采购的设备，为了加快采购速度，应与政府采购部门协商并建议采取较快的采购方式，或由政府采购监管部门批准后自行采购。对价格一时不了解的设备，可以通过不同厂商通信询价，或对同类产品近期的销售价格进行比较。所采购设备必须证件完备，符合国家法律规定。

五、赠送及投资

赠送设备是指公益人或组织不附加任何条件的赠与。目前医院中，很多赠送设备都是有条件的，如必须购买赠送人提供的消耗品，或者在购买赠送人的设备时才能赠送。但不管以何种形式赠送，必须明确以下情况。

第一，设备具有合法性，应有产品注册证、厂商的合法授权书和售后服务保证。

第二，渠道具有合法性，进口设备是合法进关的，必要时应提供商检或CCC证书。

第三，应明确产权，必要时进行公证。

第四，对于有条件的赠送设备应进行招标，包括政府采购形式。

投资的设备，必须参照以上步骤并同时获得主管部门批准和照章纳税。

六、国际招标

根据我国的有关政策和法规，部分医疗器械应进行国际招标采购。进口医疗器械国际招标的有关规定如下。

第一，资金以国家和地方的建设资金、财政拨款、银行贷款为主要来源。

第二，机电设备金额400万元人民币以上，用汇50万美元以上。

第三，单台机电设备金额100万元人民币以上，用汇12万美元以上。

第四，按国家规定列入招标范围的特定产品。

第五，利用国外贷款的项目。

凡符合前3项全部条件，或最后两项单项条件的，必须进行招标。

目前，必须进行国际招标的医疗器械有：医用超声显像诊断仪，医用直线加速器，医用X线诊断装置，单光子发射计算机断层扫描装置（ECT），伽马刀、磁共振成像装置（MRI），X线计算机断层扫描仪（CT）。

（一）招标委

对依法必须进行招标的项目，尤其是国际招标的项目，应按《机电产品国际招标投标实施办法》中的规定，委托具有国际招标资格的招标代理机构招标。

委托招标应填写《国际招标委托招标协议书》。委托文件中还应包括委托表、授权书、招标设备清单、委托方推荐的供货商名单（3家以上）。在委托招标时，除技术规格、配置选择要由用户方负责编写外，其他工作均由委托代理的招标机构完成。

（二）编制招标文件

国际招标的招标文件有统一的格式，内容主要包括：投标邀请，投标人须知（投标资料表及有关特别补充条款），招标产品的名称、数量、技术规格，合同条款，合同格式，附件（对投标文件的要求提供投标文件清单）。其中附件包括投标书，开标一览表，投标分项报价表，货物说明一览表，规格偏离表，商务条款偏离表，投标保证金保函电报底单，法人代表授权书，资格声明（附：银行资信证明），制造厂家资格声明，贸易公司（代理）资格声明，制造商出具的授权函，证书，售后服务承诺，维修机构资格证明，备品备件清单，专用工具清单，选配件清单，进口医疗器械注册证。对于特定产品要求提供相关证件、样本说明书（含原版DATA技术参数）。

如系委托招标，招标文件的编制除技术规格、配置要求、商务条款等以外，均由招标代理机构完成。

（三）技术规格与配置要求的编写规范

招标文件中设备的技术规格、配置要求、商务条款，不论委托招标与自行招标，都应由用户单位自行提出具体要求，并按以下几个步骤进行。

1.市场产品调研

设备管理部门要会同使用科室对满足使用要求的同类产品的生产厂家、型号、技术性能、国内用户及厂商的信誉、技术服务支持等信息事先进行调研、考察，收集各种样本、技术参数资料，为编写标书技术规格配置要求做好准备。根据招标法规定，必须有3家或以上的厂商参加投标，投标才能有效。因此，调研中应至少了解、对比3家以上厂商的产品。如发现只有少于3家厂商的产品满足用户要求，应采用其他方式采购，而不采用公开招标方式。不同厂商的技术资料汇总后，应生成技术性能对比表。对比表中的技术指标应包括招标文件中的各项技术规格指标。

2.标书技术规格指标的确定

技术规格指标是招标中评标的主要依据。医疗器械技术性能指标多种多样，要选择好合适的器械，技术指标的确定十分关键。招标文件中技术规格指标分为"关键指标"和"一般指标"。

关键指标在标书技术规格中标注"*"号。对这些关键技术指标的任何一项偏离都将导致废标，因此要求对标注"*"号的技术指标应至少有3家厂商满足要求。

招标文件中的一般技术指标，在评标中可评价其性能与相应价格的关系。应选择几家可选产品中性能较高的技术指标，充分体现性能价格比。

招标文件中对技术指标的确定不能有明显的倾向性，或完全照抄某一家厂商的技术指标作为招标文件的技术指标。

标书中同一技术指标不能重复，或相互矛盾。

技术指标，尤其是可量化的技术指标的确定应考虑可验证性和可测量性。技术指标应注明或要求厂商提供测试方法、工具与测试条件，以便在验收中可以操作。

3.配置要求选择

招标文件的设备配置要求应当先满足应用要求，不能缺少必要的配置，造成招标设备到货后不能正常开展工作。对可选择的几家厂商中某一家独有的功能配置，可采用选购件方式表述，不列入评标价中，以利于正常评标；或作为配置要求单独报价。对于功能性配置（尤其是软件功能）的名称表达，应避免采用某一厂商采用的商品名称，而采用功能性描述。对于不能全部表达的配置要求，可以增加一条"在满足标书技术要求的条件下厂方必须提供其他配置"。

招标文件中，最终确定的技术规格与配置要求及评标原则，用户方应予确认。

七、进口医疗器械的采购

第一，对于进口医疗器械，在完成政府采购或国际招标后，必须按国家规定办理相关进口手续。

办理必要的进口批件，如填写机电产品进口申请表。如属国家鼓励引进的项目，则应办理技改和免税批文。

委托进口的外贸公司，应具有进口医疗器械的业务经验和相应的进口能力等资质。

在签订外贸合同时，条款应完备、明确和可操作。

在执行合同过程中，应与外贸公司和外商保持联系，并做好必要的配合工作（包括报关、到货商检等）。如需索赔的外贸合同，应及时邀请商检部门一同处理。

第二，器械中，有部分属于"当前国家重点鼓励发展的产业、产品和技术目录"中规定的基本医疗服务设施建设的国内投资项目。它可以分成技术改造项目和基本建设项目两种。对于符合上述条件，但不属于"国内投资项目不予免税的进口商品目录"内的产品，可根据国家的优惠政策，办理减免税手续。

器械管理部门应及时做好这项工作，同时应遵守国家的法律、法规，不能为了局部利益而弄虚作假，如随意更改器械的名称、用途和组成等不合法行为。

办理免税手续时，医疗机构应向属地海关提供以下单证：国家鼓励发展的内外资项目申请免税表，医疗机构执业许可证（复印件），进口合同及附件，项目可行性研究报告及批复，进出口货物征免税项目备案申请表（办理时领取并填写），海关认为需要提供的其他单证（如进口设备说明书）等。

以上证明经海关三级审批后，接受备案；然后领取《进出口货物征免税证明》。

在到货后3个月内有关部门出具免税批复及项目确认书的设备，也可享受减免税政策。具体做法是到货后先付税或付保证金，待手续办好后再向海关退税。

第三，机电产品进口申请表的网上申报程序。直接进口的医疗器械，须办理机电产品进口申请手续。申请步骤如下。

①网上注册：进口用户首先需要进行网上注册。进入中国国际招标网首页后点击"进口申报注册"，按要求逐项填写"用户注册表"的内容。填写完毕后，系统会自动生成用户名和口令（请妥善保管）。注册表需打印下来，加盖本单位及所属机电产品进出口电办公室（以下简称"机电办"）的公章邮寄至网站的用户服务部。同时，按照每年申报单证数量的不同，缴纳一定数量的费用。

②单证申报：账户开通后，即可进行进口产品申报。登陆上述网址，输入相应的用户名和口令进入"进口申报"。填写《机电产品进口申请表》的各项内容及其他需向审批部门说明的信息，如果是招标采购的产品，还需填写招标项目的编号。

③查询及修改：凭用户名和口令随时查询所申报的单证当前在各级审批部门的审批状况，并根据审批部门提出的意见及时修改。如果是招标采购，在网上送审进口申请表后，应将招标的评标报告、评标结果公示表、项目批文等相关书面材料送至省机电办。

④领取单证：如果机电产品管理部门已经审批同意了申报，那么此时单证的状态为"已批"，用户即可打印出该申请表，由申请单位盖章，再携带工作证、介绍信及已批复的申请表上要求的其他材料，如卫生厅批复文件，到相应的出证部门（省机电办）领取中华人民共和国自动进口许可证。

对于委托招标公司代理招标的用户，可由招标公司协助办理用户注册及进口单证的申报、领取工作。

第四，填写机电产品进口申请表时，需注意的填写规范要求如下。①贸易方式：指货物进出口的交易方式，主要反映以各种贸易方式进出口机电产品的构成情况。如"一般贸易"，指按一般正常方式成交的进出口货物。医疗器械进口通常是一般贸易方式。此外，还有国家、国际组织无偿援助和赠送的物资（国际援助、赠送），华侨、港澳台同胞、外籍华人捐赠的物资（捐赠）。②外汇来源（主要有5种情况）：a.银行购汇，指进口机电产品的用汇构成，是持相应的购汇凭证，到外汇指定银行购汇；b.不支付外汇，包括无偿援助、捐赠及补偿贸易；c.国内贷款外汇，指国内金融机构提供的贷款外汇；d.国外贷款外汇，指外国政府或金融机构提供的贷款外汇；e.其他外汇，指上述外汇来源以外的外汇。

③产品用途：指进口的机电产品的实际用途。

④用汇金额：指进出口机电产品的用汇额。当进出口机电产品中包含软件费而又不易与设备费分开时，则以全部用汇额作为用汇金额，用汇金额的单位为万美元。

⑤销售国别（地区）及原产地国别（地区）：销售国别（地区）指与我国境内企业签订合同（协议）的国家或成交厂商所在地的国家（地区）。原产地国别（地区）指生产或加工制造进口货物的国家（地区）。

⑥报关口岸：指机电产品进（出）口时，进（出）口商报关的口岸海关名称。进口口岸必须确定。

⑦商品编号："机电产品目录""配额产品实用代码表""特定产品实用代码表"的商品编号采用海关商品编码，可从海关商品编码（H.S）目录查到。

⑧进口类别：指进口机电产品是以单机方式进口还是以项目方式进口。

⑨项目所属行业：项目所属行业指标反映了引进项目的行业构成，如医疗卫生。

⑩项目类别：主要反映不同投资性质的项目的构成情况。共有3类：a."基本建设项目"，指以扩大生产能力（或新增工程效益）为主要目的的新、扩建工程项目；b."技术改造项目"，指对原有设施进行技术改造（包括固定资产更新）的项目；c."其他项目"，指除上述项目以外的其他项目（注：单机进口此项可不填）。

⑪设备状态：指进口机电产品的新旧程度。

八、大型医用器械购置审批程序

大型医用器械指由卫计委规定的大型医用器械目录内规定的价值在100万美元/套以上的具有高（新）技术含量的设备。

大型医用器械装备规划，是实施区域卫生规划和制定卫生资源配置标准的重要组成部分，是实现卫生资源合理配置、有效利用的手段，必须按论证→规划→审批→装备的原则，由卫生行政部门组织统一论证、制定统一规划（布局和数量）和审批后方可装备。高新器械自批准装备之日起，其品目自动纳入《大型医用设备配置与应用管理暂行办法》（1995年卫计委令第43号）管理范围，执行省级卫生行政部门和卫计委两级管理及大型医用设备配置许可证、大型医用设备应用许可证、大型医用设备上岗合格证制度。凡拟装备大型设备的单位，应按规定首先填写《大型医疗设备配置申请表》，同时编写可行性报告（一式5份），由申请单位发文。文件与可行性论证材料报当地卫生局批准转发至省级卫生行政部门初审后，再报卫计委审批。

大型应用设备，不论何种资金来源，何种渠道购入，均应报请省级卫生行政主管部门核准。首先由医疗卫生单位向当地卫生行政主管部门提交申请和可行性论证报告，内容应包括以下几个方面。

（一）医院简介

医院等级、法人代表、所处的地理位置、服务人口数量及范围、业务量、开放床位数、专业技术人员数及其构成，地区医疗、教学、科研水平，与购置该设备有关的国家政策。

（二）设备论证

购置理由、用途，拟购设备的档次及有关的市场调研，已进行国内外用户考察的情况，本地区同类器械的配置情况。

（三）资金落实

资金的落实情况，资金来源，包括购汇等。

（四）技术保证

临床部门专业人员是否经过培训，具备大型医用设备上岗人员技术合格证；是否有技术准入。设备的维护和维修情况，包括零配件、消耗品（试剂）的供应有无障碍。

（五）效益分析

对引进的设备进行社会效益和经济效益的分析评估，预测投资回收时间。

（六）计划实施

计划引进设备所需的时间，采用什么方式引进，场地、培训情况及实施落实情况。

九、医疗器械的证件管理

按照国家《医疗器械监督管理条例》的规定，医疗器械属于特殊商品，医疗机构不得使用未经注册、无合格证明、过期失效或者淘汰的医疗器械，或从无医疗器械生产企业许可证、医疗器械经营企业许可证的企业购进医疗器械。因此，不论采用什么采购方式，索取产品完备和有效的证件是该项工作的重要内容。

（一）医疗器械生产企业许可证

进行第一类医疗器械生产的企业，应当向省、自治区、直辖市人民政府药品监督管理部门备案。进行第二类、第三类医疗器械生产的企业，应当经省、自治区、直辖市人民政府药品监督管理部门审查批准，并发给医疗器械生产企业许可证。无医疗器械生产企业许可证的，工商行政管理部门不得发给营业执照。医疗器械生产企业许可证有效期5年，有效期届满应当重新审查发证。具体办法由国务院药品监督管理部门制定。

（二）医疗器械经营企业许可证

经营第一类医疗器械的企业，应当向省、自治区、直辖市人民政府药品监督管理部门备案。经营第二类、第三类医疗器械的企业，应当经省、自治区、直辖市人民政府药品监督管理部门审查批准，并发给医疗器械经营企业许可证。无医疗器械经营企业许可证的，工商行政管理部门不得发给营业执照。

医疗机构应当从取得《医疗器械生产企业许可证》的生产企业或者取得《医疗器械经营企业许可证》的经营企业购进合格的医疗器械，并验明产品合格证明。

（三）医疗器械产品注册证

国家对医疗器械产品实行产品注册制度，有明确的规范与识别规则：凡进口医用产品都需由国家药品监督管理局颁发（进）字号注册证，有效期为4年。注册证包括正文一页和注册登记表（一页或若干页）。从2002年起，注册证的产品注册号码为11位，编码规则是前4位为注册年份，第5位为产品的类别（三类），即医疗器械监督管理条例第五条的分类管理的要求内容，第6、7位是产品的属性分类，8~11位是流水号。

如注册证号为：国药管械（进）2002第2571149号。

表明该产品为2002年注册的进口产品，属Ⅱ类医疗器械，分类为消毒供应室设备器械。

凡港、澳、台地区的医用产品，国家颁发（许）字号注册证，有效期为4年，编号原则同上。

凡国产医疗器械产品，按产品类别分别由国家中医药管理局（第三类），省、自治区、直辖市医药管理局（第二类），地、市医药管理局（第一类），发给（准字号）注册证，有效期为4年。编码规则同上。

国产医疗器械新产品，按以上相应管理规定，可发给（试）字号注册证，有效期为2年。

注册证期满后延长有效期或更换产品的名称、型号、组成等时，生产者应办理注册证变更，药品监督管理部门须收回原注册证，核发变更的注册证，在注册证号后加（更）字。

国产医疗器械产品注册的识别标志必须标明在医疗器械产品的标签、包装、说明书上，没有标明鉴定批准号的医疗器械产品一律不得销售和使用。

（四）特殊产品的管理规定

1.根据国家商检法规定，凡列入《检验检疫机构商品目录》内的进口医疗器械设备，到货后，供货单位应提供国家检验检疫局的商检证明。

2.凡列入《实施强制性产品认证的产品目录》内的医疗器械设备，供货单位必须提供中国质量认证中心颁发的中国国家强制性产品论证（3C认证）证书、3C认证标志（简称CCC标志）。第一批实施强制性产品认证的医疗器械产品目录有7项：

（1）医用X射线诊断设备。

（2）血液透析装置。

（3）空心纤维透析器。

（4）血液净化装置的体外循环管道。

（5）心电图机。

（6）植入式心脏起搏器。

（7）人工心肺机。

3.国产医用消毒产品，应按国家消毒法规定，提供卫计委批准的卫生许可证或卫生许可批件。

4.凡国产医用计量产品，应按《中华人民共和国计量法》规定查验制造计量器具许可证。对进口计量器具，凡列入中华人民共和国计量器具型式审查目录的进口计量器具，必须向国家技术监督管理局申报，并取得中华人民共和国计量器具型式批准证书，才能办理进口手续和销售。

（五）证件的确认

医疗机构购置医疗器械设备须由生产或经销单位提供相关证件。以上所提供证件复印件，应由生产或经销单位加盖提供单位的公章，注明日期，并承诺如因证件问题引起法律纠纷，由生产或经销单位承担全部法律责任。必要时，医疗卫生机构应通过其他渠道，检索、证明其证件真实性。如发现伪造、修改有关证件，应上报当地药品监督管理部门。

证件的确认应在下列情况下进行。

1.招标书投标商资格确认时。

2.采购合同谈判时。

3.临时采购合同签订前。

经确认的相关证件，证件的复印件（加盖经营单位公章）应作为合同附件一起归档保存。

第三节
医疗器械合同管理规范

签订合同是采购工作中极其重要的一环，也是以后设备验收、安装、使用、维修时的主要依据，因此合同中的条款应做到详细、明确、可操作，避免以后的纠纷和不必要的损失。

《中华人民共和国合同法》规定合同是平等主体的自然人，法人，其他组织之间设立、变更、终止民事权利义务关系的协议。依法成立的合同，受法律保护。当事人订立合同，有书面形式、口头形式和其他形式。在医疗器械的合同管理中也应严格按照合同法的规定执行。

一、合同的要约与承诺

按合同法规定，订立合同要采取要约、承诺方式。要约承诺是合同订立的基本规则。订立合同的途径，可以采取招标投标采购、竞争性谈判、询价采购等多种形式，但无论采用哪种方式，都要经过要约、承诺两个阶段。要约、承诺在合同法上有重要的地位。

（一）要约

要约又称为发盘，是需方希望与供方订立合同的意思。要约是订立合同的必经阶段，没有要约就不能形成合同法律关系。采用不同的采购方式，要约的方式会有不同。如公开招标、邀请招标、询价采购等，要约方式是不同的。

有效的要约必须具备3个条件。

1.有效的意思表达必须明确

就是要约方以订立合同为目的向合同另一方做出的意思表示，一旦受要约人发出承诺，就要受要约条款的约束。例如，某医院需要购买CT，同时向5个厂家发出招标告示，这时仅仅是要约邀请。但是，如果在招标告示中明确说明需要CT的规格、技术指标，并注明合同最终将与符合技术要求、价格最低的厂家签订，这种招标告示就属于要约。其结果是，一旦有符合条件的厂家，医院必须接受厂家的出标。

2.有效的内容条款必须明确肯定

就是要约中必须有设备名称、规格、型号、数量、价格、性能指标、售后服务条款、折扣等使合同能够成立的主要条款。

3.要约必须在传达到受要约人时才生效

就是要约生效的时间是十分重要的，因为确定了要约生效的时间也就确定了要约内容的约束时间，而要约的撤销是受到一定限制的。例如，厂家向受要约医院提供了书面报价，对设备型号、配套、数量、最低价格、供货时间做出了明确表示，同时注明了在2018年6月1日前生效的条款。这个报价表示要约中规定了承诺的期限，这意味着厂家在2018年6月1日前不得撤销要约。

（二）承诺

承诺又称为接受，是指受要约人愿意与要约人订立合同的意思表示，承诺是相对于要约而做出的。承诺一旦送达要约人，合同即告成立。

有效的承诺必须具备3个条件。

（1）承诺必须由受要约人做出：要约是向受要约人提出的，必须由受要约人做出承诺。

（2）必须无条件地全部同意要约提出的各项条件：承诺必须与要约的内容一致，不能有增加、限制，不能用含糊的语言，例如"可以考虑""原则上同意"等字眼，否则不能构成承诺。

（3）必须在要约规定的有效期限内答复要约人：如果要约已经规定了做出承诺的时间，受要约人就必须在要约规定期限内做出承诺；如果超过了要约规定的期限，受要约人发出的承诺只能是一个新要约。

在订立合同时，合同双方反复协商直至达成一致协议的过程，就是要约-新要约-再新要约-承诺的过程。要约一经承诺，合同即告成立，承诺人就有履行合同的义务。如果承诺人撤回已经生效的承诺，就是单方撕毁合同，可以追究法律责任。

二、合同书形式

（一）合同书

合同书是一种标准的书面合同文本。所谓标准，是指合同书中要冠以XXX合同书、当事人姓名、合同种类、签约时间、双方的权利和义务等明确规定。

（二）合同书的订立

合同书应记载合同全部内容并有双方当事人的签字盖章。《中华人民共和国合同法》规定："当事人采用合同书形式订立合同的，自双方当事人签字或者盖章时合同成立。"医疗器械属于高科技产品，技术性复杂，合同双方的权利和义务关系比较复杂，涉及金额也比较大，合同包括条款很多，所以，订立医疗器械合同应尽量不使用传真、信函和口头方式，而使用合同书形式。对于10万元以上价值的医疗器械合同版本应按本章"合同内容"中要求的条款制定完整合同文本；对于10万元以下的一般设备可以采用较简单的合同书形式。

三、签订合同前的谈判

经过选型、论证、效益分析，审查主体、资信和履约能力以后，双方可以进入洽谈签约过程。谈判是涉及卖方与买方直接利益的环节，需要双方洽谈协商，明确彼此的权利和义务，最终达成一致，签订合同。

（一）谈判前的准备

谈判前的准备工作包括由器械主管部门、使用人员、专业技术人员组成的谈判小组。参加谈判的人员要全面了解与所订器械有关的技术资料，厂方的售后服务、信誉及其他有关情况，做到心中有数；参加谈判人员要拟定好谈判方案，明确谈判要达到的目标，并充分估计谈判中可能遇到的各种情况。

（二）谈判过程

谈判过程包括技术谈判和商务谈判。技术谈判涉及所购医疗器械的性能、规格、数量、配置、零备件、选购件、消耗品的数量和验收标准，还包括技术指标、图纸资料、安装维修等问题，应有使用部门及工程技术人员参加。谈判时，要与对方技术人员共同研究合理的配套方案，使所订器械既能达到技术要求，又能节省资金。对验收、培训、安装等应当提出具体的方法，并对应当达到的水平以及时间提出要求。（注：对于招标采购项目合同前的谈判可用询标方式进行，开标前将有关情况了解清楚，并在本标书中加以体现）。

商务谈判涉及交货时间、地点、运输方式、支付条件、付款方式、质量保证、索赔、罚款、仲裁等问题，这方面内容应当由专门人员参加，如果是国内合同，应当有器械管理主管人员参加，如果是进口器械应当有外贸人员参加。

（三）签约过程

签约过程是经过洽谈协商，在双方意见达成一致后签订合同的过程。在签订合同中，要注意检查各项内容是否有差错，当确认无误后签字盖章。如果双方在付款、安装、维修培训等方面有具体要求时，可以在合同之外以备忘录或协议书的形式作为合同的附件。

四、合同的审查

为了避免合同履行中的纠纷，在签订合同时，尤其是首次合作的情况下，合同双方应当相互审查主体、资信和履约能力。

（一）主体审查

主体审查就是对订立合同的法人资格进行审查。审查合同对方是否为按照国家规定的审批程序成立的法人组织，有无营业执照，经营活动是否超出营业范围；审查参加合同签订的人员是否为法人代表或法人委托代理人；签订合同时签订人员要出具有效的证件。

（二）资信和履约能力审查

资信，就是资金和信用。资金是指订立合同时对方的固定资金和流动资金。信用，是指合同对方在银行贷款和存款的情况。

（三）履行合同的能力与资质审查

了解合同对方的生产能力、技术力量、产品质量、原材料与生产设备、工艺流程、售后服务等方面的综合情况。对于纯经销单位，要了解供货能力及货源是否可靠，来源是否正当。对于医疗器械，还要最后审查各种证书，如产品注册证、生产企业许可证、经营企业许可证、安全许可证等。对合同对方履行合同的能力进行充分了解，是订立合同的基础。（注：招标采购合同的审查，应结合招标资格审查进行）。

五、合同的内容

合同的内容又称为合同的条款，它是订立合同主要要考虑的内容。完整具体的合同内容，有利于合同的履行；一旦发生纠纷，也便于明确双方的责任。合同条款分为一般条款与特殊条款。

（一）合同一般条款

1.定义

合同中下列术语应充分理解。

（1）"合同"是指买卖双方签署的、合同格式中载明的买卖双方所达成的协议，包括所有的附件、附录和上述文件所提到的构成合同的所有文件。

（2）"合同价格"是指根据合同规定，买方在正确地、完全地履行合同义务后应支付给卖方的价格。

（3）"货物"是指卖方根据合同规定须向买方提供的一切设备、材料、备品备件和（或）其他材料。

（4）"服务"是指根据合同规定卖方应承担的与供货有关的辅助服务，如安装、调试、提供技术援助、培训和合同中规定的卖方应承担的其他义务。

（5）"买方"（需方）是指合同用户或签约方。

（6）"卖方"（供方）是指为本合同提供货物或服务的公司或实体。

（7）"验收"是指买方对货物应达到的技术规格中规定的指标进行查验、验收。

2.合同产品

合同产品的名称、技术规范和数量应与成交通知书、谈判文件及被买方接受的规格性能相一致。

3.质量保证和验收

（1）卖方保证所提供的设备是全新的、未使用过的。

（2）卖方保证采用先进的技术、优质的材料和零部件，进行严格的质量管理，向买方提供技术先进并完全符合合同规定的质量、规格、性能要求的产品。

（3）卖方保证按ISO 9000系列标准（如果已经执行）或相应的质量管理和质量保证体系，对所供设备的设计、采购、制造、检验、涂装、包装等各个环节进行严格的质量管理和质量控制。

（4）卖方保证所提供的设备在正确安装、正常使用和维护保养的情况下，达到买方要求的使用性能和使用寿命。

（5）货物最终验收合格后，由卖方和买方出具最终验收报告，但该报告不能免除卖方对由于设计、工艺或材料的缺陷而产生的故障或质量问题应承担的责任。

4.合同转让和分包

（1）未经买方书面同意，卖方不得将合同产品的制造、安装工作转包给第三方。

（2）卖方在报价文件中应说明自制的零部件是否扩散到其他厂生产。

（3）虽然卖方在报价文件中对外购或外协的零部件做了说明且得到买方认可，但卖方仍应对这些零部件的质量和技术性能负全部责任。

5.合同修改

（1）买卖双方的任何一方对合同内容提出的修改，均应以书面形式通知对方，并达成由双方签署的合同修改书。

（2）除非买方对设备的型号、规格和涉及价格因素的技术参数和配套件提出修改，卖方不得对合同价格提出修改要求。

6.违约责任

（1）产品质量责任：①在产品质量保证期内，凡设备在开箱检验、安装调试、设备试运转过程中发现的设备质量问题，由卖方包修、包换、包退，直至产品符合质量要求；②卖方在接到买方通知后，8小时内派人赴现场免费处理设备质量问题；③由于买方保管不善或使用不当造成设备短缺、故障或损坏，由买方负责，但卖方应保证及时给予补齐或修复。

（2）违约赔偿：除不可抗力外，如卖方不能按期交货或提供服务，买方要求中途退货等情况，应及时以书面形式通知对方。买卖双方应本着友好的态度进行协商，妥善解决。

如协商无效，按下列规定处以罚金。①逾期交货。卖方逾期交货，按逾期交货部分的总价向买方赔偿违约金，每逾期1天，罚款1‰，但整机中的零部件逾期交货，按整机逾期交货计算罚金。②卖方不能交货或买方中途退货。卖方不能交货，应向买方偿付违约金，通用设备按不能交货部分货款总值的__%偿付；专用设备按不能交货部分的__%偿付。买方中途退货，应向卖方偿付违约金。违约金的计算方法与卖方违约相同。③逾期交货的违约赔偿最高限度为交货合同总价的__%，如违约金达到最高限额时卖方仍不能交货，买方可考虑终止合同。④经买卖双方协商同意延期交货和经双方友好协商同意退货且无需罚款者不在此例。

7.违约终止合同

（1）买方在卖方存在如下违约情况时，有权考虑并提出终止全部或部分合同：①卖方未能在合同规定期限或买方同意延长的期限内交付全部或部分设备；②卖方未能履行合同规定的其他义务；③在发生上述情况后，卖方收到买方的违约通知后30d内未能纠正其过失。

（2）卖方应继续执行合同中未中止部分。

（3）在买方提出终止部分合同的情况下，并不解除卖方对已交货部分设备应负的产品质量责任。

8.履约保证金的罚没

（1）如果卖方未能履行合同规定的任何义务，买方有权从履约保证金中得到补偿。

（2）如果卖方毫无理由地拖延交货或拒绝履行合同规定的任何义务，履约保证金将被没收，并加收违约赔偿。

9.仲裁

（1）凡因合同内容或执行合同过程中发生的争端，买卖双方应友好协商，妥善解决。如通过协商仍不能解决时，可向合同履行地或合同签约地的仲裁机构申请调解或仲裁。

（2）仲裁费用除仲裁机构另有裁决外，由败诉方承担。

（3）在仲裁期间，除正在进行仲裁的部分外，合同其他部分应继续执行。

10.适用法律

合同按照中华人民共和国的法律进行解释。

11.合同生效

（1）合同应在双方签字盖章并在买方收到卖方提供的履约保证金后开始生效。

（2）合同正本2份、副本4份，双方各执正本1份、副本2份，同等生效。

12.未尽事宜

合同未尽事宜由买卖双方协商解决。

（二）合同特殊条款

由于医疗器械的特殊性，在合同配置、技术条款、付款条件、交货日期、售后服务等方面的要求不尽一致，因此除合同一般条款外，医疗器械合同应根据不同设备类型补充以下一些特殊条件或附件，并与合同一起生效。合同特殊条款是合同一般条款的补充与修改，若两者之间有抵触，应以特殊条款为准。

1.配置清单

（1）主机、主要独立配件：所有附件、配套的设备、应用软件技术资料、厂商赠送的附件配件，均应列明。

（2）配置的硬件：应标明全部硬件的出厂代号、名称、型号规格、数量。

（3）配置的软件：应标明名称、软件版本、数量（包括备份软件）。

（4）技术资料：应包括使用手册、维修资料、软件的合法使用证书、软件备份（软盘、光盘等）。

配置清单应由购置方、使用科室、厂商共同确认签字。如果合同执行过程中有更改应由三方共同确认，并制作合同更改书。对于招标设备的配置清单，应以投标商在投标文件中确认的配置清单为准；如果有调整应有书面说明，否则应视为厂商默认应标文件中的配置清单作为合同验收、商检、索赔的法律依据。

2.售后服务协议

售后服务协议，包括以下方面。

（1）厂方质保期：一般为1年，如有特殊延长的质保期要求，应由生产厂、销售商与购置方代表共同签字确认。

（2）特殊部件的质保期（如CT球管等）：服务条件应详细列清，质保期内的损坏赔偿办法应明确。

（3）质保期内的服务承诺：应包括开机率、完好率、维修响应时间、违约与补偿办法。

（4）技术培训条款：应说明培训时间、地点、人数及达到何种水平。

（5）质保期后的服务承诺：应包括质保期外的包修费用、技术服务费用等内容。

（6）软件升级承诺：保证在软件版本更新后，给用户原有版本升级。

（7）配件供应承诺：在该设备停产后，生产厂商承诺配件供应时间、配件供应价格及折扣。

3.合同签订时应提供及验证各种有效的证书

（1）产品注册证（含注册登记表及附表）。

（2）经销商经营许可证或生产许可证（必须验证许可证的生产、经营范围）。

（3）产品代理经销委托证书。

（4）强制性认证（CCC证书）。

4.合同技术条款（性能与技术指标）

合同中的技术条款应包括如下几点。

（1）性能与主要技术指标参数（分项列清）。

（2）测试方法、条件、设备与标准。

（3）技术指标要求：①必须达到国家规定的标准；②必须达到行业标准（如没有国家标准）；③必须达到企业标准（如没有行业标准）；④必须达到厂商在投标文件中承诺的技术指标。

（4）技术验收条款，合同技术验收：双方应共同约定验收方法和验收单位，并按合同技术条件逐项验收。

六、外贸进口合同中的条款及规范

对于外贸合同，应按国际贸易惯例规定的条款与规范执行。

（一）合同价格

外贸合同中，价格除金额以外还有多种后缀条件必须在合同中标明，具体有以下几条。

（1）FOB（离岸价）：合同价中不包含运出口岸至用户目的地的全部运费、保险费。

（2）C&F（成本加运费）：合同价中不包含卖方从运出口岸至到达口岸的保险费用，也不包含到达口岸至用户目的地的全部费用和保险费用。

（3）用户目的地的运费与保险费（即国内运费与保险）。

（4）CIF（到岸价）：合同价中已包含卖方从运出口岸至到达口岸的运费与保险费用，但不包含国内运费与保险费。

（5）CIP合同价中已包含卖方从运出口岸至用户目的地的全部运费与保险费用，在C&F、CIF、CIP价格中必须注明到达口岸和目的地的地点，如CIF上海等。

（二）付款方式

国际贸易中付款有汇付、托收与信用证付款3种。合同中应选择其中1种。

1.汇付

指付款人通过银行或其他途径主动将款项汇交收款人。

（1）信汇（M/T）是汇出行应汇款人的申请，将信汇委托书寄给汇入行，并授权解付一定金额给收款人的汇款方式。

（2）电汇（T/T）是汇出行应汇款人的申请，拍发加急电报或电传给汇入行，指示解付一定金额给收款人的汇款方式。

（3）票汇（D/D）是汇出行应汇款人的申请，代汇款人开立以其分行或代理行为解付行的银行即期汇票，而支付一定金额给收款人的汇款方式。

2.托收

指债权人（出口人）出具汇票委托银行向债务人（进口人）收取货款的一种支付方式。托收的种类如下。

（1）付款交单（D/P）：指出口人的交单以进口人的付款为条件。

（2）承兑交单（D/A）：指出口人的交单以进口人在汇票上承兑为条件。

3.信用证付款（L/C）

指一项约定，凡由银行（开证人）依照客户（申请人）的要求和指示，或自己主动，在符合信用证条款的条件下，向第三者（受益人）或其指定方，或授权另一银行进行付款。信用证付款银行承担第一付款责任，因此，信用证付款的性质属于银行信用。对进口商来说，避免了预付货款的风险。

根据开证行的责任可分为不可撤销信用证和可撤销信用证。

不可撤销信用证：指信用证开具后，在有效期内，非经信用证各有关当事人（即开证行、保兑行和受益人）的同意，开证行不得修改或撤销的信用证。国际结算的信用证绝大多数为不可撤销信用证。

即期付款信用证：是开证行或付款行收到符合信用证条款的汇票或单据立即履行付款责任的信用证。

远期信用证：是开证行或付款行收到远期汇票或单据后，在规定的一定期限内付款的信用证。

（三）包装

包装应适合长途运输，防湿、防潮、防震、防锈、耐粗暴搬运，并应注明何种包装材料。

（四）保险

由卖方投保，注明投保一切险，包括TPND、破碎及泄漏险，并注明货物到达后倘发现残损情况必须向到货口岸的中国商品检验局申请检验。

（五）告知

货物全部装运后，卖方应立即将合同编号、商品名称、数量、毛重、发票金额、船名和开航日期以电讯传递方式通知买方，如果一件货物的重量超过9t或宽度超过3400mm，或两边高度超过2350mm，卖方应将该件重量和尺寸同时告知买方。

（六）质量保证

卖方保证所供货物系全新、未曾用过，并完全符合合同规定的质量、规格和性能。卖方保证所供货物在正常使用和维修情况下，自设备运转之日起多少个月内（根据合同承诺决定至少为12个月）运转良好。

（七）检验和索赔

（1）交货前，制造厂应就合同货物的质量、规格、性能、数量/重量做出准确和全面的检验，并出具货物与本合同相符的证明书，该证明为议付/托收货款单据的组成部分，但不作为货物、规格、性能、数量/重量的最后依据。制造厂应将记载实验细节和结果的书面报告附在质量证明书内。

（2）货物运抵到货口岸后，如经中国商品检验局发现货物的质量、规格和数量与合同规定不符，除保险公司或船公司应该负责外，中国商品检验局有权在卸货后120d之内出具的检验证书中拒收货或向卖方索赔。

（3）在合同规定的质量保证期内如发现货物质量及（或）规格与合同规定不符或发现无论任何原因引起的缺陷包括内在缺陷或使用不良的原料，买方凭商检证书有权向卖方索赔，但不包括任何生产上的损失。

（4）卖方收到买方索赔通知后，如果在30天内不答复，应视为卖方同意买方提出的一切索赔。

（八）索赔的解决办法

货物与合同规定不符时，买方按照合同规定的索赔期限或在质量保证期内提出索赔，卖方在取得买方同意后，应按下列方式理赔。

（1）同意买方退货，并将退货金额以及成交原币偿还买方，并负担因退货而发生的一切直接损失和费用。

（2）按照货物的残损程度和买方所遭受的损失，将货物减价。

（3）调换有残损的货物，换货必须全新并符合合同规定的规格、质量和性能，由卖方负担因此产生的一切费用和买方所遭受的一切直接损失。对换货的质量，卖方应予以保证。

（九）不可抗力

由于不可抗力导致的事故，致使货物延迟或不能交货时，卖方不负责任，但应立即通知买方，并于事故发生后14天内将事故发生地政府主管机关或商会出具的事故证明书用空邮寄交买方认可。如果事故持续超过10个周，买方有权撤销合同。

（十）迟交和罚款

对非不可抗力事故造成的交货延迟，卖方应支付罚款（每7天按总值的0.5%，不足7天者视为7天），此项罚款不超过货物总值的5%。逾期10个周时，买方有权终止合同，但卖方不能免除罚款之责。

（十一）仲裁

执行合同所发生的争议，一般应通过友好协商来予以解决。如果协商无效，应申请由中国国际贸易促进委员会对外贸易仲裁委员会进行仲裁。该仲裁裁决为终裁，对双方都有约束力。

七、签订合同时应注意的事项

第一，合同是供需双方经济贸易中具有法律效力的重要文件。其各项条款必须严谨明确，责任分明。要把谈判中所包括的内容准确地反映在合同中，以免在执行时发生问题，无法解决。

第二，谈判是签订合同前的重要内容，为能达到互惠互利的原则，使双方取得一致的意见，谈判时，应当既要坚持原则，又要灵活处理，对影响功能、技术指标的重大问题不能让步，对不影响设备质量的问题可以做一些让步。

第三，合同签订以后，要认真履行合同，并及时通知使用部门、财务部门及有关领导，通知到货时间，做好接货、验收准备工作。

第四，直接进口医疗器械的订货合同签订过程比较复杂，涉及经济法律及国际贸易习惯做法和双方谈判等，应有外贸人员参与共同完成外贸合同的签订，同时应与外贸公司签订委托进口代理合同（协议）。

第五，政府采购或国际招标项目的采购合同自签订之后，在规定的期限内，采购人应当将合同副本交由有关部门备案。

第六，合同履行中，采购人需追加与合同标的相同的货物或配件，并应与供应商协商签订补充合同或合同更改书。

第七，如果合同继续履行将会损害国家利益和社会公共利益，双方当事人应当变更、中止或者终止合同。有过错的一方应当承担赔偿责任，双方都有过错的，各自承担相应的责任。

八、保修合同

指医疗器械在规定质保期外，因本单位无法自行维修而采用购买保修维修服务合同的形式，委托生产厂或第三方维修所签订的合同。医疗器械保修合同应规范，项目完备，责任明确。器械管理部门应指定专人负责检查合同执行情况，确保医疗器械的应用质量正常合格。

（一）保修合同规范的内容

1.合同类型

指人工工时，或全部人工与备件等。

2.合同期限

指合同期的起止时间。

3.合同金额

保修合同的付款金额、币种。

4.付款条件

指合同执行的付款时间、次数。

5.合同附件

合同附件应包括下列内容：

（1）设备目录（合同清单）：指哪些设备（包括附属设备）属保修范围，哪些部件是合同未包括的部分。

（2）服务条款：双方签订合同时应对服务条款协商确定，一般应包括如下内容。

①维修服务内容：维修范围，如故障维修、预防性维修、保养内容等、场地更换、电话服务（免费800电话）；服务时间，即在什么时候可提供服务；响应时间，即从用户提出维修请求开始到保修工程师赶到现场的时间。

②服务限制：指哪些服务不属于保修方的范围，包括更换配件的范围。

③用户责任：指用户方应配合维修合同方所做的工作及其职责。

④保修承诺：指保修方承诺对合同用户设备的开机率（或停机时间）质量保证，以及违约的责任与补偿办法。

合同服务条款一般生产商有统一文本，但必须明确双方的权利和义务，至少有上述内容，不能由单方制约。如无统一文本或文本不规范，可参照前面规范提供的范本，双方议定。

（3）补充说明：如双方有额外内容补充，可以另补充条款，具体应根据不同设备做调整。

（二）保修合同的管理

保修合同应由专人管理，保修合同执行完毕后，所在资料应存入设备技术档案。具体的管理内容有：

（1）合同的有效起止日期。

（2）合同执行管理。检查保修合同内的各种条款是否按期执行，应做记录，双方签字，包括每次维修的记录、日常维护PM记录、维修反应时间、停机时间等。在出现故障时及时通知保修方。

（3）合同违约管理。对违反承诺条件的，应按约定条件补偿。

（4）合同续签。在合同到期前，商议是否续签合同。若续签，则双方进行续签谈判。

第七章

医疗器械验收管理

医疗器械的验收工作是质量检验的第一关，也是检验合同执行情况的关键环节。负责验收的人员，应当具备高度的工作责任心和一定的专业技术水平，熟悉验收工作流程。验收工作要严格按照有关要求和程序进行。

应及时做好器械的验收工作，特别是进口的大型仪器设备，合同索赔期在其到达口岸至验收之间，有一定的时间要求，验收不及时会造成不应有的损失。另外，验收工作需对合同中订购器械的数量、质量、附件等内容做全面的检查，这些技术性工作应当做到准确无误。

验收工作可分到货验收与安装后的技术验收两部分。

第一节

医疗器械到货验收

到货验收是指器械到货后，安装以前的验收，其工作重点是以所签订的合同为依据，详细参考标书、随货的各种单据以及设备确认清单，进行详细的核对。

一、到货验收前的准备工作

在接收到到货通知时，器械管理部门应做好验收前的各项准备工作。

（一）验收资料的准备

验收技术资料的准备，主要是收集与到货设备筹购有关的文件资料。如招标文件、订货合同、合同备忘录、运输提单、装箱单、使用说明书等有关文件资料。进口设备的外文资料应当提前进行翻译。这些资料是验收工作的技术依据，应当提前熟悉，做好充分的准备。

（二）验收人员和部门的准备

验收工作开始前，要通知主管领导及设备管理部门管理人员、使用人员、维修工程技术人员，做好验收准备。组织以上人员熟悉合同配置清单及有关配套附件情况，详细阅读使用说明书。如本单位的技术力量不足，必要时可请有关单位协助。大型、笨重的设备应事先安排搬运、吊装的机械和人力及运输通道等事项。

（三）做好堆放场地的准备

根据要验收设备的要求，准备足够的堆放场地，同时也要做好防雨工作。尤其是大型设备，开箱验收后，不能马上完成安装，必须考虑堆放场地的安全性，必要时可派人看护。

（四）验收工具的准备

验收工具是指开箱时用于搬运、开箱的设备和用具。大型设备的搬运应当准备吊车或液压搬运车。对于可能用到的特种工具，也应进行准备，必要时，要求厂方提供相关工具清单。

（五）对法检的进口设备申请商检

应提前与当地商检部门取得联系，申请办理进口设备的商检手续，并同步准备好商检所需要的各种资料，做好商检部门对进口设备的商检配合的工作。

（六）厂商或销售单位共同进行验收

对于大型、特种和商检的医疗器械，在进行验收时，应及时通知厂商或销售单位，在指定时间到达现场，与用户或第三方共同进行设备的验收，以便及时发现问题，界定责任，提出解决方案。

二、到货验收的方式

（一）到货现场验收

到货现场验收，是指大型医疗器械货到口岸（港口、机场、车站）后，派人在现场查验和接转时的验收。验收时，要根据合同核对商标、标志、收货单位、品名、箱号等有关的外包装标记；查看外包装有无油污、水渍、破损等情况。如有以上情况发生，必须做好记录，保留现场，及时与有关部门和单位联系。

进口器械在口岸换装或卸货过程中发现短缺或残损，要向运输部门和理货部门索取商务记录或取得承运人的签字。

（二）使用单位验收

使用单位验收，是指订购的器械由运输部门运抵使用单位后进行的验收工作。首先对外包装进行检查，根据合同与装箱单核对其商标、标志合同号、单位名称、品名、体积重量、箱号等是否相符。然后注意看外包装是否按照合同要求进行包装：医疗器械的外包装箱应能保证产品不受自然损坏，察看外包装是否有破损、水渍、油污、重钉、修补等情况。医疗器械的外包装箱应有"小心轻放""向上""防潮"等字样或标志，对于不可倾斜运输的器械，检查外包装上的倾斜运输的"变色"标记是否变色。如果出现与合同不符或者有破损的情况时，必须做好现场记录，记入验收单并拍照或录像以便分清责任。拍照和录像应能表达破损或残损的各个方向与部位。到货验收工作应有生产厂或销售方的代表或技术人员参加。

三、到货验收的程序

（一）开箱

开箱前，先检查合同运单上箱数、商标是否相符。开箱时箱体要按运输标记要求正立，注意不能猛力敲击，防止震坏内部部件。开箱后观察内包装是否有破损，如有残损，要及时拍照记录，并检查内包装是否符合要求。

（二）清点

数量清点应当以合同、装箱单、合同配置清单为依据逐项核对并做记录。核对时不仅要核对数量，还应逐项核对产品的规格、型号、编号是否相符。如出现数量或实物与单据不符的，应当做好记录并保留好原包装，便于向厂方要求补发或索赔。包装箱内应有下列文件：使用手册及出厂鉴定证书，检验合格证（合格证应有的标志：生产厂商名称、产品名称和型号、检验日期、检验员代号），维修手册，维修电路图纸（或单独订购）等。

（三）查验外形

开箱清点数量后，要对主机及附件进行检查，包括制造厂名称、产品名称、型号、电源电压、频率、额定功率、出厂编号、出厂时间等。要查看仪器外形是否完整，有无变形、破损、磨损、锈蚀；仪器的面板各开关是否完好，固定螺丝是否有松动。

（四）检查机内各组件

在必要的情况下，应打开外壳对机内各组件进行检查，查验其型号、规格与合同是否符合，有无缺件等情况。部件的外观品质是否良好，防止翻新或旧的部件混入整机。

（五）重点检查精密、易碎部件

对于精密、易碎的部件，如探头、仪表、监视器、镜头、光源等，要仔细查看，如有无裂痕、擦伤、霉斑、漏油、漏气、污染、破碎等情况。

（六）验收过程中的信息保存

在验收过程中，所有与合同要求不符的情况都应当做好有关记录并拍照、录像以备索赔。同时要求制造商或供应商到场，必要时，请商检局派员到场，以便索赔。

（七）验收结果

应填写到货验收报告。验收报告应由使用科室、设备管理部门与厂商代表三方验收人员签字。

四、索赔

索赔是指在履行合同过程中，因一方违反合同规定，直接或间接给另一方造成损失，受损方向违约方提出的赔偿要求。国内和国外的订购合同都可能存在索赔情况。索赔工作涉及的工作面较广，政策性强，商务手续复杂，时限性强，特别是进口的大型、精密医疗器械的索赔。因此，若有索赔，一定要在规定的索赔期内提出。

（一）索赔的范围

1.向卖方索赔

当出现医疗器械数量或规格与合同不符、包装不良使医疗器械受损、不按期交货或拒不交货的情况，以及属于国外保险公司的责任等，均可向卖方索赔。

2.向承运方索赔

以下情况要向承运方提出索赔：到货的数量、重量与运单不符，属于国内承运方（机场、铁路、邮局）责任造成的货物残损。

3.向保险公司索赔

出现以下情况要向保险公司提出索赔：在承保范围内由于自然灾害或意外事故或运输途中发生其他事故造成的医疗器械受损，属于保险范围以内的；承运方不予赔偿或赔偿金额不足补偿损失的部分，属于保险范围以内的损失。

（二）索赔的程序

1.准备好必要的单证

包括提单、发票、保险单、装箱单；商检机构出具的货损检验证明，承运方出具的现货报告或短缺残损证明。向保险公司索赔时，需附保险公司与买方的联合检验报告等有关单证。对平时的各种原始凭证及双方来往电函或其他信件也要收集保存，还有验收报告、照片、录像等证明材料。

2.确定索赔项目及金额

根据验收中出现的问题，要确定是配件还是主机的问题，然后可以提出退货、重换、减价、更换部分配件、限期修复等要求。对于赔偿金额，如果合同中已经有明确赔偿金额的，应按合同规定办理；事先没有规定赔偿金额的，应根据实际损失的情况确定赔偿金额。

3.在索赔时效内办理索赔

索赔时效是法定的时间界限。无论向哪一方索赔，都要在索赔时效以内办理完毕。超过索赔期限，受损方会丧失取得补偿的权益。如果订购的医疗器械比较复杂，在索赔期限内不能完成检验，可以向厂家提出延长索赔期限。不同的索赔对象和不同的商品，合同有关条款的规定都不相同，对卖方、承运方、保险公司的索赔时效应按照相应的规定办理。

4.使索赔变成理赔

使索赔变为理赔，就是索赔的兑现。经过前期的工作，应当做好索赔谈判的准备，与商检机构、贸易公司共同研究谈判方案。通过双方谈判签订协议及时理赔。

5.拒赔

在国际贸易中买卖双方均有权拒赔。如果发生拒赔，索赔方应当依靠有关机构共同与拒赔方进一步交涉，仍无结果时应当向仲裁机构提出以仲裁方式解决。

（三）索赔中应注意的问题

1.对需要索赔的医疗器械，在索赔工作未结束以前，全部的物品包括所有的外包装、内填充物等，都要保留，以备理赔方进行复验及退货运输所需。

2.向代理商进行索赔时，如果对方答复"正转厂方研究"，要注意其拖延赔偿时间和推卸责任，并指明应直接由卖方负责，不能找借口拒赔。

3.若索赔成立，进口商品的索赔费用先由使用单位垫付，再经外贸部门向违约方收取，退还给使用单位。索赔不能成立时，其索赔商检费用由索赔方自付。

第二节
医疗器械安装与技术验收

一、安装使用环境的技术要求

医疗器械的使用环境主要是指医疗器械安装场地、机房要求、供电、接地，使用地点的温度、湿度、空气的净度和磁场、电场和电磁波的干扰等。在医疗器械安装前，必须做好安装使用环境的准备。

（一）温度、湿度

（1）根据医疗器械技术要求，对温度、湿度的限制条件，事先设计好使用环境的温、湿度。

（2）应根据器械运行的温度允许范围、本身发热功率、机房空间大小，选择空调的功率大小、温控精度及安装位置。根据当地的湿度变化，选择配置合适的去湿机。

（二）机房场地

应根据厂方提供的要求，结合实际情况做好机房设计与施工准备，必须考虑的有如下几点。

（1）机房面积、尺寸和高度，候诊面积与病人输送通道。

（2）大型、笨重的医疗器械应设计好运输通道，包括宽度、高度与转弯角度。

（3）机房的平整度要求、承重能力（包括地面与吊架顶）要求。

（4）特种设备的放射线防护、屏蔽、空气净化要求。

（5）需设地缆或固定地脚装置的医疗器械，应设计好安装位置图，地缆沟的尺寸、走向及位置，并做好安装前的准备。

（三）供电

（1）计算好电源消耗功率，设计好电源线路和开关的容量，供电线线径、内阻，选择配置专用变压器。

（2）根据供电电压的稳定性和停电情况，考虑配置专用变压器和不间断电源（UPS）并考虑其功率大小、精度要求等。

（3）电源插座的容量，是否需要位置数量。

（4）照明要求，如采用何种灯光、亮度大小、灯光位置等。

（四）地线

地线设置是保证医疗器械使用安全的重要措施，应按厂方提供的要求，设置有效的接地系统，确保接地电阻达到医疗器械的技术要求。

（五）水源、气源、制冷

对于有水、气源等要求的医疗器械，在安装之前，应要求厂方提供相关的技术参数，用户应认真做好准备。并考虑其流量、接口、安全性等因素。

（六）网络要求

如果医疗器械要求与其他设备联网或数据远程传输，如PACS系统、LIS系统、HIS系统等，应事先布置网络线路、接口数量及其位置与传输速率等。

（七）电磁干扰

医疗器械（有源器械）一般会产生电磁场干扰，从而干扰邻近器械或受其他器械干扰。为此，安装器械前选择位置时，应考虑器械技术要求中电磁兼容性参数，保证与相邻器械的最小距离大于规定要求。

二、安装调试

第一，参加安装调试的人员要先熟悉器械的安装、使用说明书，了解医疗器械的性能，掌握安装调试的基本要求。首先检查电压、地线是否符合要求；有水源要求的医疗器械要事先检查水压和流量，必要时查验水质；有放射源的医疗器械要按照要求测试防护性能。安装调试工作应尽量在索赔期前完成。

第二，对大型医疗器械，如大型X线机、X-CT机、磁共振、直线加速器等，由于价值较昂贵，在进行安装调试前应当组成专门班子。按合同规定，厂方应派合格的技术人员进行安装调试，并对使用和维修人员进行技术培训。

第三，按照说明书对调试的医疗器械的各项技术功能（包括软件功能）逐一调试。必要时应做临床实际操作，有些参数能验证的，应进行量化检查。

第四，调试过程中，操作人员应尽快熟悉和掌握关键的技术。根据不同的医疗器械及要求，可以安排专题技术讲座，使器械的功能得到充分的开发。连续开机以验证器械的可靠性。

第五，安装调试。完成医疗器械正常运转后，有关人员要做好安装调试记录；同时制定使用操作规程及管理制度。操作规程及管理制度应包括以下内容：使用人员应具备技术条件，开机前注意事项及程序，对病人的安全处理，操作程序，日志文档，设备发生意外时的处理措施，维修保养记录更换人员的交接手续等。

三、技术验收

医疗器械的技术验收工作应在设备安装调试完毕能正常开机后，在正式投入使用以前完成。

（一）技术验收的工作准备

（1）医疗器械管理部门负责人应组织包括熟悉器械性能的使用人员、工程技术人员在内的专业人员组成验收小组。若本单位技术力量不足，可邀请外单位有关方面专家一起参加。对大型医用器械，如CT等的验收，应向上级卫生行政部门提出申请，由省卫生厅组织专家参加验收。对强制计量仪器设备，应有计量部门参加。

（2）详细阅读使用操作说明，了解医疗器械的各项功能、出厂技术性能指标、检测条件。确定验收项目、检测方法与步骤，制定切实可行的技术验收方案。

（3）通知厂方技术人员在指定时间地点到场，共同参加验收。

（二）技术验收的内容与程序

技术验收工作指对医疗器械的功能配置进行验收与对技术性能指标进行检测。

（1）功能配置验收应根据招标文件和合同技术配置单中提供的各项功能（包括软件功能版本）逐项进行核对并进行操作演示，检查是否缺少或与合同不相符，器械是否能正常工作，并做记录。这项工作也可以在器械调试时同时进行。

（2）技术性能指标检测应根据招标文件或合同技术配置的各项可测技术性能指标，按厂方提供的测试条件、测试设备逐项进行测试。如对照出厂的技术指标实际测量，对检测结果应做出合格与不合格的结论，并做好记录。检测验收报告应由参加检测的各方共同签字。对不合格的检测项目应由生产厂商负责重新调试或更换新部件，直至测试合格。

（3）对功能配置不符或技术性能指标达不到出厂技术要求，又无法调整复原者，应向供应商提出更换或技术索赔。进口设备索赔工作应通过商检部门的鉴定、签发鉴定证书，由外贸代理机构协助进行，并报海关备案。

（4）技术验收合格后，设备即可投入正常临床使用，大型医用设备应取得应用质量许可证。

第三节

医疗器械商检

凡列入《检验检疫机构商品目录》内的进口医疗器械需经商检，到货后，使用单位或进出口公司应持外贸合同（包括合同技术附件）、发票、提单、装箱单等有关单证在商检机构规定的地点和期限内到当地检验检疫机构报检（心脏起搏器另有规定）。未经检验检疫的，不得投入使用。

商检工作流程如下。

第一，由注册单位提供注册登记表、医疗机构执业许可证、税务登记表、法人代码证及批文和海关代码证等资料。

第二，报检。提供出入境货物报检单、外销合同、出口商业发票、装箱单、报关单、提单、木质包装消毒证、无木质包装申明等资料。报损工作必须在外资合同约定的索赔期内检验完毕。

第三，现场检验。在医疗器械安装前，由当地检验检疫局派员到现场与厂商委派的安装工程师和用户共同验收。

第四，核对（静态）。即到货验收，对医疗器械的外观、名称、型号规格、产地、数量等进行核对，必须与合同、装箱单（相关资料）相符。

第五，技术验收（动态）。对医疗器械的功能配置和性能技术指标进行检验，检测其是否达到合同要求的技术指标。检验合格的由商检部门出具检验情况及通知单。

第六，在验收和核对过程中，如发现与合同不符或货物残损，应进行现场文字或拍照记录（由厂商代表和用户共同签署备忘录），并及时通知外贸进口公司，与外商进行协商解决。

第七，索赔。在规定时间内无法协商解决的，由检验检疫局出具检验检疫证书，通过有关途径进行索赔。对外索赔或退货的进口设备必须妥善保管（包括原包装），在索赔结案前不得动用。

第八，商检报告应作为技术档案保存并存档。

第八章

医学影像设备质量控制

第一节

医学影像成像质量控制

一、评价与控制

（一）评价

如何评价医学影像成像质量并进行有效管理是国内外放射学界研究的重要课题，国际放射学界将影像质量评价方法分为主观评价法、客观评价法和综合评价法。

主观评价法是指通过人的视觉，并根据心理学规律评价影像质量的方法，又分为分辨力评价法（Bureger）、受试者操作特性曲线法（ROC）和模糊数字评价法。

客观评价法是指用形成影像的一些物理量进行测定评价的方法，又分为调制传递函数（MTF）、威纳频谱（WS）和噪声等价量子数法。

综合评价法是指以诊断为依据，把检查影像的物理量作为客观评价手段，再以成像技术条件作保证，尽量减少被检者剂量的评价法，即心理＋物理评价（ROC体模、ROSE体模、对比度-细节模体CDRAD）。

（二）控制

质量管理（QM）包括放射诊断质量保证（QA）和质量控制（QC）。QA是QM的主要内容，它通过有计划的系统行动，在尽可能减少被检者和工作人员的辐射剂量、节省检查费用的前提下获得稳定、高质量的图像，以满足诊断的需求。QC通过特定的方法和手段对诊断设备、器材的各种性能和指标进行检修，对图像制作过程进行检测并加以校正，从而获得高质量的图像。

医学影像成像质量控制主要包括以下几个方面：适当密度，良好的对比度，鲜明的锐利度，较少的斑点，无噪声伪影，保证图像质量参数（一致性，空间分辨力，对比度等）要求，合理的扫描技术参数（曝光参数，扫描角度等），合适的图像显示技术（窗宽，窗位等），符合标准的机器调试校准及激光打印机质控。

二、计算机X线摄影的伪影与质控

计算机X线摄影（CR）的伪影来自影像板（IP）、扫描、读出、处理、擦除、激光相机等诸多因素。以下从硬件、软件两方面进行阐述。

（一）硬件伪影

硬件伪影是指CR系统由信息采集、信息转换、信息处理、影像记录4方面的硬件而产生的伪影。

1.信息采集系统

信息采集系统由X线管和IP组成。

（1）IP灰尘沾染造成的伪影，表现为粗细均匀的黑色线条状伪影及散在分布的点状黑色影。应对方法：定期对IP进行清洁保养。

（2）IP保养不当造成的伪影，表现为散在斑点状伪影，似霉斑，主要是长期用75％乙醇擦拭所致。应对方法：在清洁IP时要使用专门的IP清洁液。

（3）IP裂隙造成的伪影：IP板分刚性和柔性两种，一般刚性IP易弯曲形成线性裂隙，使影像呈线性透明影。应对方法：选择柔性好、质量高的IP。

（4）投影条件偏低造成的伪影，表现为大量均匀斑点状噪声伪影。应对方法：按照标准条件选用IP。

（5）投影条件偏高造成的伪影。投影条件过高使IP上形成偏高条件影像，而在第二次偏低计量时，出现记忆伪影，造成2幅图片重叠。应对方法：要求摄影条件规范化。

2.信息转换系统

信息转换系统由激光扫描器、光电倍增管和A/D转换器组成。

（1）激光扫描操作不当产生的伪影，表现为短形状阴影，主要是由于IP扫描中出现了停顿（主要由于突然断电造成）。应对方法：确保电源可靠使用。

（2）激光扫描灰尘产生的伪影，表现为多股水平平行、粗细均匀、密度增高的白线条影，主要是由于灰尘进入扫描仪，使IP在扫描中阻力增大，出现IP暂停。应对方法：可用75%乙醇棉球擦拭内部的辊轴。

（3）辊轴紧密不适造成的伪影，表现为粗细均匀、密度增高的白线条影，原因是扫描仪辊轴过于紧密，使IP出现停滞。应对方法：调节辊轴紧密度。

3.信息处理及影像记录系统

（1）扫描仪擦洗未干造成的伪影，原因是IP擦拭后立即使用，造成阻力降低，行进速度加快。应对方法：待擦拭过的IP干燥后再使用。

（2）激光模块使图像缩小，图像向一边压缩，影像无残缺，图像在整体范围内缩小。应对方法：更换激光模块。

（3）影像读取伪影，图像呈磨玻璃状，分不清结构，可通过后处理软件加以改善，可能是扫描装置灰尘太多，可见光采集部件被灰尘污染，输入信号减弱造成的。应对方法：定期对扫描装置进行清洁保养。

（二）软件伪影

1.毛衣状伪影

图像不清晰，只能部分分清图像结构，细节无法辨认，似被检查者穿毛衣后所摄图像。应对方法：软件升级或重装软件。

2.病毒产生伪影

图像出现分段现象，为各组成片段的重新组合，具有潜伏破坏性特征。应对方法：软件升级换代或重装软件，加强网络管理，禁止病毒进入。

三、DR、DSA质控参数

影响DR成像质量的因素主要有能谱、噪声、空间分辨力、对比度分辨力和伪影。评价DR系统的物理参数有固有对比分辨力、系统固有分辨力、数字噪声、信噪比和探测器效率。

影响DSA图像质量的参数有以下6点。

第一，分辨力，包括：①空间分辨力，空间分辨力与像素的大小有关，像素小空间分辨力就大；②对比度分辨力，即可获得高对比度分辨力的能力；③时间分辨力，即对运动部位的血管的瞬间成像能力，时间分辨力高，成像就清晰。

第二，图像对比度：图像对比度的灵敏度高，显示细节能力就强。

第三，图像模糊度，包括体位和放大性的模糊、运动模糊、焦点模糊、接收器模糊。

第四，噪声，包括X线系统的量子噪声、影像增强器量子噪声、电子噪声。

第五，运动伪影，是由自主或不自主器官的运动造成的。

第六，对比剂浓度。

四、CT图像处理与质控

（一）电子计算机断层扫描图像处理

电子计算机断层扫描（CT）图像处理实际上是根据一定的数学方法，应用计算机技术、电子技术对最初获取的原始数据进行再加工处理。该数字处理功能是计算机应用一些程序完成的，通过运行软件得出结果，完成图像处理任务。在实际应用中，学会图像处理功能的命令、参数设置及命令执行就可以掌握各种图像处理技术。不同的系统和不同的软件具有不同的功能，一般有窗口技术，任何位置或特定位置的CT值，随意选择感兴趣区，兴趣区进行统计学评价，距离、角度、面积、体积的测量及计算，位移、旋转、放大、缩小多幅图像并显示，相加相减，过滤图像等的实质都是对检测像素的原始CT值进行相应的数字变换和计算。

1.窗口技术

把人体中与被观测组织CT值范围相应的灰度范围确定为放大或增强的灰度范围，把确定灰度范围的下限以下压缩为完全黑，这样就放大或增强了灰度范围内不同灰度之间黑白对比的程度。被确定为放大或增强灰度的范围叫作窗口；放大的灰度上下限之差叫窗宽，显示CT值的最大范围；放大灰度范围中心灰度叫作窗位，显示中心的CT值。某一级灰度CT值越大，图像越白；CT值越小，图像越黑。应用范围-1000～1000HU，在显示器上设置相应的灰度分级称为显示灰阶。

在全灰度标内划分灰阶显示图像的黑白对比度，一般采用16级显示灰阶，即图像从完全黑到白的显示对比平均分成16级不同黑白显示，如CT值320HU，平分成16份，则每一灰阶代表的CT值分别为20HU。CT值取正方向为显示亮，负方向为显示暗。窗口技术是显示技术的合理使用，能清晰显示组织或结构的黑白差别，不丢失原始信息，不改变实质差异。

2.图像显示范围的选择

图像显示范围的选择是将一组原始图像数据阵列通过形成图像矩阵在显示器中显示，可在图像数据中任意选择，按要求进行重组、变换、计算。将图像数据直接形成图像矩阵显示或将图像数据压缩或扩大以显示感兴趣区域图像，主要有以下几种显示方法。

（1）512×512图像直接显示。

（2）512×512图像任意1/4显示。

（3）256×256图像矩阵显示。

（4）512×512图像固定1/4显示。

（5）512×512图像任意部分256×256显示。

3.图像的放大、缩小

图像的放大、缩小通过简单的数学方法进行。与图像数字矩阵相对应，图像显示不放大也不缩小；从图像矩阵中选部分图像数据扩展，与原来的显示矩阵相对应时，图像放大显示。小图像的放大会产生数据不连续、间断的现象，出现粗糙，可用数据插值方法使两者的矩阵相对应，使图像更细、更平滑。图像缩小是指对图像数据进行压缩，例如图像数据中有a、b、c信息，用a和b表示c信息，则a、b、c压缩成a、b图像矩阵显示。图像缩小以图像不失真为佳。

（二）电子计算机断层扫描图像质量控制

1.对比度

电子计算机断层扫描（CT）图像对比度表示物质间密度差异，即不同密度物体的分辨力。CT图像对比度与X线能量、噪声等有关。

2.对比度分辨力

对比度分辨力也称密度分辨力，是指分辨X线透射度微小差异的能力，常用能分辨的最小对比度的数值表示，也指在感兴趣区域内将一定大小的细节部分从背景中鉴别出来的能力。对比度分辨力与X线能量、探测器、噪声、窗宽、窗位选择等有关。对比度分辨力是衡量图像能否清晰显示微细组织结构的一个重要参数，可用低密度体模做扫描，按照测试体模孔径从小到大的顺序依次测量相应的对比值，给出对比度细节曲线。

3.高对比度分辨力

在物体与周围环境的线性衰减系数差别较大的情况下，物体的密度不很大时，就可被分辨识别出来。按图像国家标准，高对比度分辨力是指物体与匀质环境的X线线性衰减系数差别的相对值＞10%时，CT图像能分辨物体的能力。

4.低对比度分辨力

在物体与周围环境的线性衰减系数差别较小的情况下，物体密度需要大些才能被分辨出来。按图像国家标准，低对比度分辨力是指物体与匀质环境的X线线性衰减系数差别的相对值＜1%时，CT图像能分辨物体的能力。高对比度分辨力与低对比度分辨力的检测方法是通过对适合直接进行图像视觉评价的各种规格的体模进行扫描，对所得图像进行图像视觉评价。

5.空间分辨力

空间分辨力是指CT图像能分辨两个距离很近的微小组织结构的能力，即从空间分布上分辨物体微小结构的能力。表现在断层表面与纵向的空间分辨力不同，多排螺旋CT的纵向空间分辨力与横向空间分辨力接近。

影响空间分辨力的因素主要有以下几个。

（1）探测器有效受照宽度和有效受照高度的大小。探测器有效受照决定了表面空间分辨力，有效受照高度决定了厚层，也决定了纵向空间分辨力。

（2）重组算法：选择不同的图像重组算法能得到不同质量的图像，如校准算法比高分辨力算法所得图像空间分辨力低。

（3）矩阵：矩阵越大，像素点越多；像素越小，图像分辨力越高。

（4）图像对比度：2个微小结构相邻对比度低易造成不可分辨，因此，具有高对比度和高空间分辨力才能使图像清晰显示细微结构。

（5）噪声：图像噪声主要有X线量子噪声、电子测量系统热噪声、气体噪声、测量系统与重建算法造成的噪声。在CT成像过程中许多数值变化和处理过程形成的图像噪声影响图像质量。噪声以在均匀物质的影像中给定区CT值的校准偏差来表示，可用扫描水模方法测定。量子噪声主要来源于发射X线光子在时间和空间的随机变化。

（6）X线剂量：CT扫描中X线剂量决定了X线的质和量。噪声由量子噪声影响时，要考虑体层厚度、像素尺寸、X线剂量、物体线性吸收系数。在合理的X线剂量范围内提高X线剂量，有利于降低噪声水平，同时，增大像素宽度和体层厚度也能降低噪声。像素宽度增加，相当于减少图像矩阵，从而使图像分辨力下降，体层厚度增加，使图像对比度降低。实际操作中应该在合理X线剂量范围内，选择各种剂量，得到合适的图像空间分辨力和噪声。

（7）重建函数：在图像重建中，用不同的卷积滤波函数和图像重组算法，得到的是不同分辨力的图像质量。如选择平滑滤波器时，空间分辨力下降，噪声也下降，图像对比度分辨力提高，可对软组织中大的低对比区有效显示图像；而选择边缘增强滤波器能使感兴趣细节清晰，空间分辨力提高，但噪声增强，对比度分辨力下降，可清晰显示骨质结构细节。因此，在工作中要根据不同应用类型选择不同卷积滤波函数，得到合适的图像空间分辨力和噪声。CT值可用水模扫描后测定，允许偏差为±3HU。

（8）伪影：伪影是被检查者体内不存在而出现在重建CT图像中的影像，是不同类型图像干扰和其他非随机干扰的总称。伪影是非真实存在的。形成伪影的大致原因如下。①物理原因，包括量子噪声、散射、X线硬化效应等；②被检查者的原因，包括体位、移动、金属异物、脏器蠕动、自主和非自主运动；③设备成像装置原因，包括扫描数据选择处理不当，重建算法不完善，设备扫描装置不稳定，采集数据重建性不好，X线发生装置的管电压波动、温度漂移、图像显示和激光相机非线性成像等。除被检查者因素以外，伪影出现的原因较为复杂，大多是设备本身引起的，要根据伪影的出现部位、形状、大小等逐步进行分析，找到根本原因后加以解决，才能去除伪影。

（9）CT机功能检测：①水模平均CT值测试；②床移动精度检查；③CT值误差测试；④噪声水平测试；⑤散射线剂量与防护测试。

五、电子计算机断层扫描图像质量评价

（一）影响图像质量的因素

电子计算机断层扫描（CT）图像质量取决于图像的各种评价指标是否达到要求，而CT诊断主要依据CT影像所提供的正常或异常信息做出结论。因此，CT图像质量是CT诊断的先决条件，优质图像必须能如实地反映人体组织的解剖结构，提供足够的诊断信息。影响CT图像质量的因素较多而且复杂，包括各种图像质量参数、扫描技术参数、机器安装调试、激光相机正常应用与管理等，而各参数相互之间有密切的关系并相互制约。在对CT图像进行质量控制时，必须了解各个参数及其图像质量的影响，做到正确调控与运用，以达到质量控制的目的。

图像质量的各项评价指标如下。

1.空间分辨力

测量应在无噪声情况下进行，用水模分别在边缘和扫描野中心测定，在新机器安装调试时记录并作为标准参考值。不同日期的测量结果是机器性能稳定性的依据，如何调整取决于检测器空隙宽度、X线管焦点尺寸、被检者与检测器的相对位置等。

2.密度分辨力

密度分辨力即低对比分辨力，表示能够分辨组织之间最小密度差别的能力。

3.噪声和伪影

扫描均匀物质成像中，CT值的标准偏差是噪声，影像呈现颗粒性，与X线剂量大小、扫描的厚度、重建算法、物体的射线衰减性能、探测器的排数及能力有关。噪声只能通过水模的CT值进行粗略评估。伪影是在扫描信息的处理过程中由于某一种或几种原因出现的人体本身不存在的影像，使图像质量下降。与机器性能有关的伪影有环状伪影、线条伪影、点状伪影、纹状伪影，与被照体有关的伪影有移动条纹伪影、点状伪影或辐射状伪影。在CT设备应用过程中，要有针

对性地调整装置，使之保持良好的状态。

4.辐射剂量

加大剂量可减少噪声，提高分辨力。考虑到辐射防护，必须提高剂量的利用率，即用尽可能小的剂量获得质量尽可能高的影像。利用剂量测试给出的等量曲线图可观察人体内剂量分布。

（二）电子计算机断层扫描设备稳定性检测

电子计算机断层扫描（CT）设备稳定性是质量控制检测的一项重要内容，其结果反映CT设备是否处于正常运转状态。应对水模及质控体模进行定期稳定性检测及必要的校正。CT值校正指标为基准值偏差 ±3HU，噪声指标为基准值偏差 ±10%，空间分辨力和密度分辨力指标为基准值偏差 ±15%，检测床移动精度指标为基准值偏差 ±2mm。为了能够分辨差别较小的两种组织，需要不同的窗宽、窗位，这对组织对比非常重要，通过窗宽、窗位观察组织使两者差异突出显示出来，CT值显示范围可用公式M－W/2～M＋W/2表示，式中，M表示窗位，W表示窗宽，如选择窗位为100，窗宽为80，则CT值显示范围为60～140，组织结构将被清晰显示。CT值高于140时组织为白，低于60时组织为全黑。CT影像形成后，经激光相机成为胶片化的CT图像。显示器性能、激光相机性能、CT胶片成像过程都是提高CT图像质量的关键环节，按计划实施并保证CT设备的完好，是应用最经济和最小的曝光剂量且产生始终如一的高质量图像的保证。质量保证包括质量控制和质量管理，控制和监督是为了保护CT设备性能完好，管理措施是保证质量控制技术准确及时地执行，对控制技术所得的结果进行评价并进行必要的纠正。

（三）质量控制流程

质量控制首先执行试验方法，记录并解释试验结果。如果符合影像质量标准就认可这个过程，如果不符合质量标准就废弃这个结果，或寻找校正方法和使结果符合影像标准的措施，并由科主任、工程师、技术人员共同商讨解决方法，重新试验直到获得满意结果为止。

六、磁共振图像质量控制

（一）磁共振图像质量保证

磁共振（MR）图像反映人体自身的解剖结构，可提供足够的诊断信息。因此，在工作过程中应使用正确的技术参数与程序，保证MR图像质量。

1.噪声与信噪比

噪声是随机信号不需要的信息，噪声大则图像不清晰。一定范围内信噪比越高，图像越清晰，轮廓越鲜明。提高组织信号强度，可最大限度地降低噪声。

2.图像对比度及对比度信噪比

对比度是指不同感兴趣区域的相对信号强度之差。应尽量提高图像对比度，但仅有高信噪比并不能产生高质量的MR图像，MR图像对比度有时受噪声严重影响，不能真实反映图像质量，因此必须将噪声考虑在内，以对比度信噪比评价图像。

3.MR图像分辨力

图像分辨力代表了影像对组织细节的分辨能力，分辨力越高，图像质量越好。

4.伪影

除噪声外，非肢体结构影像及肢体结构的影像异位也会影响图像质量。伪影的表现多种多样，应尽量避免这种现象的出现。

（二）磁共振图像质量控制措施

1.设备伪影

化学位移伪影由人体内脂肪与化学环境的差异引起。解决方法：增加接受带宽，缩小扫描视野，应用预饱和技术，选择抑水或抑脂脉冲序列。

2.卷褶伪影

卷褶伪影由被检查部位大小超出视野范围引起。解决办法：加大扫描视野，将被检查部位的最小直径摆到相应编码方向上。

3.截断伪影

容积效应表现为交叉与对称信号伪影、磁敏感性伪影、拉链伪影、遮蔽伪影、交叉激励伪影、倒置伪影。解决方法，消除伪影源，避免产生伪影。

七、单光子发射计算机断层成像术设备的质量控制

单光子发射计算机断层成像术（SPECT）设备的质量控制包括均匀性、旋转中心、γ光子衰减的定期校正，以及对电性能和机械性能的不定期检查调整。SPECT设备的均匀性是决定影像质量最主要的技术指标。均匀性是指γ射线均匀照射探头时，在其所产生的平面影像上计数光点的均匀分布情况。

（一）固有均匀性测试

均匀性的定量表示法有积分均匀性和微分均匀性两种，前者表示探测视野内计数密度的最大偏差，后者表示探测视野内一定距离计数密度的最大变化率。探头的探测视野分为有效视野（UFOV）和中心视野（CFOV）。性能良好的SPECT设备其积分均匀性<2%，微分均匀性<1%。

（二）系统均匀性测试

系统均匀性用不同类型的准直器分别进行测试，放射源采用面源，要求面源自身均匀性<1%，测试方法与固有均匀性相同。

（三）空间分辨力

空间分辨力是指能清晰分辨两个点源或线源之间的最小距离。影响空间分辨力的因素如下。

（1）在闪烁晶体内产生的闪烁光子数的统计涨落，以及闪烁光传递给各光电倍增管的光子数的统计涨落。

（2）高能γ光子在晶体内的多次散射。这些因素均可能引起定位误差，从而影响空间分辨力。

（四）空间线性校正

空间线性是指一个直线放射源在显像装置上同样重现为直线影像的能力。线性度有随时间缓慢变化的倾向，它与空间分辨力、均匀性有一定的相互关系。

（五）死时间和计数率特性测定

死时间和计数率特性是探测器的重要性能指标。探测器能够分开2个闪烁光子的最短时间称为死时间，用 τ 表示。任何计数单元都会产生死时间，死时间会造成计数丢失，而真实计数率与观察计数率在低计数率时呈线性关系，在高计数率时呈非线性关系。

（六）固有能量分辨力

固有能量分辨力是指分辨能量相近的两个 γ 事件光电峰的能力，这一参数决定了识别原发 γ 事件和散发事件的能力，用能谱曲线的半峰宽度（FWHM）来表示。NaI（Tl）晶体闪烁探头固有能量分辨力为12%～14%。

（七）旋转中心校正

SPECT设备采集数据时，探头绕人体转动，旋转中心的精度影响影像分辨力。旋转中心、旋转轴的偏移和被测物体对中心的偏移，影响投影曲线微分的变化，以致在影像上产生正负误差的变化。旋转中心的精度会对影像重建产生影响。

第二节
医学影像设备质量控制的检测参数与仪器

一、X线机检测参数

X线机检测参数为空间分辨力、低对比度分辨力、动态范围、光野和照射野一致性、空间距离准确性等。

（一）X线机质量检测仪

检测指标：照射量、照射率、照射量/脉冲、脉冲、管电压（包括CT管电压）、曝光时间、管电流、曝光量、曝光量线性、波形（管电压、剂量率和曝光量）、半价层、总过滤，以及准确性、重复性、线性等参数的自动控制、低剂量检测及治疗机绝对剂量检测等。

多功能探头主要测量千伏、曝光时间、脉冲、剂量、剂率、剂量/脉冲、半价层、波形等。

（二）X线机质量控制检测工具

1.X线机测试卡

X线机测试卡ALK-38（高分辨力测试卡）的参数如下。

尺寸：50mm×50mm。

分辨力：0.6～5.0LP/mm。

20组线对。

铝箔厚度0.05mm。

2.星卡

通过对星卡摄片成像，测量模糊带之间的距离，可计算X线管的焦点大小。参数如下。

单线角度：2°。

扇区角度：1°～360°。

铝箔厚度：0.05mm。

直径：55mm。

3.光野、照射野一致性检测板

用途如下。

（1）光野、照射野一致性检测。

（2）胶片盒与轨道的对中检测。

（3）准直器与X线管焦点的对中检测。

特点：不必摄片，曝光后即得测量结果；测量精度高；使用极为简便、省时。

4.限束器检测板及准直检测筒

限束器检测板用于检测X线摄片板的指示光野与X线照射野的一致性。钢板上有刻度标尺和14cm×18cm的长方形标记线。中心处有2个直径不同的圆圈，与准直检测筒一起用于检测摄片机和透视机的线束垂直性和透视机的限束器。

准直检测筒用于检测X线摄片机和透视机的线束垂直性，常与限束器检测板一起使用。

5.低对比度性能检测体模

低对比度性能检测体模可检测X线机低对比度。其由2块18cm×18cm×2cm的铝板（模拟人体衰减）和1块18cm×18cm×0.8mm的铝板叠加而成，之间有2排直径为6.5、4.5、3、2、1.5mm的圆孔，可模拟最大程度的人体衰减。

（三）测量乳腺机

1.乳腺电离室探头相关技术指标如下。

有效体积为1mL，精度为±5%。

剂量率为5μGy/s~250Gy/s，精度为±5%或±500nGy/s。

剂量为15nGy~1000Gy，精度为±5%。

2.自动曝光隐形探头T20可作为剂量探头在Barracuda或Piranha上使用，主要用于透视（包括DSA）或摄片X系统自动曝光控制功能下的相关剂量参数评估，同时也适用于放疗设备检测。T20探头尺寸极小，作为剂量探头不会对发生器自动条件输出产生任何影响。

3.非介入式毫安、毫安秒探头

MAS–2特点与用途。

（1）特点。MAS–2利用外接探头与主机连接的方式实现非介入管电压、曝光量及波形的测量。这是一种安全、可靠、准确的非介入检测手段。刻度因子写入主机个性模块中，电流信号经主机处理后得到最终的测量结果。MAS–2是X线质控工作中不可或缺的工具。

（2）用途。MAS–2通过介入方式测量CT、X线机管电流。将探头的正、负两端插入发生器的电流插孔中，即可进行测量。探头的刻度因子和修正值保存在主机个性模块中。

MAS–2测量参数包括毫安、毫安秒及其波形。

二、计算机X线摄影、数字化X线摄影测定参数

（一）检测参数

检测参数包括空间分辨力、低对比度分辨力、动态范围、光野和照射野一致性、空间距离准确性。CRDR-26型性能检测体模一次曝光能检测5个成像性能指标，适用于所有类型计算机X线摄影（CR）和数字化X线摄影（DR）成像系统的质量检测。

（二）体模结构

1mm厚铜质基板（310mm×310mm×1.0mm）。

（三）动态范围

9阶不同射线吸收系数的步进式楔形梯，即0.00，0.2，0.5，0.75，1.00、1.35，1.7，2.05，2.4，单位为mmg。

（四）低对比度细节

两组7阶逆序互不排列的低对比度细节（共14阶），由直径为10.6mm的铝质圆盘组成，在70kV时产生的对比度范围为0.8%、1.2%、1.6%、2.0%、2.8%、4.0%、5.6%。

（五）空间分辨力

0.6～5.0LP/mm嵌入式设计使分辨力测试卡呈45°、水平或垂直3个方向排列，可综合评估CR、DR高分辨力性能。

（六）光野、照射野一致性

X、Y坐标轴方向标尺范围达26cm×26cm。

（七）空间距离准确性

标准100cm×100mm空间尺寸，用于检测几何空间失真。

三、数字减影血管造影测试参数

数字减影血管造影（DSA）体模检测DSA系统的空间分辨力、低对比度分辨力及减影性能等指标。

（一）体模构成

DSA体模由基座、人体动脉血管模块、低对比度分辨力模块、骨骼模块、动态阶梯模块、影像失真度检测模块、空白模块、气体推动装置等构成。

（二）技术指标

1.体模基座

用来放置不同的模块以实现对不同参数的测量。

2.模拟血管最小分辨力尺寸及伪影检测

模拟两组不同对比度（150，300mg/cm^3）的动脉血管和宽度为1/4、1/2、3/4的血管畸变。

3.空间分辨力检测

高分辨力测试卡的尺寸为50mm×50mm，分辨力为0.6～5.0LP/mm，20组线对，铅箔厚度为0.05mm。

4.低对比度分辨力检测

体模有两组不同对比剂，浓度（5、10mg/cm^3），每组模拟3种（1.0，2.0，4.0mm）不同直径的血管，长度为150mm。

5.减影性能评价

骨骼模拟厚度为0.5、1.0，1.5cm。

6.动态范围评价

体模可提供最多7阶动态范围评价。

7.影像失真度检测

体模标准厚度为1.6mm表面凿孔的铝板，孔的直径是3.2mm。

四、电子计算机断层扫描检测仪器

电子计算机断层扫描（CT）成像技术的快速发展对CT质控设备和测量方法

提出了更高的要求。CT检测仪器可完成多排螺旋CT设备宽射线束条件下CT剂量等相关参数的测量和质量评估工作。

（一）分析软件

1.测试条件

头部体模，中心点CT剂量指数（CTDI）测量，加权因子K＝1.02。Dose Profile Analyser自动标记中心两侧光标以计算CTDI100。Dose Profile Analyser支持"加权因子法"完成CTDI100，CTDIW（加权CTDI）与CTDIvol（容积CTDI），DLP（剂量长度乘积），FWHM（半宽高）和Scatter index（散射指数）等参数的测量。

2.加权因子法

完成中心位置CTDI100的测量后，通过加权因子K获得CTDIW和其他相关参数。K值存储在软件数据库中，测量时被自动加载。

3.5点加权法

完成体模中心及边缘共5个位置的CTDI100的测量后，通过加权的方法得到CTDIW和其他相关参数。

专用测试软件Dose Profile Analyser数据库预设CT测试模板，可应用于不同的CT系统。所有数据（包括数值和曲线）可选择以文件形式保存或输出至Microsoft Excel中，用于后期的分析和评估。

（二）个性模块用途

1.与低剂量敏感探头连接。

2.与电离室探头连接（包括用于放疗机绝对剂量测量的电离室）。

3.与MAS探头连接。

（三）Catphan500型体模

Catphan500型体模内填充4个测试模块。

1.CTP401模块

CTP401模块用于测量定位精度、层厚、CT值线性和诊视床运动精度，在Z轴方向上可测得层厚（测螺旋CT）。模块直径15cm，厚2.5cm，内嵌两组23°金属斜线（X方向、Y方向）及4个密度不同的小圆柱体：①特氟隆（Telflon，高密度物质，类似骨头）；②丙烯（Acrylic）；③低密度聚乙烯（LDPE）；④空气（最低密度）。此外，体模材料本身可作为第五种样品材料。

2.CTP486模块

CTP486模块用于测量场均匀性、噪声等参数。模块直径15cm，厚5cm，使用固体均匀材料"固体等效水"。

3.CTP528模块

CTP528模块用于测量空间分辨力（测试到21LP/cm）。模块直径15cm，厚4cm，为21组高密度线对结构（放射状分布）。

4.CTP515模块

CTP515模块用于测量密度分辨力，模块直径15cm，厚4cm。

内层孔阵：对比度0.3%、0.5%、1.0%；直径3、5、7、9mm。

外层孔阵：对比度0.3%、0.5%、1.0%；直径2、3、4、5、6、7、8、9、15mm。

（四）电子计算机断层扫描计量测试体模

电子计算机断层扫描（CT）计量测试体模应用于CT的性能测试，采用丙烯酸圆柱形插件式结构，可测量参数有层厚、定位光精度、CT值线性、空间分辨力、低对比度分辨力、系统均匀性和噪声。

五、磁共振质控检测系统

磁共振质控检测系统由三维霍尔磁场强度检测仪、高端磁场强度检测仪、磁共振性能检测体模组成。

（一）磁共振质控检测系统

三维霍尔磁场强度检测仪THM1176主要用于磁场强度检测。THM1176测量三维方向磁场分量和总量，避免了烦琐而复杂的摆位限制，从而大大提高了工作效率。

高端磁场强度检测仪PT2025采用微处理器方式控制，具有高精度、快速检测、全自动测量等诸多优点，广泛应用于磁共振、加速器限速装置、磁敏传感器校准。

（二）磁共振性能检测体模

（1）体模为外径20cm，内径10，19cm的立方体测试插件。

（2）体模可测量层厚，磁场均匀性，信噪比，T_1与T_2值，空间分辨力（高分辨力），密度分辨力（低对比度），几何线性等。

（3）空间分辨力及成像线性度，包括11组高分辨力测试卡，测试卡分别是1、2、3、4、5、6、7、8、9、10、11LP/cm。测试卡上有标称距离为2、4、8cm的测试标尺。

（4）低对比度灵敏度测试，用低对比度灵敏度测试块，包括4组不同深度的同一种圆柱形测试物质，其深度分别是0.5、0.75、1.2mm，每组物质中有3种不同的直径，分别是4、6、10mm。

六、超声波检测仪器

（一）医用超声监测系统

超声功率水平测量具有重要的意义，它可以确定被检查者实际接受的超声功率大小，因此，所有诊断及治疗用多普勒超声仪器都应定期进行测试。

UPM-DT-1是用来对诊断及治疗用超声探头进行功率输出测量的高精度毫瓦级超声功率计，测量方法符合中国食品药品监督管理局推荐的测试准则。由于使用了一级方法进行功率测试，所以其精度可以向NIST溯源。UPM-DT-1结构紧凑、性能稳定、便于携带，产品特点如下：性能测试通过FDA及NIST认证，频率范围为0.5~10MHz，分辨力为2mW，测试范围为0~30W，数字显示/携带箱体设计，连续及脉冲模式下测量超声脉冲，自动清零且稳定。

（二）超声声场分布检测系统

超声声场分布检测系统（AIMS）用于测量标准中规定的相关参数。测量参数如下。

（1）最大空间平均声功率输出（最大功率）。

（2）峰值负声压（P^-）。

（3）输出波束声强（lob）。

（4）空间峰值时间平均导出声强（Ispta）。

（5）换能器输出端至最大脉冲声压平方积分点（对连续波系统，为最大平均平方声压）之间的距离（Lp）。

（6）－6dB脉冲波束宽度（Wpb6）。

（7）脉冲重复频率（Prr）或扫描重复频率（Srr）。

（8）输出波束尺寸，为平行或者垂直于参考方向的尺寸。

（9）算术平均声工作频率（fawf）。

（10）声开机系数。

（11）开机模式。

（12）声初始系数。

（三）超声波层厚体模

超声波层厚体模在无回声仿真组织内包埋一个回声材料制成的薄平面。体模有两个扫描平面，反射面与其中一个扫描平面成45°，与另一个扫描平面垂直。

使用该体模可轻松地显示出不同深度的超声波剖面。超声波剖面含有大量关于超声波组织仿真介质后的超声波剖面信息，可清晰反映出近场、焦点长度、焦点区域、声波宽度以及原场声波发散的情况。另外，近场幅度的变化是由不同亮度反映出来的，而远场幅度几乎是均一的。

超声波层厚体模可以评估任意成像系统在任意深度上的层厚。作为空间分辨力第三个要素的层厚或纵向分辨力显示了主束轴前后的结构所产生的反射。层厚改变的效果与轴向－横向分辨力改变所产生的效果相同。层厚越薄，分辨力越好，随着层厚的增加空间分辨力逐渐下降。

（四）灰阶模块

灰阶模块由以橡胶为基础的聚硫橡胶（TM）材料组成。模块带有一个扫描槽，在槽中可以装入水或低黏度的偶合剂等媒介。灰阶模块用来评价影像系统的灰阶并显示动态范围，范围为－12～＋12dB/（cm·MHz），包括直径为2、4、8mm的圆柱形靶。

测试参数：灰阶、显示动态范围、图像均匀性、功能分辨力。

（五）多普勒流量控制系统

超声多普勒流量控制系统与适当的体模组合使用可以为评估超声多普勒成像系统在不同深度或最大渗透，以及不同流速、位置和方向辨别的灵敏度检测提供一种简单而准确的测量手段。多普勒流量控制系统包括一个速度不同的替换泵、一个流量累积器、两个在线流量计以及一个测量液瓶，可与仿真心脏多普勒流量方向辨别装置和多普勒测量液共同使用。该系统可提供20～950mL/min稳定的流率范围，并可按照用户要求提供更大的流率。泵的速度由一个旋钮控制。2个在线流量计不断检测着流经体模的仿真血液测量液的流率。测量液瓶的最大容量保证了即使是在使用数小时后流经体模的测量液也没有气泡。

1.仿真心脏多普勒流量体模

仿真心脏多普勒流量体模有4个不同直径的流动通道（通常为2、4、6、8mm），可模拟心脏血管系统，2个固定角度的扫描平面可以维持超声波和流经体模的多普勒测量液之间恒定的角度，扫描平面的角度是18°和56°，允许用户在3～17mm深度之间进行连续扫描。

仿真心脏多普勒流量体模可完成灵敏度、流率、流动位置、渗透、图像均匀性等的测量。

2.仿真外围血管多普勒流量体模

体模分为仿真外围血管多普勒流量体模和有狭窄的仿真外围血管多普勒流量体模两种。

以上两种体模各有4个流动通道，可模拟浅表的血管系统，模拟血管位于扫描表面15mm以下。内置的扫描通道允许用户使用水或低黏性凝胶体作为声学偶合剂。两种体模的区别在于流动通道的类型不同。有狭窄的外围血管多普勒流量体模有4个直径为8mm的流动通道，且有0、50%、75%、90%闭塞面积的内置狭窄装置；仿真外围血管多普勒流量体模有4个直径分别为2、4、6、8mm的流动通道，没有狭窄装置。

仿真外围血管多普勒流量体模可完成灵敏度、流率、流动位置、渗透率的测量。有狭窄的仿真外围血管多普勒流量体模可完成灵敏度、流率、流动位置、渗透率、图像均匀性、血管腔内狭窄度的测量。

七、单光子发射计算机断层成像术、正电子发射计算机断层显像设备检测仪器

放疗设备属高风险医用电子设备，定期对其进行质量控制具有非常重要的意义。

放疗设备主要有如下几种：

第一，绝对剂量检测仪；

第二，放疗法水箱检测系统；

第三，活度计；

第四，正电子发射计算机断层显像（PET）/单光子发射计算机断层成像术（SPECT）设备性能检测体模。

STAR TRACK是放疗系统的质控测量设备，独特的设计使其可以快速获取数据并进行全面的数据分析。

STAR TRACK的平板电离室与大气连通，可进行自动温度气压校准；独特的探头布局，一次测量即可完成主要质量参数测量；实时测量的同时可完成对称性、平坦度、半影、射野宽度、能量验证和输出剂量分析。

八、γ刀检测参数

近年来，国内γ射束立体定向放射外科发展迅速，γ射束治疗设备在医学领域得到了极其广泛的应用。γ射束治疗设备在临床上以放射治疗为目的，如果发生剂量学或者定位几何参数变化，不仅影响临床治疗效果，甚至会使被检查者受到伤害。因此，定期对γ射束治疗设备进行测量和检查具有非常重要的意义。

（一）绝对剂量计DOSE1测量参数

1.剂量率

应用于焦点标称吸收剂量率、焦点剂量率比值等。

2.剂量

应用于灰度–剂量定标、剂量计算综合误差等。

3.计量

每监测单元计量。

4.电荷和电流。

（二）γ刀头

γ刀头部专用检测体模呈直径为160mm的球形有机玻璃，是专用于对γ刀治疗设备进行剂量学性能检测的设备。体模中央可插入厚度为10mm的插板，而不同的插板可以分别插入0.015CC，0.125CC电离室和半导体检测器。

1.γ刀头部专用检测体模参数

（1）形状：球形。

（2）直径：满足标准要求。

（3）插槽：支持胶片暗盒、探测器插板等。

2.γ刀体部专用检测体模参数

（1）形状：椭圆。

（2）尺寸：满足标准要求。

（3）插槽：支持胶片暗盒、探测器插板等。

γ刀头部专用检测体模检测参数为剂量（配合剂量计），聚焦野尺寸，定位参考点偏差（焦点棒），面积重合率，治疗计划软件的重组位置误差等。

第九章

医疗设备的应用管理

医疗安全、医疗质量是医院发展的重中之重，是医院管理工作中永恒的主题，它直接关系到患者的健康。目前，医疗设备在临床使用过程中，因质量问题和维护不当而引发的不良事件日益增多。因此，如何保障医疗设备临床使用安全，进一步保证医疗安全，是医疗卫生机构目前面临的重要问题之一。

在国内，医疗设备的管理主要是由卫计委、国家食品药品监督管理总局等部门负责。

国外的管理现状与我国的管理模式有所区别。欧盟的医疗设备监督管理基本上采用欧盟各国协调一致的标准，即欧盟认证（CEU证）。现在安全与质量标准主要源于国际电工委员会（IEC）和ISO，标准前带有EN符号，如EN-IEC80803.3，不同类别的医疗设备获取CE标志的条件不同。

美国将医疗设备纳入美国食品药品监督管理局（FDA）管理范畴。医疗设备安全与质量方面的标准大多由非官方机构制订。比较有代表性的是美国医疗仪器发展协会（AAMI），其标准主要以ISO13489和ISO13488为基础，内容包括从生产到使用的各种标准，其中医疗设备管理与电气安全指标为医院临床工程部门所采用。

日本对医疗设备的管理采用中央集权方式，负责医疗设备管理的机构是厚生省（卫生部）。

第一节

医疗设备的临床使用安全管理

一、医疗设备临床使用安全管理的意义

根据《医疗器械临床使用安全管理规范》中的定义，医疗设备临床使用安全管理是指医疗机构在医疗服务中涉及的医疗设备产品质量、使用人员、操作流程、技术规范、设备环境等的安全管理。医疗设备使用安全是保证医疗质量的前提，其根本目的是贯彻预防为主的方针，为提供优质的医疗服务创造技术条件。加强医疗设备临床使用安全管理工作，可以有效降低医疗器械临床使用风险，提高医疗质量，保障医患双方合法权益。我国于2000年引入了《医疗器械风险管理的标准和应用指南》，目前已更新至YY/T0316-2008/ISO 14971：2007。

二、影响医疗设备安全的因素

医疗设备安全问题在国内一直没得到相应的重视。医疗设备的使用环境、设备本身的质量、设备对环境和人体的影响等多方面因素直接或间接关系着医疗设备的安全问题。

（一）医疗设备的环境安全

1.温度

医疗设备在工作时，其内部的电子元器件做功产生热量，当温度过高时，常常引起设备故障，严重的会引起火灾。

2.湿度

医疗设备的工作环境要求必须干燥，湿度过低或过高都会影响设备的性能。湿度过低可引起设备的某些材料变形、扭曲，造成故障；湿度过高会导致元器件

215

电器性能变坏、精密部件生锈而降低性能。特别是在南方梅雨季节，很多水汽凝结在设备的电子元器件上，引起芯片管脚之间绝缘度降低，易引发短路或高压打火故障，从而造成设备损坏。

3.灰尘

静电感应可使灰尘附着于元器件表面，既影响元器件的散热，又影响其电气性能。如大型设备的电源，若灰尘附着过多，会影响风扇的转数，阻碍其内部散热，进而影响其工作功率，导致设备出现无法开机等故障。

（二）医疗设备的电气安全

医疗电气安全是医疗设备应用安全和质量保证的最基本的安全要素。医务人员及患者与医疗设备的接触频繁，人体经常会直接或者间接地接触带电设备，尤其是一些手术、急救设备，如高频电刀、呼吸机、除颤仪等，如果没有电气安全保护会带来很多危险。一旦发生电气安全事故，不但会造成设备本身损坏，更严重的是可能会危及医患人员的人身安全。

在采购过程中应选择通过电磁兼容（EMC）测试的医疗设备；在医疗设备安装场地布局中应考虑设备之间的相互干扰和影响；认真分析各种设备的电磁兼容性问题，在制订设备的操作规程时明确使用方法和注意事项，避免相互干扰和影响。

（三）医疗设备的辐射安全

医疗设备必须遵照国家相关规定进行机房设计、施工，经专业机构检测合格后方可使用。危险标识：在机房入口处设置明显的警示标志，警告哪类人员不能靠近或禁止入内，提醒进入操作区的注意事项及可能造成的危害。工作状态警告：设备在工作状态下可能给人体造成伤害，应在明显处设置状态指示灯。操作人员必须严格遵守各项操作规程，减少患者所接受的辐射剂量；放射工作人员需要佩戴放射剂量卡，并定期接受检测。

（四）医疗设备安全的环境设施因素

医疗设备要正常运行，还应配备相应的环境设施。医用耗材的管理需要跟库房配套，且根据存放物品的要求提供能够保证温度、湿度、存放高度和其他存放要求的条件。技术维护维修需要跟检修室配套，包括精密仪器维修室和机械维修室等。质量检测需要跟检测室配套，能够保证供电、地线、屏蔽、防静电等专业要求。专业设备包括示波器、万用表、直流稳压电源、集成电路测试仪等基础检修设备；检测设备包括心电信号模拟器、血压模拟器、气流测试仪、液流测试仪、电气安全检测仪等；机械维修设备包括车床、钻床、电氧焊设备等。

三、医疗设备临床使用安全管理的主要内容

医疗设备临床使用安全管理的主要内容包含医疗设备的准入与评价管理、医疗设备临床使用管理和医疗设备临床保障管理，管理的核心是医疗设备的安全和质量控制。医疗机构应采取有效的措施确保进入临床使用的医疗设备合法、安全和有效。医疗设备投入临床后，临床使用安全则主要体现在医疗设备临床使用管理和医疗设备临床保障管理两个方面。医疗设备临床使用管理包括设备的操作培训、使用人员的资质、操作使用规范、使用安全的考核和评价、不良事件的监测、应急事件的处理与预案等；医疗设备临床保障管理包括医疗设备的验收、校准、检测、维修和保养、档案管理、维护信息的分析、效益分析与风险管理等。

（一）医疗设备的准入与评价管理

医疗设备的准入与评价管理主要包含购置论证、验收、安装、调试。

1.设备购置

对医院计划购买的设备应从医院整体发展规划上考虑。重点学科和特色科室应优先配置，以便发挥其学术带头作用，保持其在技术上的领先地位，以利于医院的长期发展。

2.医院医疗设备使用评价制度

（1）临床工程部门对全院医疗设备的使用情况进行监控，以便合理配置和充分利用医疗设备，并为院领导决策提供依据。

（2）凡价值在50万元以上并可做收费项目的医疗设备必须进行使用评价分析。

（3）医院各临床科室负责人每年填写大型医疗设备使用情况数据采集表，如实填写本科室当年医疗设备的工作量、年收入、材料消耗、人员费用、开机天数、设备配置功能、常用功能，并于当年年底前交临床工程部门。临床工程部门

统计其维护费用。

（4）临床工程部门定期对贵重、大型医疗设备的使用情况进行评估。对于设备能够充分利用、效益明显的科室给予表扬；对于设备长期闲置、开展工作不力、维护保养不当的给予批评。

（5）临床工程部门将医疗设备使用评价结果上报医院设备管理委员会，作为决策参考。

3.设备验收

医疗设备验收是授权工程技术人员依据相关法律文件（合同、招投标书）对购进的医疗设备从外包装到内在质量进行核查核对，它分为硬件验收和软件验收。

医疗设备在硬件验收时，要严格把关，一般程序为：外包装检查，开箱验收，数量验收，质量验收。从合同内容出发，严控产品的外观完好状况，包括设备的技术参数是否履行合同内容，设备的各种附件是否齐全，设备的各项检验检测报告、入关手续、中英文说明书、维修手册是否齐全。

软件验收：按照设备的说明书及技术文本，检查设备各项技术性能是否达到规定要求，是否能够实现合同约定的技术参数规定，对每一项技术指标进行详细认真的检测，并对检测的数据做详细记录和分析，以此作为质量控制的依据和医疗设备档案管理的重要组成部分。

医疗设备的验收应有设备管理部门、临床工程部门、使用科室等医院相关部门及厂商代表共同参加，如要申请进口商检的设备，必须有当地商检部门的商检人员参加。验收结果必须有记录并由各方共同签字。质量验收应按生产厂商提供的各项技术指标或按招标中承诺的技术指标、功能和检测方法逐项验收。对大型医疗设备的技术质量验收，应由有资质的第三方机构进行。工程技术人员应对验收情况进行详细的记录并出具验收报告，严格按合同的品名、规格、型号、数量逐项验收。对所有与合同不符的情况，应做记录，以便及时与厂商交涉或上报商检部门进行索赔。到货时与相关人员依据合同及发票、送货单，进行及时验收和入账。

4.设备安装、调试

（1）医疗设备的安全调试工程要符合国家制定的相关标准。

（2）安装调试要求：医疗设备的安装调试过程比较复杂，与每台医疗设备的结构、原理、制造商及型号规格都有关联。在实际安装调试过程中，要以制造商提供的安装调试要求为基础，辅助厂家工程师完成。通用要求如下。

①参加安装调试人员要熟悉安装、使用说明书，了解国家相关标准的要求，了解医疗设备性能，做好安装调试的各项准备工作。要检查电源、地线是否符合要求；有水源要求的医疗设备要事先检查水压流量；有放射源的医疗设备要按照要求事先测试防护要求。

②大型医疗设备如DSA、CT、MRI、直线加速器等，因价值高昂，在进行安装调试前应当组成专门的小组，厂方要按合同规定派专门人员进行安装调试，并对使用和维修人员进行技术培训。

③医疗设备在调试时要按照说明书要求进行，应对医疗设备的各项技术功能（包括软件功能）逐一调试。

④调试过程中，使用操作人员应熟悉关键的技术问题；根据不同的医疗设备及要求，可以安排专题技术讲座，进行深层次的技术讨论；调试时应当安排连续开机，以验证医疗设备的可靠性。

⑤安装调试完成，医疗设备能够正常运行，有关人员要做好安装调试记录，要求厂家出具安装调试报告，报告内容应包含设备的实际运行参数等指标，并对安装调试中出现的问题和解决方案记录在案。

（二）医疗设备临床使用管理

1.医疗设备常用的分类

按照实际应用分为三大类，即诊断设备类、治疗设备类及辅助设备类。

（1）诊断设备类可以分为以下几类：影像诊断类，如PET-CT、CT、MRI、DSA、SPECT、超声诊断仪、医用X线摄影设备（含X线机、CR、DR）等；电生理类，如心电图机、脑电图机、肌电图机等；物理诊断类，如体温计、血压表、显微镜、测听计、各种生理记录仪等；实验诊断类，如血细胞计数仪、生化分析仪、免疫分析仪等；内镜类，如胃镜、肠镜、气管镜等。

（2）治疗设备类可分为以下几类：生命支持类，如心脏除颤起搏器、呼吸机、输液泵等；手术治疗类，如麻醉机、手术导航系统、微创手术系统、手术显微镜等；放射治疗类，如直线加速器、^{60}钴治疗机、后装治疗机等；理疗类，如光疗设备、电疗设备、超声治疗等；激光类，如皮肤激光治疗仪、眼底激光治疗仪等；透析治疗设备，如透析机、血滤机、水处理设备；冷冻类，如半导体冷刀、气体冷刀和固体冷刀等；其他设备，如高压氧舱等。

（3）辅助类设备：包括消毒灭菌设备，制冷设备，中心吸引及供氧系统，制药机械设备，血库设备，病房护理设备（病床、器械台、器械柜、推车、氧气瓶等），手术室辅助设施（手术床、无影灯、医用吊塔），医用软件等。

2.制定医疗设备管理制度，规范操作流程，使设备的管理系统化、规范化，使医疗设备得到有效利用

下面是某医院的《医疗器械临床使用安全管理制度》，其内容涵盖了医疗设备的使用安全管理。

为加强医疗设备临床使用安全管理工作，降低医疗设备临床使用风险，提高医疗质量，保障医患双方合法权益，根据《医疗器械临床使用安全管理规范》的规定和要求，由医院医疗器械质量安全管理委员会制定本制度。

（1）医疗器械临床使用安全管理是指医疗机构医疗服务中涉及的医疗器械产品、人员、制度、技术规范、设施、环境等的安全管理工作。

（2）为确保进入临床使用的医疗器械合法、安全、有效，对首次进入医院使用的医疗器械严格按照医院的要求准入；严格按照相关法律法规采购规范、入口统一、渠道合法、手续齐全的器械；将医疗器械采购情况及时做好对内公开；对在用设备及耗材每年要进行评价论证，提出意见及时更新。

（3）医疗器械采购、评价、验收等过程中形成的报告、合同、评价记录等文件应进行建档和妥善保存。

（4）从事医疗器械相关工作的技术人员，应当具备相应的专业学历、技术职称或者经过相关技术培训，并获得国家认可的执业资格。

（5）对医疗器械临床使用技术人员和从事医疗器械保障的临床工程技术人员建立培训、考核制度。组织开展新产品、新技术应用前规范化培训，开展医疗器械临床使用过程中的质量控制、操作规程等相关培训，建立培训档案，定期检查评价。

（6）临床科室使用医疗器械时应当严格遵照产品使用说明书、技术操作规范和规程，对产品禁忌证及注意事项应当严格遵守，需要向患者说明的事项应当如实告知，不得进行虚假宣传，误导患者。

（7）医疗器械出现故障时，使用科室应当立即停止使用，并通知临床工程

部门按规定进行检修，经维修仍然达不到临床使用安全标准的医疗器械，不得再用于临床。

（8）发生医疗器械临床使用不良反应及安全事件时，临床科室应及时处理并上报质控科及委员会，由质控科上报上级卫生行政部门及国家食品药品监督管理总局。

（9）临床使用的大型医用设备、置入与介入类医疗器械名称，关键性技术参数及唯一性标识信息应当记录到病历中。

（10）制订医疗器械安装，验收（包括商务、技术、临床），使用中的管理制度与技术规范。

（11）对于在用医疗设备的预防性维护、检测与校准、临床应用效果等信息进行分析与风险评估，以保证在用医疗设备处于完好与待用状态。预防性维护方案的内容与程序、技术与方法、时间间隔与频率，应按照相关规范和医疗机构的实际情况制订。

（12）在大型医用设备使用科室的明显位置必须公示有关医用设备的主要信息，包括医疗设备的名称、注册证号、规格、生产厂商、启用日期和设备管理人员等内容。

（13）遵照医疗设备的技术指南和有关国家标准与规程，定期对医疗设备的使用环境进行测试、评估和维护。

（14）对于生命支持类设备和相关的重要设备，应制订相应应急备用方案。

（15）医疗设备的保障技术服务全过程及结果均应真实记录并存入医疗设备的信息档案。

（三）医疗设备临床保障管理

医疗设备在医院的全生命周期管理包括计划论证、设备采购、验收入库、资产管理、使用管理、维护管理、质控管理。医疗设备使用安全风险管理伴随着设备整个生命周期，需要从不同的角度介入。医院设备管理委员会全面掌控医疗设备使用安全及风险，研究制订全院医疗设备配置、购置、安全管理方案，分析医疗设备应用风险来源，指导各科室医疗设备安全监管，设备使用前进行相关操作安全培训，制订设备操作规程与安全注意事项，临床工程部门定期进行风险评估、巡查与预防性维护，健全安全监测体系及安全事件上报制度。

基于设备风险分析与评估来制定设备保障管理制度，从设备维修、使用培训、维修培训、预防性维护、设备质量安全管理入手，遵循相关法律法规及管理制度，完善制度和流程，直到设备报废，使医疗设备全生命周期都处于监管状态。

医疗设备的培训应包含使用培训和维护培训。使用培训包含设备的操作和安全注意事项等，根据规程由临床工程部门的技术人员和厂家工程师负责对临床使用人员进行相关培训，并进行理论考核，同时对培训人员与临床医疗设备使用人员的能力及设备使用资质做出评定并反馈；临床工程部门指导各科室医疗设备的安全使用，并进行有效监管。在设备使用前对科室人员资质进行准入管理，由临床科室负责人提出人员上岗申请，进行培训后，持证上岗。使用人员应了解设备的基本构造、基本原理，熟悉设备的各项性能和功能，学会设备的日常保养、维护方法，掌握正确的使用方法和操作程序，特别要掌握保障设备安全性的措施以及有关注意事项，对使用人员还需要加强设备安全用电常识以及设备故障应急处理方面的培训。

（四）医疗设备的应用管理制度举例

下面以某医院加速器管理制度为例进行介绍。

1.加速器临床使用安全管理制度

（1）加速器使用人员应当经过相关技术培训，并获得国家认可的执业资格。

（2）加速器应用前应规范化培训，包括使用过程中的质量控制、操作规程等，建立培训档案，并定期检查评价。

（3）如实告知患者加速器放射治疗的禁忌证及注意事项。

（4）发生加速器临床使用安全事件或者出现故障时，立即停止使用，并通知设备维修技术人员按规定进行检修；经检修达到临床使用安全标准才允许再用于临床。

（5）落实加速器以下各项管理制度、岗位职责和应急预案。

2.加速器操作基本规范

（1）放疗患者治疗单的接受：当拿到治疗单时要做"三查五对"的工作。

①查设备类型、射线性质。

②查治疗单内容是否清楚、是否有主管医师的签名。

③查患者体表照射野是否清楚，特殊患者请主管医师共同摆位。

④核对患者姓名、性别、诊断及医嘱、累积剂量、患者的联系电话及地址。确认上述各项信息正确的情况下实施技术员双签名制度（摆位签名、抄单签名）。

（2）进入治疗室前与患者的谈话：治疗前与患者的谈话主要是交代注意事项。

①放疗期间保证照射野清晰。保持皮肤干燥。

②不能随意擦洗红色线条和红色十字中心。

③照射时不要紧张、不能移动。

④在治疗中如有不适请随时示意。

⑤治疗结束不能自己离开治疗床。

（3）数据的输入：按医嘱正确地输入该治疗所需要的全部数据及指令，核对所用技术文件是否准确。

（4）进入治疗室

①中心摆位需要两位技术员共同参与，进机房时一人在前一人在后，确保患者安全进入治疗室。

②检查治疗机机架归零，光栏归零。

③放置固定装置，按照医嘱使患者处于治疗体位。

④充分暴露照射野，清除照射野区异物，确定照射野及等中心标记清晰。

⑤两位技术员共同确认辅助装置使用是否正确。

⑥若非共面照射时，应做到先转机架再转床。

⑦成角照射：固定源皮距（SSD）照射技术必须先打机架角度，再升降床面对源皮距；等中心定角（SAD）照射技术则先调整源皮距后再打机架角度；检查机头托盘上是否有铅块或其他附件，防止掉下砸伤患者或砸坏设备。应在机头下方向看视机架度刻盘，防止因视线倾斜而产生的角度误差；机架角＞90°时，必须检查射线是否被床的刚性支架所挡。若有此情况及时调整患者位置，或翻动刚性支架。

⑧旋转治疗：治疗床尽量放在零位；必须做一次全程模拟旋转。

⑨摆位结束，让陪护人员出门，技术员走在最后一位。确保治疗室中非治疗者全部出门才能关闭治疗室电动门，进行开机准备。

（5）控制室

①复核已输入治疗机的内容，包括姓名、性别、野号、射线的性质、能量、剂量、MU和所调用的放射技术文件等，保证准确无误才能开机。

②开始治疗。通过监视器全程观察患者在治疗中的变化，患者如有不适应及时终止治疗，先将患者安全移出治疗室，及时与主管医师取得联系。记录有关参数，汇报给技术组长和主管医生。

③如机器发生故障而中断治疗应及时告诉患者，确保患者安全离开治疗室。记录下有关参数，汇报给技术组长和维修人员及主管医师。

（6）治疗结束

①机器归零。

②放低治疗床。

③让患者下床穿好衣服，必要时搀扶患者。

④离开治疗室，技术员应走在最后。

（7）放疗中出现任何疑问应及时报告主管医师。

3.防护措施

（1）在操作室内，只允许具备资质的岗位人员操作机器，严禁违规操作，防止发生任何事故。

（2）在治疗室内，只允许工作人员和接受治疗的患者在内停留，严禁任何无关人员进入机房。

（3）将机房门关闭前，执行治疗人员一定要检查并确认治疗机房内无其他人员，方可关门。

（4）在没有确认安全之前，禁止在控制室旋转机架或治疗床。

（5）每次治疗结束后，操作人员必须将钥匙开关置于DISABLE位置。

（6）对佩戴起搏器的患者一般不宜做治疗。必要时，需要了解起搏器的性能后在严密观察下执行治疗，防止发生意外。

（7）非相关人员不能进入工作场所。

4.加速器应急措施

任何时刻下都可能出现紧急情况。为了确保安全操作加速器，根据医院实际情况制订几种紧急情况的具体处理措施。

（1）若发生停电，操作人员应立即关闭机器电源，启动应急灯，撤离患者；电动门不能自动打开时，用摇把工具手动打开机房门。必要时用紧急控制器或摇把将治疗床降下，协助患者离开治疗室。

（2）如果治疗结束后发生无法停止治疗射线的情况，立即关闭出束开关或机器上的紧急开关，马上按下"BEAM OFF"按钮，并将钥匙开关从"ENABLE"状态打到"DISENABLE"。如果设备还继续出束，按下最近的"EMERGENCY"开关（紧急开关）；如果设备仍继续出束，关掉总开关，记录已辐射跳数。

（3）发生烟火时应立即关闭电源，中止治疗，启动灭火器灭火，并及时报火警。

（4）发现机器有漏水现象，立即停止治疗，协助患者离开治疗室，并切断机器电源。

（5）一旦发现机房内有异味气体时，立即中止治疗，切断总电源，检查事故原因，记录已辐射跳数。通知有关人员查明原因。

（6）治疗过程中如果有异物脱落，应立即中止治疗，进入机房查明原因。在未排除危险之前，禁止继续治疗。

（7）如果有人员受到意外辐射，请马上到医院接受检查，确认意外辐射的剂量并采取适当措施尽量减轻辐射效应。并报告相关部门，启动《放射事件应急处理预案》进行处理。

（8）无论发生任何故障，必须及时通知维修人员。检查确认后，方可恢复治疗。

5.加速器管理职责

（1）加速器操作技术人员的主要职责

①每台设备指定一名技术员专门负责设备的使用管理。

②按《设备使用登记本》要求填写设备使用情况。

③每天早晨治疗前进入晨检模式，按要求逐项进行检查。正常情况下，每周打印一次参数，妥善保管。设备维修后，第二天晨检后应打印一次参数。

④每天对空气压缩机进行清洁、排水。

⑤每天治疗前检查水箱水位是否正常，水位不够应及时添加蒸馏水。

⑥治疗结束后将机架放到270°，将电源钥匙打到"STANDBY"状态，关气泵。

⑦每周对机器及附件进行清洁，及时补充消耗品。

⑧发现设备故障时，应及时采取正确措施保护患者和设备，通知维修人员进

行检修，填写维修申请，协助工程技术人员维护、维修机器，进行常规项目的验收，并在维修申请单上签名。

（2）加速器维修人员的主要职责

①做好机器的维护和保养，督促操作技术人员按规定进行常规维护。

②在接到维修申请后，尽快到现场检修设备，并填写维修记录，作为设备的档案。

③及时向使用科室反馈设备维修情况，协商维修方案。

④加强设备的预防性维护，减少机器的故障率。

⑤督促厂商做好设备的维修和定期维护工作。

⑥向上级相关部门提供设备管理的必要资料。

（3）加速器物理师的主要职责

①按国家标准对加速器的运行性能进行定期检测和简单调整，并做好记录，妥善保管。

②调整、校准加速器的输出量，并做好记录。

③在设备维修后进行性能参数方面的验收，必要时监督和指导维修人员进行性能参数的调试，并在维修申请单上签名。

④根据设备的状态最终决定设备能否进行治疗。

第二节

医疗设备安全风险分析、评估与控制管理

医疗设备的风险管理是指通过管理学手段和方法，对医疗设备的风险进行分析、评估和控制，以防止患者或使用人员受到伤害。风险管理的目的是确保在用医疗设备的质量和安全；做好医疗设备使用前的质控，降低和控制医疗设备故障

发生率，使医疗设备始终处于最佳工作状态；树立全员的风险管理意识，提高质量管理水平和医疗水平。

一、医疗设备风险类型

医疗设备风险类型分为物理风险、临床风险、技术风险。

物理风险：机械性损伤，设备电击等。

临床风险：操作失误或不合理操作、技术上的应用问题等。

技术风险：测量误差或性能指标的下降等。

二、医疗设备的风险分析

对医疗设备风险类型的评估有两种量化方法。第一种国际上比较流行的是量化风险值的综合风险评分系统，它是Vermont大学技术服务方案。该系统一共分为临床功能、有形风险、问题避免概率、事故历史、制造商/管理部门的特殊要求5个部分。每个部分对应着不同的风险值。按照不同类型和用途打分，评分决定风险程度：超过13分，高风险；9—12分，中等风险；低于9分，低风险。如在ICU使用的空气消毒机。

笔者所在医院主要采用了Vermont大学的技术服务方案，结合医院实际工作情况建立了医疗设备风险评估系统，针对每个类别根据经验进行量化赋分，最后依据量化分值确定风险级别，以确定纳入风险管理系统作为重点管理的医疗设备，并指导医疗设备维护方案的建立，使医疗设备风险分析从定性走向定量。评分标准如表9-1所示。

表9-1　医疗设备的风险评估表

评分标准——每个类别选择一个分数		权重	分数
临床功能	不接触患者	1	
	设备可能直接接触患者，但是并不起关键作用	2	
	设备用于患者疾病诊断或直接监护	3	
	设备用于直接为患者治疗	4	
	设备用于生命支持	5	

（续表）

评分标准——每个类别选择一个分数		权重	分数
有形风险	设备故障不会导致风险		
	设备故障导致低风险	2	
	设备故障会导致治疗失误、诊断错误或对患者监护失效	3	
	设备故障可能导致患者或使用者的严重损伤乃至死亡	4	
问题避免概率	维护或检查不会影响设备可靠性	1	
	常见设备故障类型是不可预计的或者不是非常容易预计的	2	
	当常见设备故障不是非常明确时，设备的历史记录可以指出技术指标测试中经常检测到的问题	3	
	常见设备故障类型是可预计的，并且可以通过预防性维护避免	4	
	需要特殊规定或制造商要求来指导预防性维护或测试	5	
事故历史	没有显著的事故历史	1	
	存在显著的事故历史	2	
制造商/管理部门的特殊要求	没有要求	1	
	有独立于数值评级体系的测试要求	2	

高风险级别设备即风险评价总分≥13分的医疗设备（如呼吸机、麻醉机、除颤器、高频电刀、CT、DSA），使用科室设备管理员每天检查设备的状态，并记录，若有问题通知责任工程技术人员处理，每个月责任工程技术人员巡查，每季度进行1次预防性维护保养。

第二种量化办法则是在"ISO 14971医疗设备风险管理第一部分：风险分析应用指南"中，把设备风险大致分为6个方面，即设备属性、物理风险、设备特性、安全性能、致死状态、使用频度，并根据经验给出各种类型的量化分值，然后把某类设备在6个方面可能获得的分值累加，就可得到其风险值。

设备属性：设备属性是指设备使用目的，可分为以下7个方面，如表9-2所示。

表9-2　医疗设备的设备属性分类

使用目的	风险值	设备举例
用于生命支持	12分	呼吸机、透析机
用于治疗	6分	电刀、输液泵、注射泵
用于监护	5分	监护仪
用于诊断	3分	心电图机、超声设备
与患者直接接触	2分	注射器、手术刀
与患者无接触	1分	紫外灯、无影灯
与患者和医疗无关系	0分	空调、计算机

物理风险：物理风险指一旦设备发生故障可能导致的结果，分为六个方面。分类如下表9-3所示。

表9-3　医疗设备的物理风险分类

导致结果	风险值
设备故障不会导致风险	1
设备故障导致低风险	2
设备故障会导致治疗失误、诊断错误	10
设备故障可能会导致患者或者使用者严重损伤乃至死亡	15

设备特性：主要指设备的电器特性，如有活动部件、有需要定期更换的部件、存在系统性关联停机、需要定期清洁等特性。同一台设备可有多项选择，每选中1项增加2分，最高不超过12分，如有明显的使用人员干预情况则需要在总分里扣除2分。

安全措施：安全措施是指医疗设备安全保护和报警功能的设计情况，包括9项：患者情况报警、故障报警、声光报警、故障码显示、连续的后续测试、机械安全保护、连续的操作警告、开机自检和手动自检，每缺少一项累计1分，最高为9分。

致死状态：致死状态指由设备故障可能引起的致死是直接的还是间接的。如果是直接的为5分，间接的为3分，不发生为0分。

使用频度：使用频度高为5分，使用频度较高为4分，使用频度低为1分，使用频度很低为0分。

依据上述评估方法对一些常见医疗设备进行初步评估，得出风险值高于40分的为高风险医疗设备，如呼吸机、麻醉机、除颤器、监护仪、加速器、起搏器、高频电刀、体外循环、血透机、高压消毒锅等；风险值在20～40分为中等风险医疗设备，如复苏器、导管机、各种影像诊断设备、非电生理类监护设备、生化与临检类设备等；风险值在20分以下的为低风险医疗设备，如无影灯、手术床和实验室非诊断类仪器及计算机等。

风险分析的目的在于进行风险控制，风险分值不同，风险控制的等级和投入的资源成本也不一样，量化的结果便于医院根据轻重缓急，采取相应的安全和质量保证措施。

三、风险管理的方法

（一）PDCA管理办法

PDCA循环是由美国统计学家戴明博士1950年提出的，它反映了质量管理活动的规律，又称"戴明环"。PDCA循环最初应用于品质管理中，后扩展应用到各个领域的管理思维及行动上，是能使任何一项活动有效进行的、合乎逻辑的工作程序，是提高质量、改善管理的重要方法，是质量保证体系运转的基本方式。

PDCA意指以下4个阶段。

P（plan）：计划，包括方针和目标的确定，以及活动规划的制订。

D（do）：执行，根据已知的信息，设计具体的方法、方案和计划布局；再根据设计和布局，进行具体运作，实现计划中的内容。

C（check）：检查，总结执行计划的结果，分清哪些对了，哪些错了，明确效果，找出问题。

A（action）：对总结检查的结果进行处理，对成功的经验加以肯定，并予以标准化；对于失败的教训也要总结，引起重视。对于没有解决的问题，应提交给下一个PDCA循环去解决。

以上4个过程不是运行一次就结束，而是周而复始地进行，一个循环结束，解决一些问题，未解决的问题进入下一个循环，这样阶梯式上升。

PDCA循环可以使我们的思想方法和工作步骤更加条理化、系统化、图像化和科学化。它具有如下特点。

1.大环套小环、小环保大环、推动大循环

PDCA循环作为质量管理的基本方法，不仅适用于整个工程项目，也适用于整个企业和企业内的科室、工段、班组及个人。各级部门都有自己的PDCA循环，层层循环，形成大环套小环、小环里面又套更小的环。大环是小环的母体和依据，小环是大环的分解和保证。各级部门的小环都围绕着企业的总目标朝着同一方向转动。通过循环把企业上下或工程项目的各项工作有机地联系起来，彼此协同，互相促进。

2.不断前进、不断提高

PDCA循环就像登楼梯一样，一个循环运转结束，生产的质量就会提高，然后再制订下一个循环，再运转、再提高，不断前进，不断提高。

3.门路式上升

PDCA循环不是在同一水平上循环，每循环一次，就解决一部分问题，取得一部分成果，工作就前进一步，水平就有提高。每通过一次PDCA循环，都要进行总结，提出新目标，再进行第二次PDCA循环，使品质治理的车轮滚滚向前。PDCA每循环一次，品质和治理水平均更进一步。

PDCA循环是全面质量管理应遵循的科学程序。全面质量管理活动的全部过程就是质量计划的制订和组织实现的过程，这个过程就是按照PDCA循环，不停顿地、周而复始地运转。PDCA循环不仅在质量管理体系中运用，也适用于一切循序渐进的管理工作。

处理阶段是PDCA循环的关键，因为处理阶段就是解决存在问题、总结经验和吸取教训的阶段。该阶段的重点又在于修订标准，包括技术标准和管理制度。没有标准化和制度化，就不可能使PDCA循环转动向前。

（二）海恩法则

海恩法则是飞机涡轮机的发明者德国人帕布斯·海恩提出的，是一个在航空界关于飞行安全的法则。海恩法则指出：每一起严重事故的背后，必然有29次轻微事故和300起未遂先兆及1000起事故隐患。任何不安全事故都是可以预防的。海恩法则的精髓有两点：一是事故的发生是量积累的结果；二是再好的技术、再完美的规章，在实际操作层面，也无法取代人自身的素质和责任心。因此，将安全工作重点从"事后处理"转移到"事前预防"和"事中监督"上来，是堵塞安全生产的"致命漏洞"，防患于未然，遏制安全事故的根本之策。

例如，某医院的移动式空气消毒机在使用中着火。经调查发现，设备使用过程中，由于过滤网残旧，天气回潮，导致电路板短路着火。起火时的味道和消毒的味道相似，并未引起工作人员的足够重视。在日常工作中，不论设备价值多少，工程技术人员都必须认真做好设备巡检，发现问题，及时处理，避免事故的发生。

（三）"瑞士奶酪模型"

"瑞士奶酪模型"由英国曼彻斯特大学James Reason教授等提出，也被称为"Reason模型"或"航空事故理论模型"。该模型认为：组织活动可以分为不同层面，每个层面都有漏洞，不安全因素就像一个不间断的光源，刚好能透过所有这些漏洞时，事故就发生了。"瑞士奶酪模型"认为，在一个组织中事故的发生有4个层面（4片奶酪）的因素，包括组织的影响、不安全的监管、不安全行为的先兆、不安全的操作行为。每一片奶酪代表一层防御体系，每片奶酪上存在的孔洞代表防御体系中存在的漏洞或缺陷，这些孔的位置和大小都在不断变化。当每片奶酪上的孔排列在一条直线上时，就形成了"事故机会洞道"，危险就会穿过所有防御措施上的孔，导致事故发生。4片奶酪上的孔洞随时在动态变化中，其大小和位置完全吻合的过程，就是过失行为累积并产生事故的过程。James Reason教授的"瑞士奶酪模型"强调不良事件发生的系统观，认为事故发生的主要原因在于系统缺陷。在一个组织中如果建立多层防御体系，各个层面的防御体系互相拦截缺陷或漏洞，系统就不会因为单一的不安全行为出现故障。

第三节
医疗设备的不良事件管理

依据国家《医疗器械不良事件监测和再评价管理办法（试行）》第三十九条，医疗器械不良事件报告的内容和统计资料是加强医疗器械监督管理，指导开展医疗器械再评价工作的依据不作为医疗纠纷、医疗诉讼和处理医疗器械质量事故的依据。若属于医疗事故或者医疗器械质量问题，应当按照相关法规的要求另行处理。

为了掌握每年发生的医疗器械不良事件概况，监测管理部门规定医疗器械生产企业、经营企业和使用单位对自然年度内发生的不良事件监测情况进行汇总并予以报告。使用单位应当在每年1月底之前对上一年度的医疗器械不良事件监测工作进行总结，并保存备查。

一、医疗设备不良事件的定义及影响因素

（一）医疗设备不良事件的定义

医院医疗设备不良事件主要是指获准上市且合格的医疗设备在正常使用过程中可能发生或发生的和医疗设备预期应用效果无关的任何有害事件。

（二）影响因素

1.生产设计

设计缺陷导致的不良事件约占总不良事件的14%。医疗设备在研发、生产过程中，会存在定位模糊，与临床实际应用脱节等问题，造成难以回避的设计缺陷。

2.设备固有属性

医疗设备的材料源自工业生产，经常不可避免地要面临着生物相容性、放射性、微生物污染、化学物质残留等问题。由于其固有特性，不可避免地存在着对患者、使用人员造成伤害的危险因素。

3.人为因素

人为因素包括人为操作错误，使用人员没有认真阅读操作手册，忽视相关风险提示；使用人员疲劳、紧张、心理压力大；缺少日常维护，使设备带病工作。

4.设备使用环境

包括：温度、湿度对设备的影响；周边电子设备电磁场对医疗设备的影响；设备所使用水、电、气对其存在的影响。

5.设备性能老化、故障

医疗设备使用多年，尽管还能工作，但是风险值明显增加。尤其是急救设备的突发故障，会威胁到患者的生命安全。

二、医疗设备不良事件的监测与管理

（一）医疗设备不良事件的监测

国家食品药品监督管理总局于2008年定义医疗设备不良事件监测包括对医疗设备不良事件进行记录、收集、分析、控制及处理等内容。临床科室常用医疗设备分类及常见不良事件如下表9-4所示。

表9-4　临床科室常用医疗设备分类及常见不良事件（参照《医疗器械分类目录》）

分　类	器械品种	不良事件表现
6821医用电子仪器设备	无创监护仪	血压、SPO2、心电无法测量；屏幕无显示；数据失真等
	心脏除颤起搏仪	充电无法达到额定焦耳数
	心电图机（单导、多导）	电极接触不良、脱落；波形无显示；导联线受干扰影响，数据不准确等。
	无创医用传感器	监测失败；流量监测不准，易坏

（续表）

分　类	器械品种	不良事件表现
6823医用超声仪器及有关设备	超声手术及聚焦治疗设备	超声刀头不能合拢；刀头断开；能量达不到标准
	全数字化彩超仪	轨迹球失灵；死机；探头损坏；伪影；按键失灵；图像及信号不稳定
	便携式超声诊断设备	探头转化器失灵；死机，黑屏；台车损坏
	超声辅助材料	偶合剂导致皮肤过敏反应
6825医用高频仪器设备	高频手术和电凝设备	能量过大或过弱；漏电
	微波治疗设备	治疗部位皮肤过敏、灼伤
	高频电极	漏电；绝缘不好；电路板故障
	射频治疗设备	患者出现水疱；恶心、呕吐
6830医用X线设备	X线治疗设备	无法启动；治疗中断
	X线诊断设备及高压发生装置	滤线栅故障；无射线；启动故障
	X线手术影像设备	术中无图像；机械臂无法运动；显示器无显示；无法启动
	X线计算机断层摄影设备	床无法进退；图像伪影；无法启动分类
6832医用高能射线设备	医用高能射线治疗设备	计时器错误；治疗床无法复位；防护门不受控
	高能射线治疗定位设备	定位不准；床进退错误
6841医用化验和基础设备器具	医用培养箱	浓度指示不准
	医用离心机	死机；转子卡死
6855口腔科设备及器具	口腔综合治疗设备，牙科椅	无充气气体；钻机转速不够；灯罩破裂
6857消毒和灭菌设备及器具	压力蒸汽灭菌设备	内胆腐蚀；漏水；顶盖无法打开；水无法排净
	气体灭菌设备	消毒后检测不合格；电路板故障；门无法打开；
	专用消毒设备	机身漏水；死机
6822医用光学仪器及内镜设备	电子内镜	镜头模糊；黑屏；不能调焦
	眼科光学仪器	仪器升降台皮带断裂不能使用
	光学内镜及冷光源	使用中无光源；无法聚焦

（续表）

分　类	器械品种	不良事件表现
6826物理治疗及康复设备	电疗仪器	治疗过程中断、漏电；电刺激较大，引起患者肌肉强烈收缩
	光谱辐射治疗仪器	电源漏电；治疗部位皮肤红肿
	理疗康复仪器	计算机死机；产品漏电
	磁疗仪器	定时功能不准确
6828医用磁共振成像设备	永磁型磁共振成像系统	线圈损坏；图像伪影；床无法进退
6840临床检验分析仪器	生化分析系统	出现（K、Na、Cl）离子漂移现象；标本管卡住传送轨道
	免疫分析系统	灵敏度低；测试结果不准确
	基因和生命科学仪器	温度无法升到设定标准；外盖卡手易损坏；
	尿液分析系统	灵敏度低
6845体外循环及血液处理设备	血液净化设备和血液净化器具	连接管断裂；透析器：破膜；液面传感器不准确；管路漏水
	血液净化设备辅助装置	血液自排气活塞管口流出

（二）医院设备不良事件监测管理

1.建立健全组织结构，明确岗位职责，明晰职能部门分工

成立医院医疗设备不良事件监测领导小组。指定院内一个部门具体负责全院医疗设备不良事件的管理。成立不良事件监测机构，由主管院长，具体负责医疗设备不良事件监测工作部门的负责人和工作人员，相关临床科室主任、护士长、临床医师等组成。配备相对稳定的专（兼）职监测员开展日常监测工作。根据国家相关法律法规及医院的实际情况，制订本单位医疗设备不良事件监测工作制度，如医疗设备不良事件科室反馈制度、报告制度、医疗设备质量管理制度和培训制度等。

医院临床工程部门配备工程技术人员兼监测员，负责全面推进医疗机构开展医疗设备不良事件监测工作；规范、指导医疗机构在开展医疗设备不良事件监测中应做的工作；明确医疗机构开展医疗设备不良事件监测相关工作的职责、程序及要求；建立并履行本使用单位医疗设备不良事件监测管理制度，主动发现、收

集、分析、报告和控制所使用的医疗设备发生的所有不良事件。指定机构并配备专（兼）职人员负责本使用单位医疗设备不良事件监测工作，并向临床医师反馈信息。在单位内积极宣传贯彻培训医疗设备不良事件监测相关法规和技术指南；按时报告所用医疗设备导致或者可能导致的严重伤害或死亡的不良事件，积极主动配合监管部门、医疗设备生产企业、经营企业对不良事件的处理；建立并保存医疗设备不良事件监测记录，并形成档案；对使用的高风险医疗设备建立并履行可追溯制度。

各临床科室设立医疗设备不良事件兼职联络员，联络员应当具有医疗设备不良事件监测相关知识和监测意识，熟悉本科室常用医疗设备的性能和使用常识，能及时收集本科室所发生的可疑医疗设备不良事件，并及时与监测员联系。

2.建立医疗设备使用不良事件报告制度

医疗设备使用单位除了要做好不良事件检测记录外，在报告医疗设备不良事件时还要遵循报告的原则和范围。出现以下情况时必须报告引起或造成死亡或严重伤害概率较大的事件；对医疗设备性能的影响严重，很可能引起或造成死亡或严重伤害的事件；使医疗设备不能发挥正常作用，并影响医疗设备的治疗、检查或诊断作用，可能引起或造成死亡或严重伤害的事件；医疗设备属于长期植入物或生命支持类设备；医疗设备生产企业需要或被要求采取行动来减少产品对公众健康造成损害的风险；类似事件在过去已经引起或造成死亡或严重伤害。

另外，报告人在报告医疗设备不良事件时应遵守相关基本原则，见表9-5。

表9-5　医疗设备不良事件报告原则和原则适合场合

报告原则	原则适合场合
可疑即报原则	在不清楚是否属于医疗设备不良事件时，按医疗设备不良事件报告。报告事件可以是与使用医疗设备有关的事件，也可以是不能排除的与医疗设备无关的事件
濒临事件原则	在医疗设备使用过程中，有些事件虽然当时未造成死亡或严重伤害，但是，医务人员根据自己的经验认为，当再次发生同类事件的时候，会造成患者、使用者的死亡或严重伤害，即"濒临事件"，需要上报
免除报告原则	使用者在应用前发现医疗设备有缺陷；完全是患者因素导致了不良事件的发生；事件发生仅仅是因为设备超过有效期；事件发生时，医疗设备安全保护措施正常工作，并不会对患者造成伤害
基本原则	造成患者、使用者或其他人员死亡、严重伤害的事件已经发生，并且可能与所使用的医疗设备有关，需要按可疑医疗设备不良事件报告

237

在收到相关不良事件报告后，根据规定要及时进行不良事件的调查、收集信息、查清原因并得出结论。调查的主要内容有：不良事件本身，包括患者的原患疾病、治疗过程、预后情况、抢救情况、尸检报告，医疗设备的基本情况、安装情况、维护保养情况、使用情况和辅助设备的使用情况等。

三、医疗设备不良事件的报告程序

（一）死亡事件

使用单位除及时向所在省、自治区、直辖市医疗器械不良事件检测技术机构报告外，还应及时报告相关医疗设备生产企业。

（二）严重危害事件

严重伤害是指危及生命，导致机体功能的永久性伤害或者机体结构的永久性损伤。必须采取医疗措施才能避免上述永久性伤害或者损伤。

使用单位在发现或者知悉之日起15个工作日内，及时填写《可疑医疗器械不良事件补充报告表》，向所在地省级医疗器械不良事件监测技术机构报告的同时，应当告知相关生产企业。

（三）突发、群发事件

突发、群发事件是指突然发生的，在同一地区、同一时间段内，使用同一种医疗器械对健康人群或特定人群进行预防、诊断、治疗过程中出现的多人医疗器械不良反应，根据损害程度及影响范围，可以分为一级事件和二级事件。突发、群发的医疗器械不良事件社会危害性最大，给广大医疗器械使用者带来的危险也最大。相对于前两类医疗器械不良事件的报告程序，时间的紧急性在本程序中占有至关重要的位置。

生产企业、经营企业和使用单位在得知突发、群发的医疗器械不良事件后，应当立即向所在地省、自治区、直辖市食品药品监督管理部门，卫生主管部门和医疗器械不良事件监测技术机构报告，并在24小时内填写并报送《可疑医疗器械不良事件报告表》。必要时，可以越级报告，但是应当及时告知被越过的所在地省、自治区、直辖市食品药品监督管理部门、卫生主管部门和医疗器械不良事件监测技术机构。

四、医疗设备不良事件的应急处理

（一）结构组成

医院医疗设备不良事件监测领导小组、临床工程部门和使用科室构成应急预案的部门体系，其职责分别如下。

1.领导小组贯彻依靠科学技术防范医疗设备群体不良事件发生的方针，科学监管，对医疗设备突发性群体不良事件的处理提供指导意见，提高快速反应和应急处理能力。

2.临床工程部门具体负责各科室的医疗设备不良事件监测工作，包括对医疗设备不良事件的信息收集、核实及其他有关上报工作，在事件处理中应同有关联的临床科室密切配合，做到分工明确，使各方充分协作，并对发生的医疗设备不良反应事件进行详细记录，对严重的、群发的医疗设备不良反应事件及时报告领导小组后，启动本预案，同时向所在地省、自治区、直辖市医疗器械不良事件监测中心报告。

3.临床科室负责本科室医疗设备不良反应事件的防范、监测和报告工作，尤其是严重的、群发的医疗设备不良反应事件必须及时报告。加强日常监督、监测，关注医疗设备在使用过程中的相互作用及相关危险因素，合理使用医疗设备，对确认发生严重不良反应的医疗设备采取相应的紧急控制措施。

（二）应急响应制度

1.分级响应

（1）一般病例和新的或严重的医疗设备不良反应。

（2）突发性群体不良反应：依照医疗设备不良反应的不同情况和严重程度，将医疗设备不良反应突发性群体不良反应划分为以下2个等级。

①一级事件：出现医疗设备不良反应群体不良反应的人数超过50人，且有特别严重不良事件（威胁生命，并有可能造成永久性伤残和对器官功能产生永久损伤）发生，或伴有滥用行为；出现3例以上死亡病例；国家食品药品监督管理总局认定的其他医疗设备突发性群体不良事件。

②二级事件：医疗设备不良反应群体不良反应发生率高于已知发生率2倍以上、发生人数超过30人，且有严重不良事件（威胁生命，并有可能造成永久性伤残和对器官功能产生永久损伤）发生，或伴有滥用行为、出现死亡病例、省级以上食品药品监督管理部门认定的其他严重医疗设备不良反应或突发性群体不良反应。

2.响应程序

（1）一般病例应逐级、定期报告，医院各科室发现医疗设备不良反应事件后应立即报告临床工程部门，接报科室进行初步分析评价后，认真如实填写《可疑医疗器械不良事件报告表》，及时将报表向市级医疗器械不良事件监测中心报告。

（2）对新的或严重的医疗设备不良反应，接报科室应进行调查、核实，并报医院医疗设备不良反应监测领导小组进行评价，于发现之日起15日内上报市级医疗器械不良事件监测中心。死亡病例须及时报告。

（3）临床各科室发现群发性医疗设备不良事件后应立即报告临床工程部门及医院医疗设备不良事件监测领导小组，在领导小组的统一组织下，组建应急医疗救治队伍，立即开展医疗救治工作，并立刻停止使用该医疗设备，同时对该设备进行统一封存。同时接报科室应立即向市级医疗器械不良事件监测中心报告，在24小时内填写《可疑医疗器械不良事件报告表》，并向市级医疗器械不良事件监测中心报送。

五、医院如何开展医疗设备不良事件监测工作

第一，逐步提高医务人员报告医疗设备不良事件的意识和自觉性，纠正报告医疗设备不良事件会对医院造成不良影响的错误观念。

消除医务人员不正确的认识和顾虑，如怕引起医疗纠纷招惹麻烦，担心报告医疗设备不良事件会对自己的医疗技术有影响，不能判断医疗设备不良事件的发生机制，不愿意进行医疗设备不良事件报告等。

第二，领导应充分理解并重视、支持不良事件监测工作。指定院内一个部门具体负责全院医疗设备不良事件的管理。成立不良事件监测机构，由主管院长，具体负责医疗设备不良事件监测工作的部门负责人和工作人员，相关临床科室主任、护士长、临床医师等组成。配备相对稳定的专（兼）职监测员开展日常监测

工作。根据国家相关法律法规及医院的实际情况，制定本单位医疗设备不良事件监测工作制度，如医疗设备不良事件的科室反馈制度、报告制度、医疗设备质量管理制度和培训制度等。

第三，建立本单位医疗设备不良事件数据库。

第四，在相关科室设置1名医疗设备不良事件联络员（护士长、住院总医师等），负责本科室医疗设备不良事件工作。出现医疗设备不良事件时，立即进行登记并及时上报给本单位监测员。报告的内容：患者基本情况、设备情况、不良事件表现、采取的措施等。

第五，监测员收集本单位不良事件的信息，按要求完整、准确、详细填写《可疑医疗器械不良事件报告表》，按时限要求上报市级药品不良反应监测中心。

第六，监测员要每个月定期与临床相关科室进行沟通，了解医疗设备使用情况，特别是要加强高风险产品、国家重点监测产品以及已发生不良事件产品的跟踪监测。

第七，院内不良事件监测机构应及时对发生的不良事件进行分析，并将严重的医疗器械不良事件信息反馈给相关科室，避免类似事件再次发生。

第八，在院内开展多种形式多种层次的宣传培训，如举办展览、印制宣传品、组织学术报告等。对相关临床科室报告员（如护士长、住院总医师等）和医疗设备的使用人员每年至少培训2次。主要针对医疗设备不良事件的法规、医疗设备不良事件的表现形式、近期不良事件监测情况、新产品进入医院的相关要求等内容进行培训。

第十章

医疗设备管理的
法律法规

管理是指一定组织中的管理者，通过实施计划、组织、领导、协调、控制等职能来协调他人的活动，让别人同自己一起实现既定目标的活动过程，是人类各种组织活动中最普通和最重要的一种活动。近百年来，人们把研究管理活动所形成的管理基本原理和方法，统称为管理学。作为一种知识体系，管理学是管理思想、管理原理、管理技能和方法的综合。随着管理实践的发展，管理学不断充实其内容，成为指导人们开展各种管理活动，有效达到管理目的的指南。

医疗设备管理是指在医疗机构中，根据一定的原则、程序和方法，对医疗设备的整个生命周期加以计划、指导、维护、控制和监督，使之安全、可靠地运转。简单地讲，医疗设备管理是指对设备选型、采购、使用、技术保障直至报废处理全过程管理工作的总称，包括医疗设备的选购、验收、安装、调试、使用、维修等技术方面的管理，以及医疗设备的资金来源、经费预算、投资决策、维修费用支出、财务管理、使用评价、经济效益分析等资产方面的管理。

医疗设备管理是医院管理的重要组成部分。保持医疗设备处于良好状态，提高完好率、减少故障率，保证医疗设备安全、可靠地运行，延长使用寿命，是医疗机构提高社会效益和经济效益的需要，也是医疗设备管理的目标。

医疗设备管理的主要研究内容如下。

第一，规范化：在医疗设备监督管理方面，有很多法律法规和技术标准，随着时间的推移，这些法规和标准还在不断更新完善中，在医疗设备管理实践中，必须做到依法行事，依法管理，从而保证医疗设备管理的良好运转。

第二，技术性：医疗设备全生命周期的管理内容包括技术论证、购置、安装调试、验收、使用、技术保障（包含维修、巡查、质量控制、预防性维护）、报废等，都是基于临床医学工程知识的技术管理，因此在进行医疗设备的管理过程中，需要管理者具备相关的专业知识，掌握医疗设备的基本原理、功能特点等知识，这样才能建立良好的设备管理体系。

第三，安全性：医疗设备是通过直接或间接的方式作用于人体，从而起到检测患者生命体征的作用，其效果直接关系到人的健康和生命安全，因此，通过管理的手段保证医疗设备运行的可靠性、安全性、有效性是医疗设备管理的重中之重。

第四，经济性：与医疗设备全生命周期的技术管理并行的是设备的经济管理，包括资金来源、经费预算、投资决策、出入库管理、维修支出管理、固定资产折旧、使用评价、经济效益分析等，医疗设备产生的经济收入在医疗机构的总收入中占有重要地位，所以应重视其经济学效益，应运用经济学理论和方法，使医疗设备合理有效地发挥其作用。

医疗器械法律法规，是政府和行业主管部门监管医疗器械、设备的依据，也是医疗设备管理、生产、使用等部门必须遵循的标准。我国的医疗器械设备监督管理法规体系类似于金字塔结构。《医疗器械监督管理条例》属于第三层行政法规；《医疗卫生机构医学装备管理办法》属于第四层；配套法规、办法出台的标准、规范化文件则属于第五层。

我国的医疗器械监管法规体系如下。

什么是规范？规范就是指明文规定或约定俗成的标准，或是指按照既定标准、规范的要求进行操作，使某一行为或活动达到或超越规定的标准，如：规范管理、规范操作。即在一定的范围内寻找最佳秩序，经协商一致制定并由公认机构共同批准，共同使用的和重复使用的一种规范性文件。

严格遵守医疗设备相关法律法规，可以保证医疗设备应用质量管理更加安全合理、科学。将医疗器械和设备投入临床使用，达到安全有效的目标，必须有各项对应的标准规范，以确保各种产品、流程和服务达到预期目的。随着医疗设备临床应用范围不断得到拓展，管理的要求也随之不断深入。这就需要规范化作业、规范化管理、全面质量控制与安全管理，使医疗设备的应用水平、应用质量达到最大化，使用过程中的风险最小化。

近些年来，医学装备管理领域迎来了一大波密集出台的法规文件。归口管理的部门也涉及卫生管理部门、食品药品监督管理部门、质量技术监督部门、环保部门、工商部门等。深入学习与正确理解、领会这些法规文件已经成为医疗设备管理从业人员的当务之急。

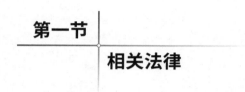

医学装备涉及的管理部门众多，法律法规文件众多，其中主要包括国务院令第650号《医疗器械监督管理条例》，自2014年6月1日起施行；2017年5月4日公布实施的《国务院关于修改〈医疗器械监督管理条例〉的决定》（国务院令第680号）。

一、医疗器械监督管理条例

《医疗器械监督管理条例》规定医疗器械的使用规范如下。

医疗器械经营企业、使用单位购进医疗器械，应当查验供货者的资质和医疗器械的合格证明文件，建立进货查验记录制度。从事第二类、第三类医疗器械批发业务以及第三类医疗器械零售业务的经营企业，还应当建立销售记录制度。

记录事项包括以下内容。

第一，医疗器械的名称、型号、规格、数量。

第二，医疗器械的生产批号、有效期、销售日期。

第三，生产企业的名称。

第四，供货者或者购货者的名称、地址及联系方式。

第五，相关许可证明文件编号等。

进货查验记录和销售记录应当真实，并按照国务院食品药品监督管理部门规定的期限予以保存。国家鼓励采用先进技术手段进行记录。

运输、储存医疗器械，应当符合医疗器械说明书和标签标示的要求；对温度、湿度等环境条件有特殊要求的，应当采取相应措施，保证医疗器械的安全、有效。

医疗器械使用单位应当有与在用医疗器械品种、数量相适应的储存场所和条件。医疗器械使用单位应当加强对工作人员的技术培训，使其按照产品说明书、技术操作规范等要求使用医疗器械。

医疗器械使用单位配置大型医用设备，应当符合国家卫健委制定的大型医用设备配置规划，与其功能定位、临床服务需求相适应，具有相应的技术条件、配套设施和具备相应资质、能力的专业技术人员，并经省级以上人民政府原卫生计生主管部门批准，取得大型医用设备配置许可证。

医疗器械使用单位对重复使用的医疗器械，应当按照国务院原卫生计生主管部门制定的消毒和管理的规定进行处理。

一次性使用的医疗器械不得重复使用，对使用过的应当按照国家有关规定销毁并记录。

医疗器械使用单位对需要定期检查、检验、校准、保养、维护的医疗器械，应当按照产品说明书的要求进行检查、检验、校准、保养、维护并予以记录，及时进行分析、评估，确保医疗器械处于良好状态，保障使用质量；对使用期限长的大型医疗器械，应当逐台建立使用档案，记录其使用、维护，转让、实际使用时间等事项。记录保存期限不得少于医疗器械规定使用期限终止后5年。

医疗器械使用单位应当妥善保存购入第三类医疗器械的原始资料，并确保信息具有可追溯性。

使用大型医疗器械及植入和介入类医疗器械的，应当将医疗器械的名称、关键性技术参数等信息及与使用质量安全密切相关的必要信息记载到病历等相关记录中。

发现使用的医疗器械存在安全隐患的，医疗器械使用单位应当立即停止使用，并通知生产企业或者其他负责产品质量的机构进行检修；经检修仍不能达到使用安全标准的医疗器械，不得继续使用。

卫生计生主管部门应当对大型医用设备的使用状况进行监督和评估；发现违规使用及与大型医用设备相关的过度检查、过度治疗等情形的，应当立即纠正，依法予以处理。

二、政府采购法

《中华人民共和国政府采购法》是为了规范政府采购行为，提高政府采购资金的使用效益，维护国家利益和社会公共利益，保护政府采购当事人的合法权益，促进廉政建设而制定的法律，于2002年6月29日通过，2014年8月31日修正。

政府采购，是指各级国家机关、事业单位或团体组织，使用财政性资金采购依法制定的集中采购目录以内的或者采购限额标准以上的货物、工程和服务的行为。采购，是指以合同方式有偿取得货物、工程和服务的行为，包括购买、租赁、委托、雇用等。货物，是指各种形态和种类的物品，包括原材料、燃料、设备、产品等。

与政府采购相关的法规，包括《中华人民共和国政府采购法实施条例》（2015年）和《政府采购非招标采购方式管理办法》（财政部74号令）（2014年），规定了竞争性谈判、单一来源采购和询价采购方式。

竞争性谈判是指谈判小组与符合资格条件的供应商就采购货物、工程和服务事宜进行谈判，供应商按照谈判文件的要求提交相应文件和最后报价，采购人从谈判小组提出的成交候选人中确定成交供应商的采购方式。适用于以下情况。

第一，招标后没有供应商投标或者没有合格标的或者重新招标未能成立的。

第二，技术复杂或者性质特殊，不能确定详细规格或者具体要求的。

第三，采用招标所需的时间不能满足用户紧急需要的。

第四，不能事先计算出价格总额的。

单一来源采购是指采购人从某一特定供应商处采购货物、工程和服务的采购方式。适用于以下情况。

第一，只能从唯一供应商处采购的。

第二，发生了不可预见的紧急情况不能从其他供应商处采购的。

第三，必须保证原有采购项目的一致性或者服务配套的要求，需要继续从原供应商处添购，而且添购资金总额不超过原合同采购金额的10%的。

询价采购是指询价小组向符合资格条件的供应商发出采购货物询价通知书，

要求供应商一次报出不得更改的价格，采购人从询价小组提出的成交候选人中确定成交供应商的采购方式。适用于采购的货物规格、标准统一，现货货源充足且价格变化幅度小。

《政府采购竞争性磋商采购方式管理暂行办法》（2014年），规定了竞争性磋商采购方式。

《政府采购货物和服务招标投标管理办法》（财政部87号令）（2017年），规定了公开招标（采购人依法以招标公告的方式邀请非特定的供应商参加投标的采购方式）和邀请招标（采购人依法从符合相应资格条件的供应商中随机抽取3家以上供应商，并以投标邀请书的方式邀请其参加投标的采购方式）。明确将采取强化采购需求等多项措施剑指政府采购中质次价高、恶性竞争等"乱象"。其增加了采购人对采购活动的参与度，合理扩大了采购人的采购自主权，进一步强化了权责对等要求，进一步保障了供应商的合法权益，降低了供应商参与投标的经济成本和时间成本。

部分内容摘录如下。

第五条　采购人应当在货物服务招标投标活动中落实节约能源、保护环境、扶持不发达地区和少数民族地区、促进中小企业发展等政府采购政策。

第十二条　采购人根据价格测算情况，可以在采购预算额度内合理设定最高限价，但不得设定最低限价。

第十四条　采用邀请招标方式的，采购人或者采购代理机构应当通过以下方式产生符合资格条件的供应商名单，并从中随机抽取3家以上供应商并向其发出投标邀请书：

发布资格预审公告征集；从省级以上人民政府财政部门（以下简称财政部门）建立的供应商库中选取；采购人的书面推荐。

第二十九条　采购人、采购代理机构在发布招标公告、资格预审公告或者发出投标邀请书后，除因重大变故采购任务取消情况外，不得擅自终止招标活动。

财政性资金是指纳入预算管理的资金。政府采购的主体范围：收支行为由预算法规范的各级国家机关、事业单位和团体组织，即各级预算单位。客体范围：依法制定的集中采购目录以内的或者采购限额标准以上的货物、工程和服务。

第三十七条　有下列情形之一的，视为投标人串通投标，其投标无效。

①不同投标人的投标文件由同一单位或者个人编制。

②不同投标人委托同一单位或者个人办理投标事宜。

③不同投标人的投标文件载明的项目管理成员或者联系人员为同一人。

④不同投标人的投标文件异常一致或者投标报价呈规律性差异。

⑤不同投标人的投标文件相互混装。

⑥不同投标人的投标保证金从同一单位或者个人的账户转出。

第三十九条　采购人或者采购代理机构应当对开标、评标现场活动进行全程录音、录像。录音、录像应当清晰可辨，音像资料作为采购文件一并存档。

第四十一条　投标人不足3家的，不得开标。

第四十四条　合格投标人不足3家的，不得评标。

第四十五条　采购人可以在评标前说明项目背景和采购需求，说明内容不得含有歧视性、倾向性意见，不得超出招标文件的所述范围。说明应当提交书面材料，并随采购文件一并存档。

第四十七条　评标委员会由采购人代表和评审专家组成，成员人数应当为5人以上单数，其中评审专家不得少于成员总数的三分之二。评审专家对本单位的采购项目只能作为采购人代表参与评标，本办法第四十八条第二款规定情形除外。采购代理机构工作人员不得参加由本机构代理的政府采购项目的评标。

评标委员会成员名单在评标结果公告前应当保密。

第四十八条　采购人或者采购代理机构应当从省级以上财政部门设立的政府采购评审专家库中，通过随机方式抽取评审专家。

第五十五条　评审因素的设定应当与投标人所提供货物服务的质量相关，包括投标报价、技术或者服务水平、履约能力、售后服务等。资格条件不得作为评审因素。评审因素应当在招标文件中规定。

评审因素应当细化和量化，且与相应的商务条件和采购需求对应。商务条件和采购需求指标有区间规定的，评审因素应当量化到相应区间，并设置各区间对应的不同分值。

第五十七条　采购人、采购代理机构不得将投标人的注册资本、资产总额、营业收入、从业人员、利润、纳税额等规模条件作为资格要求或者评审因素，也不得通过排除进口货物以外的生产厂家授权、承诺、证明、证书等作为资格要求，对投标人实行差别待遇或者歧视待遇。

①以特定行政区域或者特定行业的业绩、奖项作为加分条件或者中标、成交

条件。

②对供应商采取不同的资格审查或者评审标准。

③限定或者指定特定的专利、商标、品牌或者供应商。

④非法限定供应商的所有制形式、组织形式或者所在地。

第五十五条　价格分应当采用低价优先法计算，即满足招标文件要求且投标价格最低的投标报价为评标基准价，其价格分为满分。使用综合评分法的采购项目，提供相同品牌产品且通过资格审查、符合性审查的不同投标人参加同一合同项下投标的，按一家有效投标计算。评审后得分最高的（以前是取价格低的）同品牌投标人获得中标人推荐资格；评审得分相同的，由采购人或者采购人委托评标委员会按照招标文件规定的方式确定一个投标人获得中标人推荐资格，招标文件未规定的采取随机抽取方式确定，其他同品牌投标人不作为中标候选人。

第六十条　评标委员会认为投标人的报价明显低于其他通过符合性审查投标人的报价，有可能影响产品质量或者不能诚信履约的，应当要求其在评标现场合理的时间内提供书面说明，必要时提交相关证明材料；投标人不能证明其报价合理性的，评标委员会应当将其作为无效投标处理。

第七十八条　采购人、采购代理机构有下列情形之一的，由财政部门责令限期改正，情节严重的，给予警告，对直接负责的主管人员和其他直接责任人员，由其行政主管部门或者有关机关给予处分，并予通报；采购代理机构有违法所得的，没收违法所得，并可以处以不超过违法所得3倍、最高不超过3万元的罚款，没有违法所得的，可以处以1万元以下的罚款。

①违反本办法第八条第二款规定的。

②设定最低限价的。

③未按照规定进行资格预审或者资格审查的。

④违反本办法规定确定招标文件售价的。

⑤未按规定对开标、评标活动进行全程录音录像的。

⑥擅自终止招标活动的。

⑦未按照规定进行开标和组织评标的。

⑧未按照规定退还投标保证金的。

⑨违反本办法规定进行重新评审或者重新组建评标委员会进行评标的；

⑩开标前泄露已获取招标文件的潜在投标人的名称、数量或者其他可能影响

公平竞争的有关招标投标情况的。

⑪未妥善保存采购文件的。

⑫其他违反本办法规定的情形。

该文件规定了"最低评标价法"，即投标文件满足招标文件的全部实质性要求，而且投标报价最低的投标人为中标候选人的评标方法。技术、服务等标准统一的货物服务项目，应当采用最低评标价法。

"综合评分法"，即投标文件满足招标文件的全部实质性要求，而且按照评审因素的量化指标评审得分最高的投标人为中标候选人的评标方法。评审因素的设定应当与投标人所提供货物服务的质量相关，包括投标报价、技术或者服务水平、履约能力、售后服务等。资格条件不得作为评审因素。评审因素应当在招标文件中规定。货物项目的价格分值占总分值的比重不得低于30%；服务项目的价格分值占总分值的比重不得低于10%。

三、招投标法

《中华人民共和国招标投标法》是为了规范招标投标活动，保护国家利益、社会公共利益和招标投标活动当事人的合法权益，提高经济效益，保证项目质量制定的法律。其于1999年8月30日第九届全国人民代表大会常务委员会第十一次会议通过，于2017年12月27日修正。

与招标投标相关的法规还有《中华人民共和国招标投标法实施条例》（2012年）。

政府采购工程以及与工程建设有关的重要设备、材料等的采购采用招标方式采购。

四、计量法

《中华人民共和国计量法》是为了加强计量监督管理，保障国家计量单位制的统一和量值的准确可靠，有利于生产、贸易和科学技术的发展，适应社会主义现代化建设的需要，维护国家、人民的利益，而制定的法律。2017年12月27日通过《关于修改〈中华人民共和国招标投标法〉、〈中华人民共和国计量法〉的决定》。

县级以上人民政府计量行政部门对社会公用计量标准器具，部门和企事业单位使用的最高计量标准器具，以及用于贸易结算、安全防护、医疗卫生、环境监测方面的列入强制检定目录的工作计量器具，实行强制检定。未按照规定申请检定或者检定不合格的，不得使用。实行强制检定的工作计量器具的目录和管理办法，由国务院制定。

对前款规定以外的其他计量标准器具和工作计量器具，使用单位应当自行定期检定或者送其他计量检定机构检定。

企事业单位根据需要，可以建立本单位使用的计量标准器具，其各项最高计量标准器具经有关人民政府计量行政部门主持考核合格后使用。

计量标准器具的使用，必须具备这些条件：经计量检定合格；具有正常工作所需要的环境条件；具有称职的保存、维护、使用人员；具有完善的管理制度。

使用实行强制检定的计量标准的单位和个人，应当向主持考核该项计量标准的有关人民政府计量行政部门申请周期检定。

使用实行强制检定的工作计量器具的单位和个人，应当向当地县（市）级人民政府计量行政部门指定的计量检定机构申请周期检定。当地不能检定的，向上一级人民政府计量行政部门指定的计量检定机构申请周期检定。

企业、事业单位应当配备与生产、科研、经营管理相适应的计量检测设施，制定具体的检定管理办法和规章制度，规定本单位管理的计量器具明细目录及相应的检定周期，保证使用的非强制检定的计量器具定期检定。

计量检定工作应当符合经济合理、就地就近的原则，不受行政区划和部门管辖的限制。

第二节

相关法规

一、关于医疗器械使用监督管理

《医疗器械使用质量监督管理办法》经2015年9月29日国家食品药品监督管理总局局务会议审议通过，2015年10月21日国家食品药品监督管理总局令第18号公布。它分为总则，采购、验收与储存，使用、维护与转让，监督管理，法律责任，附则，共6章35条，自2016年2月1日起施行。

使用环节的医疗器械质量对确保医疗器械使用安全、有效至关重要。2000年实施的原《医疗器械监督管理条例》对医疗器械使用环节的监管，主要涉及医疗器械的采购和一次性使用医疗器械的处置，内容较为单薄。实践中，医院采购医疗器械的渠道不规范，索证索票工作不严谨的问题仍然存在；不少医院忽视对医疗器械的维护维修，导致损害患者的事例时有发生。2014年国务院修订发布的《医疗器械监督管理条例》（国务院令第650号）（以下简称《条例》）较大幅度地增加了医疗器械使用环节监管的条款，如细化进货查验记录制度、增设使用单位的医疗器械安全管理义务、充实监管手段等，丰富了医疗器械上市后使用质量管理的措施。

主要内容如下。

第一章为总则，共6条。明确了立法目的、适用范围、监管权限、医疗器械使用单位建立使用质量管理制度并承担本单位使用医疗器械的质量管理责任等要求。

第二章为采购、验收与储存，共6条。要求医疗器械使用单位对医疗器械采购实行统一管理，由其指定的部门或人员统一采购。建立并执行进货查验及记录制度，对购进的医疗器械应验明供货者的资质和产品合格证明文件；根据《条例》第三十二条到第三十六条的授权，明确了进货查验记录的保存期限，规定了储存医疗器械的场所和设施要求、温湿度环境条件的监测和记录要求以及对储存医疗器械的定期检查记录要求。

第三章为使用、维护与转让，共9条。要求医疗器械使用单位建立医疗器械使用前质量检查制度、植入和介入类医疗器械的使用记录制度以及医疗器械维护维修管理制度。规定医疗器械使用单位要按照产品说明书的要求开展医疗器械的定期检查、检验、校准、保养、维护工作。进一步明确了医疗器械使用单位可以要求医疗器械生产经营企业按照合同约定提供医疗器械维护维修服务，也可以委托有条件和有能力的维修服务机构或者自行对医疗器械进行维护维修；使用单位委托第三方或者自行对医疗器械进行维护维修的，医疗器械生产经营企业有义务按照合同约定提供维护维修手册、零部件、维修密码等维护维修必需的材料和信息。规定当医疗器械使用单位之间转让在用医疗器械时，应当经有资质的检验机构检验合格后方可转让。医疗器械使用单位之间捐赠在用医疗器械的，参照转让的有关规定办理。

第四章为监督管理，共5条。规定食品药品监管部门对使用单位建立、执行医疗器械使用质量管理制度的情况进行监督检查，按照风险管理原则，对有较高风险的医疗器械实行重点监管；可以对相关的医疗器械生产经营企业、维修服务机构等进行延伸检查。食品药品监管部门应当加强对使用环节医疗器械的抽查检验，并由省级以上食品药品监管部门及时发布医疗器械质量公告。医疗器械使用单位应当对其医疗器械质量管理工作进行自查。

第五章为法律责任，共6条。明确了对医疗器械使用单位有关违法行为按照《条例》第六十六条、第六十七条、第六十八条的规定进行处罚的情形。按照规章设定行政处罚的权限，对医疗器械使用单位、生产经营企业、维修服务机构违反《医疗器械使用质量监督管理办法》的有关行为规定了警告和罚款的处罚。

第六章为附则，共3条。明确了医疗器械使用单位中临床试验用医疗器械的质量管理按照医疗器械临床试验的有关规定执行，医疗器械使用行为的监管按原卫生计生部门的规定执行。附则还规定了《医疗器械使用质量监督管理办法》的实施日期为2016年2月1日。

二、关于医疗器械临床使用安全管理

医疗器械临床使用安全管理是指医疗机构在医疗服务中涉及的医疗器械产品、人员、制度、技术规范、设施、环境等的安全管理。为加强医疗器械临床使用安全管理工作，降低医疗器械临床使用风险，提高医疗质量，保障医患双方的合法权益，原卫生部研究制定并下发了《医疗器械临床使用安全管理规范（试行）》（卫医管发〔2010〕4号）。明确了医疗机构如何对医疗器械的临床准入与评价、临床使用及临床保障进行规范管理。医疗机构应当依据本规范制定医疗器械临床使用安全管理制度，建立健全本机构医疗器械临床使用安全管理体系。

《医疗器械临床使用安全管理规范（试行）》包括总则、临床准入与评价管理、临床使用管理、临床保障管理、监督、附则6个部分。

三、关于医疗卫生机构医学装备管理

为规范和加强医疗卫生机构医学装备管理，促进医学装备合理配置、安全与有效利用，充分发挥使用效益，保障医疗卫生事业健康发展，2011年3月24日，原卫生部制定并发布了《医疗卫生机构医学装备管理办法》。其包括总则、机构与职责、计划与采购、使用管理、处置管理、监督管理、附则7个方面。

医学装备，是指医疗卫生机构中用于医疗、教学、科研、预防、保健等工作，具有卫生专业技术特征的仪器设备、器械、耗材和医学信息系统等的总称。

医疗卫生机构医学装备管理应当遵循统一领导、归口管理、分级负责、权责一致的原则，应用信息技术等现代化管理方法，提高管理效能。

医疗卫生机构应当加强医学工程学科建设，注重医学装备管理人才培养，建设专业化、职业化人才队伍，提高医学装备管理能力和应用技术水平。

医疗卫生机构的医学装备管理实行机构领导、医学装备管理部门和使用部门三级管理制度。

二级及以上医疗机构和县级及以上其他卫生机构应当设置专门的医学装备管理部门，由主管领导直接负责，并依据机构规模、管理任务配备数量适宜的专业技术人员。规模小、不宜设置专门医学装备管理部门的机构，应当配备专人管理。

医学装备管理部门主要职责包括：根据国家有关规定，建立完善本机构医学装备管理工作制度并监督执行；负责医学装备发展规划和年度计划的组织、制订、实施等工作；负责医学装备购置、验收、质控、维护、修理、应用分析和处置等全程管理；保障医学装备正常使用；收集相关政策法规和医学装备信息，提供决策参考依据；组织本机构医学装备管理相关人员专业培训；完成卫生行政部门和机构领导交办的其他工作。

医学装备使用部门应当设专职或兼职管理人员，在医学装备管理部门的指导下，具体负责本部门的医学装备日常管理工作。

二级及以上医疗机构、有条件的其他卫生机构应当成立医学装备管理委员会。委员会由机构领导、医学装备管理部门及有关部门人员和专家组成，负责对本机构医学装备发展规划、年度装备计划、采购活动等重大事项进行评估、论证和咨询，确保科学决策和民主决策。

医疗卫生机构应当根据国家相关法规、制度和本机构的规模、功能定位与事业发展规划，科学制订医学装备发展规划。

医疗卫生机构要优先考虑配置功能适用、技术适宜、节能环保的装备，注重资源共享，杜绝盲目配置和闲置浪费。

医学装备管理部门应当根据本机构医学装备发展规划和年度预算，结合各使用部门装备配置和保障需求，编制年度装备计划和采购实施计划。

医学装备发展规划、年度装备计划和采购实施计划应当由机构领导集体研究批准后方可执行。设立医学装备管理委员会的机构在领导集体研究前还需经医学装备管理委员会讨论同意。需主管部门审批的，应当获得批准后执行。经批准的医学装备发展规划、年度装备计划和采购实施计划，不得随意更改。

医疗卫生机构应当依据全国卫生系统医疗器械仪器设备分类与代码，建立本机构医学装备分类、分户电子账目，实行信息化管理。

医疗卫生机构应当健全医学装备档案管理制度，按照集中统一管理的原则，做到档案齐全、账目明晰、完整准确。档案保管期限至医学装备报废为止。国家有特殊要求的，从其规定。

单价在5万元及以上的医学装备应当建立管理档案。内容主要包括申购资料、技术资料及使用维修资料。单价5万元以下的医学装备，医疗卫生机构可根据实际情况确定具体管理方式。

医疗卫生机构不得使用无合格证明、过期、失效、淘汰的医学装备。用于医疗活动的，应当具备医疗器械注册证。纳入国家规定管理品目的大型医用设备应当具备配置许可证。未经注册的医学装备临床试验按照国家相关规定执行。

医疗卫生机构应当严格依据国家有关规定和操作规程，加强医学装备安全有效使用管理。生命支持类、急救类、植入类、辐射类、灭菌类和大型医用设备等医学装备的安全有效使用情况应当予以监控。国家有特殊要求的，从其规定。

医疗卫生机构应当按照国家有关法律法规做好医学装备质量保障。医学装备需计（剂）量准确、安全防护、性能指标合格方可使用。

医疗卫生机构应当制定生命支持类、急救类医学装备应急预案，保障紧急救援工作的需要。

医疗卫生机构应当建立健全医学装备维修制度，优化报修流程，及时排除医学装备故障。

医疗卫生机构应当加强医学装备预防性维护，确保医学装备按期保养，保障使用寿命，减少故障发生率。

医疗卫生机构应当对医学装备使用人员进行应用培训和考核，合格后方可上岗操作。大型医用设备相关医师、操作人员、工程技术人员需接受岗位培训，业务能力考评合格方可上岗操作。

医疗卫生技术人员使用各类医用耗材时，应当认真核对其规格、型号、消毒及有效日期等，并进行登记。医用耗材在使用后属于医疗废物的，应当严格按照医疗废物管理有关规定处理。

医疗卫生机构应当建立医学装备使用评价制度。加强大型医用设备使用、功能开发、社会效益、费用等分析评价工作。

对长期闲置不用、低效运转或超标准配置的医学装备，医学装备管理部门应当在本机构范围内调剂使用。

四、关于医疗器械召回管理

为加强医疗器械监督管理，控制存在缺陷的医疗器械产品，消除医疗器械的安全隐患，保证医疗器械的安全、有效，保障人体健康和生命安全，《医疗器械召回管理办法》于2017年1月5日经国家食品药品监督管理总局局务会议审议通过，自2017年5月1日起施行。

医疗器械召回，是指医疗器械生产企业按照规定的程序对其已上市销售的某一类别、型号或者批次的存在缺陷的医疗器械产品，采取警示、检查、修理、重新标签、修改并完善说明书、软件更新、替换、收回、销毁等方式进行处理的行为。

（一）对存在缺陷的医疗器械产品进行评估的主要内容

第一，产品是否符合强制性标准、经注册或者备案的产品技术要求。

第二，在使用医疗器械过程中是否发生过故障或者伤害。

第三，在现有使用环境下是否会造成伤害，是否有科学文献、研究、相关试验或者验证能够解释伤害发生的原因。

第四，伤害所涉及的地区范围和人群特点。

第五，对人体健康造成的伤害程度。

第六，伤害发生的概率。

第七，发生伤害的短期和长期后果。

第八，其他可能对人体造成伤害的因素。

（二）根据医疗器械缺陷的严重程度，医疗器械召回划分

1.一级召回

即使用该医疗器械可能或者已经引起严重健康危害的。

2.二级召回

即使用该医疗器械可能或者已经引起暂时的或者可逆的健康危害的。

3.三级召回

即使用该医疗器械引起危害的可能性较小但仍需要召回的。

使用单位应当积极协助医疗器械生产企业对缺陷产品进行调查、评估，主动配合生产企业履行召回义务，按照召回计划及时传达、反馈医疗器械的召回信息，控制和收回缺陷产品。

根据医疗器械召回的启动情况不同，医疗器械召回分为主动召回和责令召回。

主动召回是医疗器械生产企业按照有关要求或根据产品不良事件等信息对生产的医疗器械产品进行质量评估，确定医疗器械产品存在缺陷的，由生产企业主动实施的召回，是企业的法定义务。责令召回是食品药品监督管理部门经过调查评估，认为医疗器械生产企业应当召回存在缺陷的医疗器械产品而未主动召回

的，责令医疗器械生产企业实施的医疗器械召回。在实践中，应当以企业主动召回为主，政府部门责令召回为辅。

五、关于医疗器械说明书和标签管理

《医疗器械说明书和标签管理规定》于2014年6月27日经国家食品药品监督管理总局局务会议审议通过，自2014年10月1日起施行。

（一）医疗器械说明书

医疗器械说明书是指由医疗器械注册人或者备案人制作，随产品提供给用户，涵盖该产品安全有效的基本信息，用以指导正确安装、调试、操作、使用、维护、保养的技术文件。

1.主要内容

医疗器械说明书包括的主要内容。

（1）产品名称、型号、规格。

（2）注册人或者备案人的名称、住所、联系方式及售后服务单位，对于进口医疗器械还应当载明代理人的名称、住所及联系方式。

（3）生产企业的名称、住所、生产地址、联系方式及生产许可证编号或者生产备案凭证编号，委托生产的还应当标注受托企业的名称、住所、生产地址、生产许可证编号或者生产备案凭证编号。

（4）医疗器械注册证编号或者备案凭证编号。

（5）产品技术要求的编号。

（6）产品性能、主要结构组成或者成分、适用范围。

（7）禁忌证、注意事项、警示及提示的内容。

（8）安装和使用说明或者图示，由消费者个人自行使用的医疗器械还应当具有安全使用的特别说明。

（9）产品维护和保养方法，特殊储存、运输条件、方法。

（10）生产日期、使用期限或者失效日期。

（11）配件清单，包括配件、附属品、损耗品的更换周期以及更换方法的说明等。

（12）医疗器械标签所用的图形、符号、缩写等内容的解释。

（13）说明书的编制或者修订日期。

（14）其他应当标注的内容。

对于重复使用的医疗器械，依据《医疗器械说明书和标签管理规定》第十二条，应当在说明书中明确重复使用的处理过程，包括清洁、消毒、包装及灭菌的方法和重复使用的次数或者其他限制。

2.有关的注意事项、警示以及提示性内容

依据《医疗器械说明书和标签管理规定》第十一条，医疗器械说明书中有关注意事项、警示及提示性内容主要如下所示。

（1）产品使用的对象。

（2）潜在的安全危害及使用限制。

（3）产品在正确使用过程中出现意外时，对操作者、使用者采取的保护措施以及应当采取的应急和纠正措施。

（4）必要的监测、评估、控制手段。

（5）对一次性使用产品应当注明"一次性使用"字样或者符号，对已灭菌产品应当注明灭菌方式及灭菌包装损坏后的处理方法，对使用前需要消毒或者灭菌的应当说明消毒或者灭菌的方法。

（6）产品需要同其他医疗器械一起安装或者联合使用时，应当注明联合使用器械的要求、使用方法、注意事项。

（7）在使用过程中，与其他产品可能产生的相互干扰及其可能出现的危害。

（8）产品使用中可能带来的不良事件或者产品成分中含有的可能引起副作用的成分或者辅料。

（9）医疗器械废弃处理时应当注意的事项，对使用后需要处理的产品，应当注明相应的处理方法。

（10）根据产品特性，应当提示操作者、使用者注意的其他事项。

（二）医疗器械标签

依据《医疗器械说明书和标签管理规定》第十三条，医疗器械标签一般应当包括以下内容。

1.产品的名称、型号、规格。

2.注册人或者备案人的名称、住所、联系方式，对进口医疗器械还应当载明代理人的名称、住所及联系方式。

3.医疗器械注册证编号或者备案凭证编号。

4.生产企业的名称、住所、生产地址、联系方式及生产许可证编号或者生产备案凭证编号,委托生产的还应当标注受托企业的名称、住所、生产地址、生产许可证编号或者生产备案凭证编号。

5.生产日期,使用期限或者失效日期。

6.电源连接条件、输入功率。

7.根据产品特性应当标注的图形、符号及其他相关内容。

8.必要的警示、注意事项。

9.特殊储存、操作条件或者说明。

10.使用中对环境有破坏或者负面影响的医疗器械,其标签应当包含警示标志或者中文警示说明。

11. 带放射或者辐射的医疗器械,其标签应当包含警示标志或者中文警示说明。

对医疗器械标签因位置或者大小受限而无法全部标明上述内容的,至少应当标注产品的名称、型号、规格、生产日期和使用期限或者失效日期,并在标签中明确"其他内容详见说明书"。

六、关于医疗器械不良事件监测和再评价管理

2018年8月13日,国家市场监督管理总局和国家卫生健康委员会以国家市场监督管理总局令第1号印发《医疗器械不良事件监测和再评价管理办法》。该《医疗器械不良事件监测和再评价管理办法》分总则、职责与义务、报告与评价、重点监测、再评价、监督管理、法律责任、附则,共9章80条,自2019年1月1日起施行。

七、大型医用设备配置与使用管理办法

2018年5月22日,国家卫生健康委员会和国家药品监督管理局以国卫规划发〔2018〕12号印发《大型医用设备配置与使用管理办法(试行)》。该《大型医用设备配置与使用管理办法(试行)》分总则、管理目录、配置规划、配置管理、使用管理、监督管理、附则,共7章49条,自公布之日起施行。

第十一章

生物药物的检验技术

第一节

维生素和辅酶类药物的检测

一、维生素类药物的检测

维生素是维持人类机体正常代谢功能所必需的一类活性物质，主要用于机体的能量转移和代谢调节，体内不能自行合成，需从食物中摄取。从化学结构上看，维生素类均属有机化合物，但并非同属一类化合物，其中有些是醇、酯，有些是酸、胺，还有些是酚和醛类，各具不同的理化性质和生理作用。《中国药典》（2015年版）收载了维生素A、维生素B_1、维生素B_2、维生素B_6、维生素B_{12}、维生素C、维生素D_2、维生素D_3、维生素E、维生素K_1、叶酸、烟酸、烟酰胺等原料及制剂共40多个品种，按其溶解度分为脂溶性维生素（如维生素A、维生素D、维生素E、维生素K等）和水溶性维生素（维生素B_1、维生素B_2、维生素C、烟酸、泛酸和叶酸等）两大类。

维生素类药物的分析方法有生物法、微生物法、化学法和物理化学法，都是依据药物的生物特性及理化性质进行的，目前常用的分析方法主要是化学法或物理化学法。本项目主要介绍水溶性的维生素C、脂溶性的维生素A的质量分析方法。

（一）维生素C的检测

维生素C又称L–抗坏血酸，在化学结构上和糖类十分相似，有4种光学异构体，其中以L（＋）–抗坏血酸生物活性最强。《中国药典》收载有维生素C原料及其片剂、泡腾剂、颗粒剂和注射剂。

1.维生素C的理化性质

（1）溶解性：维生素C在水中易溶，水溶液呈酸性；在乙醇中略溶；在氯仿或乙醚中不溶。

（2）酸性：维生素C的分子中具有烯二醇的结构，所以维生素C呈酸性。尤其是C_3上的羟基，由于受共轭效应的影响，酸性较强（$pK_1＝4.17$）；C_2上的羟基，由于邻位羰基的影响，酸性较弱（$pK_2＝11.57$），故维生素C一般表现为一元酸，可与$NaHCO_3$作用生成钠盐。

（3）旋光性：维生素C分子中有2个手性碳原子，故有4种光学异构体，其中L（＋）–抗坏血酸生物活性最强。

（4）还原性：维生素C分子中的烯二醇基具有很强的还原性，能够被很多氧化剂氧化成二酮基。

如：

$$维生素C \xrightarrow{AgNO_3} Ag\downarrow（黑色）$$

$$维生素C \xrightarrow{2,6-二氯吲哚酚} 无色（试液本身为红色）$$

$$维生素C \xrightarrow[（碱性酒石酸铜）]{斐林溶液} CuO_2\downarrow（红色）$$

（5）水解性：在强碱中，维生素C分子结构中的内酯环可水解，生成酮酸盐。

（6）糖的性质：维生素C的结构与糖类相似，所以维生素C具有糖类的性质和反应。

（7）紫外吸收特性：维生素C分子结构中有共轭双键，其稀盐酸溶液在243nm波长处有最大吸收，可用于鉴别和含量测定。

2.维生素C的鉴别试验

（1）与硝酸银反应

①原理：维生素C分子中有烯二醇基，具有强还原性，可被硝酸银氧化为去氢抗坏血酸，同时产生黑色金属银沉淀。

②方法：取本品0.2g，加水10mL溶解。取该溶液5mL，加硝酸银试液0.5mL，即生成金属银的黑色沉淀。《中国药典》采用该法鉴别。

（2）与2，6-二氯靛酚反应

①原理：2，6-二氯靛酚为染料，其氧化型在酸性介质中为玫瑰红色，在碱性介质中为蓝色。与维生素C作用后生成还原型无色的酚亚胺。

②方法：取本品0.2g，加水10mL溶解。取该溶液5mL，加2，6-二氯靛酚试液1～2滴，试液的颜色即消失。

（3）与其他氧化剂反应：维生素C可被亚甲基蓝、高锰酸钾、碱性酒石酸铜试液、磷钼酸等氧化剂氧化为去氢抗坏血酸，同时抗坏血酸可使其试剂退色，产生沉淀或呈现颜色。

（4）糖类反应：维生素C可在三氯醋酸或盐酸存在下水解、脱羧，生成戊糖，再失水，转化为糠醛，加入吡咯，加热至50℃产生蓝色。

（5）紫外分光光度法：在0.01mol/L盐酸溶液中，在243nm波长处有唯一的最大吸收，利用此特征进行鉴别。英国药典采用本法，规定其吸收系数应为545～585。

（6）红外分光光度法：维生素C分子中含有羟基、酯基，它们在红外光谱中产生特征吸收峰。《中国药典》（2015年版）规定本品的红外吸收光谱应与对照的图谱一致。

3.维生素C的杂质检查

（1）溶液的澄清度与颜色：维生素C及其制剂在储存期间易变色，且颜色随储存时间的延长而逐渐加深。因为维生素C的水溶液在高于或低于pH5～6时，受空气、光线和温度的影响，分子中的内酯环可发生水解，并进一步发生脱羧反应生成糠醛聚合呈色。为保证产品质量，需控制有色杂质的量。《中国药典》（2015年版）采用控制吸光度的方法，具体方法如下。

①原料：取维生素C供试品3.0g，加水15mL，振摇使溶解，溶液应澄清无色；如显色，将溶液经4号垂熔玻璃漏斗滤过，取滤液，按照分光光度法，在

420nm波长处测定吸光度，不得过0.03。

②片剂：取本品的细粉适量（约相当于维生素 C 1.0g），加水 20mL，振摇使其溶解、滤过，滤液按照分光光度法，在 420nm 波长处测定吸光度，不得过 0.07。

③注射剂：取本品适量，加水稀释成1mL含有维生素C 50mg的溶液，按照分光光度法，在420nm波长处测定吸光度，不得过0.06。

（2）铁、铜离子的检查

①铁：取本品5.0g两份，分别置25mL量瓶中。一份中加0.1mol/L硝酸溶液溶解并稀释至刻度，摇匀，作为供试品溶液（B）；另一份中加标准铁溶液（精密称取硫酸铁铵863mg，置1000mL量瓶中，加1mol/L硫酸溶液25mL，加水稀释至刻度，摇匀，精密量取10mL，置100mL量瓶中，加水稀释至刻度，摇匀）1.0mL，加0.1mol/L硝酸溶液溶解并稀释至刻度，摇匀，作为对照溶液（A）。按照原子吸收分光光度法，在248.3nm波长处分别测定，应符合规定[若A和B溶液测得吸光度分别为a和b，则要求b＜（a－b）。

②铜：取本品2.0g两份，分别置25mL量瓶中。一份中加0.1mol/L硝酸溶液溶解并稀释至刻度，摇匀，作为供试品溶液（B）；另一份中加标准铜溶液（精密称取硫酸铜393mg，置1000mL量瓶中，加水稀释至刻度，摇匀，精密量取10mL，置100mL量瓶中，加水稀释至刻度，摇匀）1.0mL，加0.1md/L硝酸溶液溶解并稀释至刻度，摇匀，作为对照溶液（A）。按照原子吸收分光光度法，在324.8nm波长处分别测定，应符合规定。

4.维生素C的含量测定

维生素C的含量测定大多是基于其具有强的还原性，可被不同氧化剂定量氧化。因容量分析法简便快速、结果准确，被各国药典所采用，如碘量法、2，6-二氯靛酚法等。又相继发展了紫外分光光度法和高效液相色谱法等，适用于复方制剂和体液中维生素C的测定。

（1）碘量法

①原理：维生素C在醋酸酸性条件下，可被碘定量氧化。根据消耗碘滴定液的体积，即可计算维生素C的含量。

②方法：取本品0.2g，精密称定，加新沸过的冷水100mL与稀醋酸10mL使溶解，加淀粉指示液1mL，立即用碘滴定液（0.05mol/L）滴定，至溶液显蓝色并持续30秒内不退。每1mL碘滴定液（0.05mol/L）相当于8.806mg的$C_6H_8O_6$。

③注意事项：s.操作中加入稀醋酸10mL使滴定在酸性溶液中进行。因此，酸性介质中维生素C受空气中氧的氧化速度减慢，但样品溶于稀醋酸后仍需立即进行滴定。b.加新沸过的冷水目的是减少水中溶解氧的影响。c.维生素C的注射液中常加有亚硫酸盐如$NaHSO_3$作为抗氧剂，抗氧剂$NaHSO_3$对测定维生素C的含量有影响。可在滴定前加入丙酮或甲醛，使之与$NaHSO_3$生成无还原性的加成物。

（2）2，6-二氯靛酚滴定法

①原理：2，6-二氯靛酚为一染料，其氧化型在酸性溶液中显红色，在碱性溶液中为蓝色。当与维生素C反应后，即转变为无色的酚亚胺（还原型）。因此，维生素C在酸性溶液中，可用2，6-二氯靛酚标准液滴定至溶液显玫瑰红色为终点，无需另加指示剂。

②方法：精密量取本品适量（约相当于维生素C50mg），置100mL量瓶中，加偏磷酸-醋酸试液20mL，用水稀释至刻度，摇匀；精密量取稀释液适量（约相当于维生素C2mg）置50mL的锥形瓶中，加偏磷酸-醋酸试液5mL，用2，6-二氯靛酚滴定液滴定至溶液显玫瑰红色，并持续5秒不退色；另取偏磷酸-醋酸试液5.5mL，加水15mL，用2，6-二氯靛酚滴定液滴定，做空白试验校正。以2，6-二氯靛酚滴定液对维生素C进行滴定度计算，即可。

③注意事项。a.本法并非维生素C的专一反应，其他还原性物质对测定也有干扰。但由于维生素C的氧化速度远比干扰物质的快，故快速测定可减少干扰物质的影响。多用于含维生素C的制剂分析。b.也可用2，6-二氯靛酚进行剩余比色测定，即在加入维生素C后，在很短的时间内，测定剩余染料的吸收强度，或利用醋酸乙酯或醋酸丁酯提取剩余染料后进行比色测定。c.由于2，6-二氯靛酚滴定液不够稳定，储存时易缓缓分解，故需经常标定，储备液不宜超过1周。

（3）高效液相色谱法：本法选择色谱柱为ODS（4.6nm×20cm，5μm）；流动相为5mmol/L NaH_2PO_4溶液（磷酸调pH至2.5）；流速为1.0mol/min；检测波长245nm；柱温20℃。测定时进样20μl，采用外标法，以峰高计算含量。理论板数按维生素C计应>2000，各峰分离度应>2。

取本品10片，精密称定，研细，精密称取适量（约相当于维生C 100mg），置100mL量瓶中，用流动相溶解并稀释至刻度，摇匀，滤过，再精密量取续滤液5mL，置50mL量瓶中，用流动相稀释至刻度，摇匀，取20μl注入液相色谱仪，记录色谱图；另取维生素C对照品适量，同法测定。按外标法以峰面积计算出供试品中$O_6H_8O_6$的含量。

（二）维生素A的检测

维生素A（VitaminA）包括维生素A_1（Retinol，视黄醇）、去氢维生素A（Dehydroretinol，维生素A_2）和去水维生素A（Anhydroretinol，维生素A_3）等。其中维生素A_1活性最高，维生素A_2的生物活性是维生素A_1的30%～40%，维生素A_3的生物活性是维生素A_1的0.4%，故通常所说的维生素A是指维生素A_1。维生素A是一种不饱和脂肪醇，在自然界中主要来自鲨鱼类无毒海鱼肝中提取的脂肪油（即鱼肝油），目前主要采用人工合成方法制取。在鱼肝油中维生素A多以各种酯类混合物的形式存在，其中主要为醋酸酯和棕榈酸酯。

《中国药典》收载的维生素A是指人工合成的维生素A醋酸酯结晶加精制植物油制成的油溶液，还收载维生素A胶丸、维生素AD胶丸和维生素AD滴剂。

1.维生素A的理化性质

（1）溶解性：不溶于水，微溶于乙醇，易溶于乙醚、氯仿、异丙醇、环己烷、脂肪和油等。

（2）不稳定性：维生素A的分子中有多个不饱和键，性质不稳定，易被空气中的氧或氧化剂氧化，易被紫外光裂解，特别在加热和金属离子存在时，更易氧化变质，生成无生物活性的环氧化合物、维生素A醛或维生素A酸。维生素A对酸不稳定，遇Lewis或无水氯化氢乙醇液，可发生脱水反应，生成脱水维生素A。维生素A醋酸酯较维生素A稳定，一般将本品或棕榈酸酯溶于植物油中供临床使用。因此，维生素A及其制剂除需密封在凉暗处保存外，还需充氮气或加入合适的抗氧剂。

（3）紫外吸收特性：维生素A分子中具有共轭多烯醇的侧链结构，在325～328nm范围内有最大吸收，可用于鉴别和含量测定。

（4）与三氯化锑呈色：维生素A在氯仿中能与三氯化锑试剂作用，产生不稳定的蓝色。可以用此进行鉴别或用比色法测定含量。

2.维生素A的鉴别试验

（1）三氯化锑反应（Carr-Price反应）

①原理：维生素A在饱和无水三氯化锑的无醇氯仿溶液中即显蓝色，渐变成紫红色。

②方法：取维生素A1滴，加氯仿10mL振摇使溶解；取出2滴，加氯仿2mL与25%三氯化锑的氯仿溶液0.5mL，即显蓝色，渐变成紫红色。

③注意事项：反应需在无水、无醇条件下进行。因为水可使三氯化锑水解成氯化氧锑（SbOCl），而乙醇可以和碳正离子作用使其正电荷消失。所以仪器和试剂必须干燥无水，氯仿中必须无醇。

（2）紫外分光光度法

①方法：取相当于10U的维生素A供试品，加无水乙醇–盐酸（100：1）溶液溶解，立即用紫外分光光度计在300～400nm波长范围内进行扫描，应在326nm波长处有单一的吸收峰。将此溶液置水浴上加热30秒，迅速冷却，照上法进行扫描，则应在348nm、367nm和389nm波长处有3个尖锐的吸收峰，且在332nm波长处有较低的吸收峰或拐点。

②讨论：维生素A分子中含有5个共轭双键，其无水乙醇溶液在326nm波长处有最大吸收峰。当在盐酸催化下加热，则发生脱水反应而生成脱水维生素A。后者比维生素A多一个共轭双键，故其最大吸收峰向长波长位移（红移），同时在350～390nm波长之间出现3个吸收峰。

（3）薄层色谱法

①方法：以硅胶为吸附剂，环己烷–乙醚（80：20）为流动相。分别取供试品与对照品（不同维生素A酯类）D环己烷溶液（5U/μl）各2μl，点于薄层板上，不必挥散溶剂，立即展开。取出薄层板后，置空气中挥干，喷以三氯化锑溶液，比较供试品和对照品溶液所显蓝色斑点位置，即可鉴别。

②讨论：本法为BP（2009）鉴别浓缩合成品维生素A（油剂）各种酯类的方法。采用硅胶为吸附剂，环己烷–乙醚（80：20）为流动相，分别取供试品与对照品（不同维生素A酯类）以环己烷溶液的三氯甲烷溶液（约5U/μl）各2μl，点于薄层板上，立即展开。取出薄层板置空气中挥干，喷以三氯化锑溶液，比较供试品与对照品溶液所显蓝色斑点位置，即可鉴别。

3.维生素A的杂质检查

（1）酸值：维生素A在制备和储藏过程中，酯化不完全或水解，均可生成游离醋酸。酸值大，不利于维生素A的稳定，故应控制酸值。

检查方法：取乙醇与乙醚各15mL，置锥形瓶中，加酚酞指示液5滴，滴加氢氧化钠滴定液（0.1mol/L）至微显粉红色，再加本品2.0g，振摇使完全溶解，用氢氧化钠滴定液（0.1mol/L）滴定，酸值不得过2.0。

（2）过氧化值：维生素A结构中含共轭双键，易被氧化生成过氧化物，故应控制此类杂质。该杂质在酸性溶液中可将碘化钾氧化为碘，可用淀粉作指示剂，用硫代硫酸钠滴定液滴定测得。

检查方法。取本品1.0g，加冰醋酸-氯仿（6∶4）30mL，振摇使溶解，加碘化钾的饱和溶液1mL，振摇1分钟，加水100mL与淀粉指示剂1mL，用硫代硫酸钠滴定液（0.1mol/L）滴定至紫蓝色消失，并将滴定的结果用空白试验校正。消耗硫代硫酸钠滴定液不得过1.5mL。

4.维生素A的含量测定

目前，各国药典均收载紫外分光光度法作为维生素A法定的含量测定方法，替代了反应专属性差、呈色不稳定的三氯化锑比色法。下面重点介绍《中国药典》（2015年版）收载的紫外分光光度法，并简要介绍三氯化锑比色法。

（1）紫外分光光度法（三点校正法）：由于在维生素A的分子中具有共轭多烯的结构，所以具有特征的紫外吸收。可以用紫外分光光度法测定维生素A的含量。但维生素A原料中有很多结构相似的相关物质（即杂质），这些相关物质在维生素A的最大吸收波长附近也有吸收（相关物质产生的吸收称为不相关吸收），这些吸收干扰维生素A的测定。为了消除不相关吸收的影响，《中国药典》采用三点校正法测定维生素A的含量。

①测定原理：本法是在三个波长处测得吸光度，根据校正公式计算吸光度A校正值后，再计算含量，故本法称为三点校正法，该原理主要基于如下几条。a.杂质的不相关吸收在310～340nm波长范围内几乎呈一条直线，且随波长的增长吸光度下降。b.物质对光吸收呈加和性的原理。即在某一样品的吸收曲线上，各波长处的吸光度是维生素A与杂质吸光度的代数和，因而吸收曲线也是两者吸收的叠加。

②波长选择：三点波长选择的原则为一点选择在维生素A的最大吸收波长处（λ_1）；其他两点选择在λ_1的两侧各选一点（λ_2和λ_3）。

第一法（等波长差法）：使$\lambda_3-\lambda_1=\lambda_1-\lambda_2$。《中国药典》规定，测定维生素A醋酸酯时，$\lambda_1=328nm$，$\lambda_2=316nm$，$\lambda_3=340nm$，$\Delta\lambda=12nm$。

第二法（等吸收比）法：$A_{\lambda_2}=A_{\lambda_3}=6/7\,A_{\lambda_1}$。《中国药典》规定，测定维生素A醇时，$\lambda_1=325nm$，$\lambda_2=310nm$，$\lambda_3=334nm$。

③测定及计算方法。《中国药典》（2015年版）二部附录维生素A测定法项下收载有"第一法"和"第二法"两种方法。合成的维生素A和天然鱼肝油中的维生素A均为酯式维生素A，如供试品中干扰测定的杂质较少，能符合下列第一法测定的规定时，可用溶剂溶解供试品后直接测定，否则应按第二法进行，经皂化提取除去干扰后测定。

A.第一法（直接测定法，适用于纯度高的维生素A醋酸酯）。

测定方法：取维生素A醋酸酯适量，精密称定，加环己烷制成每1mL中含9～15U的溶液。然后在300nm、316nm、328nm，340nm和360nm五个波长下测定吸光度。确定最大吸收波长（应为328nm）。计算各吸光度与波长328nm处吸光度的比值。

选择吸光度：如果最大吸收波长在326～329nm之间，计算吸光度比值A_i/A_{328}，并分别与《中国药典》规定的吸光度比值相减，即得到5个差值。判断每个差值是否超过规定值的±0.02，见表11-1。

表11-1 《中国药典》规定的吸光度比值

波长（nm）	测得吸光度	吸光度比值计算值	药典规定值	差值（计算-规定）（规定±0.02）
300	A0	A0/A2	0.555	
316	A1	A0/A2	0.907	
328	A2	A0/A2	1.000	
340	A3	A0/A2	0.811	
360	A4	A0/A2	0.299	

判断法：

i.如果最大吸收波长在326～329nm，且所测得的各波长吸光度比值不超过表11-1中规定值的±0.02，可直接用328nm波长处测得的吸光度A_{328}计算$E_{1cm}^{1\%}$。

ii.如果最大吸收波长在326～329nm，但所测得的各波长吸光度比值如有1个或数个超过表11-1中规定值的±0.02，应按下式求出校正后的吸光度，然后再计算含量：

$$A_{328(校正)} = 3.52 \times \left(2A_{328} - A_{316} - A_{340}\right)$$

如果 $\dfrac{A_{328(校正)} - A_{328}}{A_{328}} \times 100\%$ 所得的数值在 $\pm 3.0\%$，则仍不用校正公式计算吸光度，而直接用 A_{328} 代入 $E_{1cm}^{1\%} = A/(CL)$ 式中求出 $E_{1cm}^{1\%}$。

如果 $\dfrac{A_{328(校正)} - A_{328}}{A_{328}} \times 100\%$ 所得的数值在 $-15\% \sim -3\%$，则需用校正公式计算吸光度，即用 $A_{328(校正)}$ 代入 $E_{1cm}^{1\%} = A/(CL)$ 式中求出 $E_{1cm}^{1\%}$。

如果 $\dfrac{A_{328(校正)} - A_{328}}{A_{328}} \times 100\%$ 所得的数值 $< -15\%$ 或 $= -3\%$，则不能用本法测定。而应采用第二法（皂化法）测定含量。

iii.如果最大吸收波长不在326~329nm，也不能用本法测定。同样采用第二法（皂化法）测定含量。

计算维生素A的效价：由 $E_{1cm}^{1\%}$ 计算维生素A的效价（U/g）。公式如下：

$$每克供试品含维生素A的效价(U/g)_{(供试品)} = E_{1cm(供试品)}^{1\%} \times 1900$$

式中：1900——维生素A醋酸醋在环己烷溶液中测定的换算因子

计算维生素A醋酸酯占标示量的含量：由前一步骤求得的效价计算维生素A醋酸酯的标示量含量（标示量）。公式如下：

$$标示量 = \dfrac{A \times D \times 1900 \times m_1}{m \times 100 \times L \times 标示量} \times 100\%$$

式中：A.直接测得的 A_{328} 或校正后的 $A_{328(校正)}$；D.供试品的稀释倍数；m_1.胶丸的平均内容物装量；m.称取的内容物质量（即供试品取用量）；L.比色皿厚度，cm；标示量为处方中规定的每粒胶丸中含有维生素A醋酸酯的国际单位数。

B.第二法（皂化法，适用于维生素A醇）

测定方法：精密称取供试品适量（约相当于维生素A总量500U以上，质量不多于2g），置皂化瓶中，加乙醇30mL与50%（质量分数）氢氧化钾溶液3mL，置水浴中煮沸回流30分钟，冷却后，自冷凝管顶端加水10mL冲洗冷凝管内部管壁，将皂化液移至分液漏斗中（分液漏斗活塞涂以甘油淀粉润滑剂），皂化瓶用水60~100mL分数次洗涤，洗液并入分液漏斗中，用不含过氧化物的乙醚振摇提取4次，每次振摇约5分钟，第一次60mL，以后各次40mL，合并乙醚液，用水洗涤数次，每次约100mL，洗涤应缓缓旋动，避免乳化，直至水层遇酚酞指示液不再显红色，乙醚液用铺有脱脂棉与无水硫酸钠的滤器滤过，滤器用乙醚洗涤，洗液与乙醚液合并，放入250mL量瓶中，用乙醚稀释至刻度，摇匀；精密量取适量，置蒸发皿内，在水浴上低温蒸发至5mL后，置减压干燥器中，抽干，迅速加异丙醇溶解并定量稀释制成每毫升含维生素A9～15U，照紫外–可见分光光度法，在300nm、310nm，325nm与334nm4个波长处测定吸光度，并测定吸收峰的波长。

选择吸光度：

i.如果最大吸收波长在323～327nm，而且A_{300}/A_{325}的比值不大于0.73，应按下式求出校正后的吸光度，然后再计算含量。

$$A_{325(校正)} = 6.815A_{325} - 2.555A_{310} - 4.260A_{334}$$

如果$\dfrac{A_{325(校正)} - A_{325}}{A_{325}} \times 100\%$所得的数值在±3.0%，则仍不用校正公式计算吸光度，而直接用A_{325}代入$E_{1cm}^{1\%} = A/(CL)$式中求出$E_{1cm}^{1\%}$。

如果$\dfrac{A_{325(校正)} - A_{325}}{A_{325}} \times 100\%$所得的数值超过±3.0%，则需用校正公式计算吸光度，即用$A_{325(校正)}$代入$E_{1cm}^{1\%} = A/(CL)$式中求出$E_{1cm}^{1\%}$。

ii.如果最大吸收波长不在323～327nm或A_{300}/A_{325}的比值＞0.73时，说明供试品中杂质含量过高，则需经处理后过色谱柱，分离、纯化，再行测定。

计算维生素A的效价：由计算维生素A的效价（U/g），公式如下：

$$每克供试品含维生素A的效价(U/g)_{(供试品)} = E_{1cm(供试品)}^{1\%} \times 1830$$

式中：1830—换算因子

计算维生素A醇占标示量的百分含量：由前一步骤求得的效价计算维生素A醇的标示量含量（标示量）。公式如下：

$$标示量 = \frac{A \times D \times 1830 \times m_1}{m \times 100 \times L \times 标示量} \times 100\%$$

式中：A.直接测得的A_{325}或校正后的＋$A_{325(校正)}$；D、m，m_1、L.与第一法计算式中的含义相同。

④注意事项：a.采用三点法校正时，除其中一点是在吸收峰波长处测定外，

271

其他两点分别在吸收峰两侧的波长处进行测定。因此仪器波长若不够准确时，会有较大误差，故在测定前，应校正仪器波长。测定应在半暗室中尽快进行。

b.《中国药典》（2015年版）收载的维生素A、维生素A胶丸、维生素AD胶丸和维生素AD滴剂均采用本法测定含量。

⑤应用示例：维生素AD胶丸中维生素A的测定方法如下。

A.方法：精密称取维生素AD胶丸装量差异下的内容物0.128 7g（每丸内容物的平均装量0.07 985g，标示量每丸含维生素A10 000U），置10mL烧杯中，加环己烷溶解并定量转移至50mL量瓶中，用环己烷稀释至刻度，摇匀；精密量取2mL，置另一50mL量瓶中，用环己烷稀释至刻度，摇匀。以环己烷为空白，测得最大吸收波长为328nm，并分别于300nm、316nm、328nm、340nm和360nm波长处测得吸光度见表11-2，计算胶丸中维生素A占标示量的含量。

表11-2 胶丸中维生素A占标示量的含量

波长（nm）	300	316	328	340	360
测得吸光度（A）	0.374	0.592	0.663	0.553	0.228

B.计算

i.计算各波长处的吸光度与328nm波长处的吸光度比值，并与规定比值比较（表11-3）。

表11-3 不同波长处吸光度比值、规定比值及比值之差

波长（nm）	300	316	328	340	360
吸光度比值（A_i/A_{328}）	0.564	0.893	1.000	0.834	0.344
规定比值	0.555	0.907	1.000	0.811	0.299
比值之差	+0.009	-0.014	0	+0.023	+0.045

其中，比值A_i/A_{328}与规定比值之差为+0.045，超过规定的±0.02限度，故需计算校正吸光度。

ii.计算校正吸光度，并与实测值比较。

$$A_{328(校正)} = 3.52 \times (2A_{328} - A_{316} - A_{340})$$
$$= 3.52 \times (2 \times 0.663 - 0.592 - 0.553) = 0.637$$

因校正吸光度与实测值之差已超过实测值的-3.0%，故应以$A_{328(校正)}$计算

含量。

iii.计算供试品的吸收系数$E_{1cm}^{1\%}$（328nm）值。

$$E_{1cm}^{1\%}\left(328\text{nm}\right)=\frac{A_{328(\text{校正})}}{100ms/D}=\frac{0.637}{100\times0.128\ 7/1250}=61.87$$

式中：$A_{328(\text{校正})}$.经校正的在328nm波长处测得的吸光度；m_s.取样量；D稀释体积。

iv.计算供试品中维生素A的效价（U/g）及占标示量的含量。

$$供试品维生素A效价=E_{1cm}^{1\%}\left(328\text{nm}\right)\times1900$$
$$61.87\times1900=117\ 553\left(U/g\right)$$

$$标示量=\frac{维生素A效价\left(U/g\right)\times每丸内容物平均装量\left(g/丸\right)}{标示量\left(g/丸\right)}\times100\%$$

$$=\frac{117\ 553\times0.079\ 85}{10\ 000}\times100\%=93.87\%$$

（2）三氯化锑比色法

①原理：维生素A与三氯化锑的无水氯仿溶液作用，产生不稳定的蓝色，在618～620nm波长处有最大吸收，符合比尔定律。

②方法：取维生素A对照品，制成系列浓度的氯仿溶液，加入一定量的三氯化锑氯仿溶液，在5～10秒内，于620nm波长处测定吸光度，绘制标准曲线。按同法测定供试品溶液的吸光度，根据标准曲线计算含量。

③注意事项：a.本法产生的蓝色不稳定，要求操作迅速，一般规定加入三氯化锑后应在5～10秒内测定。b.反应介质需无水，否则三氯化锑可水解产生SbOCl而使溶液浑浊，影响比色。x.温度对呈色强度的影响很大，样品测定时的温度与绘制标准曲线时的温度相差应在±1℃以内。否则，需重新绘制标准曲线。d.三氯化锑比色并非维生素A的专属性反应，在相同条件下，某些有关物质均与三氯化锑显蓝色，干扰测定，常使测定结果偏高。e.三氯化锑试剂有强的腐蚀性，易损坏皮肤和仪器，使用时应严加注意。

（三）维生素C注射液的含量测定

1.技术目标

（1）掌握碘量法测定维生素C注射液含量的原理及操作，并能进行有关计算。

（2）了解排除注射液中常用附加剂干扰的操作。

2.实验原理

维生素C分子中含有二烯醇基，具有极强的还原性，在醋酸酸性条件下，可被碘定量氧化。根据消耗碘滴定液的体积，即可计算维生素C的含量。

维生素C注射液中加入抗氧化剂亚硫酸氢钠，亚硫酸氢钠会干扰碘量法测定，可加入掩蔽剂丙酮或甲酸与亚硫酸氢钠反应生成无还原性的加成产物，以消除干扰。

3.试剂和器材

（1）试剂：维生素C注射液，丙酮，醋酸，可溶性淀粉，碘。

（2）器材：移液管，量筒，具塞锥形瓶，碱式滴定管。

4.操作步骤

精密量取本品适量（约相当于维生素C0.2g），加水15mL与丙酮2mL，摇匀，放置5分钟，加稀醋酸4mL与淀粉指示液1mL，立即用碘滴定液（0.05mol/L）滴定，至溶液显蓝色在30秒内不退，即得。每1mL的碘滴定液（0.05mol/L）相当于8.806mg的$C_6H_8O_6$。《中国药典》规定本品含维生素C（$C_6H_8O_6$）应为标示量的90.0%~110.0%。

5.注意事项

（1）测定中加入稀醋酸，是因为在酸性介质中，维生素C受空气中氧的氧化速度减慢。但供试品溶于稀醋酸后仍应立即进行滴定。

（2）测定中加入重新煮沸冷却的水，是为了减少水中溶解氧对测定的影响。

（3）测定中加入丙酮，是为了消除注射液中抗氧化剂亚硫酸氢钠的干扰。

（四）维生素AD胶丸中维生素A的效价测定

1.技术目标

（1）掌握UV三点校正法的实验原理。

（2）掌握维生素A效价测定的方法。

2.实验原理

本法是在3个波长处测得吸光度，根据校正公式计算吸光度A校正值后，再计算含量，故本法称为"三点校正法"。该原理主要基于如下两点。

（1）杂质的无关吸收在310～340nm波长范围内几乎呈一条直线，且随波长的增加吸光度下降。

（2）物质对光的吸收呈加和性。即在某一样品的吸收曲线上，各波长处的吸光度是维生素A与杂质吸光度的代数和，因而吸收曲线也是两者的叠加。

3.试剂和器材

（1）试剂：维生素A胶丸（规格2.5万单位/粒），环己烷，乙醚。

（2）器材：紫外–可见分光光度计，分析天平，石英比色皿，25mL容量瓶若干，移液管，注射器，刀片，烧杯。

4.操作步骤

（1）胶丸内容物平均质量的测定：取胶丸20粒，精密称定，用注射器将内容物抽出，再用刀片切开丸壳，用乙醚逐个洗涤丸壳3次，置50mL烧杯中，再用乙醚浸洗1～2次，置通风处，使乙醚挥散，精密称定，得总壳重，算出每丸内容物的平均质量。

（2）供试品溶液的制备与测定

①第一法

方法：精密称取一粒维生素AD胶丸内容物，用环己烷溶解并定量稀释成25mL，取0.8mL再用环己烷稀释至25mL，即制成每1mL中含9～15U的溶液。按照分光光度法，分别在300nm、316nm、328nm、340nm、360nm五个波长下测定吸光度，计算各吸光度与波长328nm处吸光度的比值和波长328nm处的百分吸收系数 $E_{1cm}^{1\%}$ 值。

A.求 $E_{1cm}^{1\%}$：由 $A = E_{1cm}^{1\%}cL$，求得 $E_{1cm}^{1\%} = A/(cL)$。

B.求效价（U/g）：效价是指每克供试品中所含维生素A的国际单位数（U/g），即：

$$U/g = \times 1900$$

式中：1900是维生素A醋酸酯在环己烷溶液中测定时的效价换算因子

由来：维生素A的含量用生物效价即国际单位（U/g）来表示。维生素A的国际单位规定如下：

$$1U＝0.344\,\mu g维生素A醋酸酯$$

$$1U＝0.30\,\mu g维生素A醇$$

因此，1g维生素A醋酸酯相当的国际单位数为：

$$1 \times 10^6/（0.344\,\mu g/U）＝2.907 \times 10^6U$$

1g维生素A醇相当的国际单位数为：

$$1 \times 10^6/（0.344\,\mu g/U）＝3.33 \times 10^6U$$

因为：

$$换算因子＝(U/g)/E_{1cm}^{1\%}$$

所以：

$$换算因子（维生素A醋酸酯）＝2.907 \times 10^6/1530＝1900$$

$$换算因子（维生素A醇）＝3.33 \times 10^6/1820＝183。$$

C.求维生素A占标示量的含量：

$$标示量\%＝\left(E_{1cm}^{1\%} \times 1900 \times m\right)/标示量 \times 100\%$$

$$＝(AD \times 1900 \times m_1)/(m \times 100 \times L \times 标示量) \times 100\%$$

式中：A.直接测得的A_{328}或A_{328}（校正）；D.供试品的稀释倍数；1900.维生素A醋酸酯在环己烷溶剂中测定时的换算因子；m_1.胶丸的平均内容物质量；m.称取的内容物质量（即供试品取用量）；L.比色池厚度，cm；标示量.制剂规格（瓶签上注明的每粒胶丸含有的维生素A醋酸酯的国际单位数）；D.A值的选择：首先计算吸光度比值（即A_i/A_{328}）。

a.如果最大吸收波长在326～329nm，并分别计算5个波长下的差值，均不得超过±0.02时，则不用校正公式计算吸光度，而直接用328nm处测得的吸光度A_{328}求得$E_{1cm}^{1\%}$。

b.如果最大吸收波长在326～329nm，并分别计算5个波长下的差值，如有1个或数个超过±0.02，这时应按以下方法判断。

第一法校正公式：

$$A_{328（校正）}=3.52 \times（2A_{328}-A_{316}-A_{340}）$$

再按下式计算校正吸光度与实测吸光度的差值对实测吸光度的百分率（d）：

$$d=\left[A_{328（校正）}-A_{328（测）}\right]\bigg/A_{328（测）} \times 100\%$$

若$A_{328（校正）}$与A_{328}相差不超过±3.0%，则不用校正吸光度，仍以未经校正的A_{328}求得$E_{1cm}^{1\%}$。

若$A_{328（校正）}$与A_{328}相差在−15%～−3%，则以$A_{328（校正）}$求得$E_{1cm}^{1\%}$。

若$A_{328（校正）}$与A_{328}相差＜−15%或＞＋3%，则不能用本法测定，而应用第二法（皂化法）测定含量（本次试验不做）。

c.如果最大吸收波长不在326～329nm，也不能用本法测定，而应用第二法（皂化法）测定含量（本次试验不做）。

②第二法（皂化法）

方法：精密称取供试品适量（约相当于维生素A总量500U以上，质量不多于2g），置皂化瓶中，加乙醇30mL与50%（质量分数）氢氧化钾溶液3mL，依法皂化后，用不含过氧化物的乙醚提取并定量稀释成每1mL中含维生素A9～15U的溶液，在300nm、310nm、325nm，334nm波长处测定吸光度，并确定最大吸收波长（应为325nm）。

计算：计算同第一法，换算因子为1830。

第二法校正公式：

$$A_{325（校正）}=6.815A_{325}-2.555_{310}-4.260A_{334}$$

5.结果处理

（1）计算各波长处吸光度与328nm处吸光度比值。

λ（nm）	300	316	328	340	360
吸光度比值（Ai/A_{328}）					

（2）计算校正吸光度，并与实测值比较，即求d。

（3）求$E_{1cm(供试品)}^{1\%}$。

（4）求效价U/g（供试品）。

（5）求标示量的含量。

6.注意事项

（1）在含量测定时胶壳要尽量洗干净，避免内容物残留，使粒重尽量准确。

（2）由于所取的样品量非常小，所以用于收集样品的小烧杯一定要用溶剂洗涤多次并合并入容量瓶中，容量瓶口也要冲洗使样品全部转入。

（3）在测定不同波长下的吸光度时每一次都要用空白液进行调零。

二、辅酶类药物的检测

（一）辅酶A的检测

辅酶A（CoA）是类似二核苷酸的化合物，它是酰基转移酶的辅酶，在生物体内以还原型（活化型）与氧化型（非活化型）并存，并可在生理条件下相互转化。在体外微碱性条件下，还原型在空气中迅速被氧化而成氧化型，而氧化型又可被巯基化合物等还原物质还原成还原型。辅酶A对糖、脂肪及蛋白质的代谢起重要作用，其中对脂肪代谢的促进作用尤为重要，可用于防治冠状动脉粥样硬化及肝炎的治疗。

1.质量检查

本品为白色或微黄色粉末，因分子结构中有硫醇基，故有类似蒜的臭气，有引湿性。在水或生理盐水中易溶，在乙醇、乙醚或丙酮中不溶。

（1）鉴别本品的结构中含有腺嘌呤，有紫外吸收，可照分光光度法测定。

取本品，加水制成每毫升含辅酶A约10U的溶液，在258nm波长处有最大吸收，在230nm波长处有最小吸收。

（2）检查

①均一性：取本品适量，加0.1％1，4-二硫代苏糖醇制成每毫升含2mg的溶液，照纸色谱法试验，吸取上述溶液10μL点于色谱滤纸上，照上行法，以异丁酸-浓氨溶液-水-15.4％1，4-二硫代苏糖醇（66：1：33：0.1）为展开剂，避光展开，晾干，置紫外光灯（254nm）下检视，应显一个斑点，R_f值约为0.55。

②干燥失重：取本品0.2g，置五氧化二磷干燥器中，减压干燥至恒重，减失

质量不得超过5.0%。

③热原：取本品，加注射用水溶解制成每毫升含5U辅酶A的溶液，按《中国药典》检查，剂量按家兔体重每千克注射1mL，应符合规定。

2.效价测定

本品采用磷酸转乙酰化酶紫外分光光度法测定辅酶A，其原理为：在PTA催化下，乙酰磷酸盐与还原型辅酶A（Co-SH）之间乙酰基可逆地转移，形成乙酰辅酶A和磷酸。

$$CoA\text{-}SH+CH_3CO\text{-}OPO_3H_2 \xrightarrow{PTA} CoA\text{-}S\text{-}COCH_3+H_3PO_4$$

在反应中乙酰磷酸盐是过量的，CoA–SH量的多少决定了乙酰辅酶A的量，基于乙酰辅酶A在233nm处的吸光度比CoA–SH强得多，其微摩尔吸收系数之差 $\Delta E_{233nm}=4.44cm^2/\mu mol$，可直接计算出CoA的效价。测定方法如下。

（1）供试品溶液的制备精密称取辅酶A适量，加水制成每1mL约含1mg的溶液。

（2）测定法取三羟甲基氨基甲烷缓冲液（pH7.6）[取三羟甲基氨基甲烷12.1g，加水500mL使溶解，用1mol/L盐酸溶液（约70mL）调节pH至7.6，加水稀释至1000mL]3.0mL，置1cm比色皿中，加入乙酰磷酸二锂盐溶液（取乙酰磷酸二锂盐91.2mg，加水溶解并稀释至6.0mL，必要时滤过）0.1mL，再精密加入供试品溶液0.1mL，混匀，照分光光度法[《中国药典》（2015年版）]，在233nm波长处测定吸光度为皂，用微量注射器加入磷酸转乙酰化酶溶液{取磷酸转乙酰化酶适量，用三羟甲基氨基甲烷缓冲液（pH8.0）[取三轻甲基氨基甲烷12.1g，加水500mL使溶解，用1mol/L盐酸溶液（约70mL）调节pH至8.0，加水稀释至1000mL]制成1mL含30-40U的溶液，必要时离心，分取上清液。临用时配制}0.01mL，混匀，在3～5分钟内测定最高的吸光度为A₁；再加入磷酸转乙酰化酶溶液0.01mL，混匀，测定吸光度为A₂，以三羟甲基氨基甲烷缓冲液（pH7.6）3.0mL，乙酰磷酸二锂盐溶液0.1mL及供试品溶液0.1mL，置1cm比色皿中，混匀后，作为空白。按下式计算：

$$\Delta A = 2A_1 - A_0 - A_2$$

每毫升含辅酶A的单位数 $= \Delta A \times 5.55 \times 413$

按干燥品计算，CoA原料药为每毫克效价不得＜1701。

（二）辅酶Q_{10}的检测

辅酶Q_{10}（CoQ_{10}）是生物体内广泛存在的脂溶性醌类化合物。不同来源的辅酶Q其侧链异戊烯单位的数目不同，人类和哺乳动物是10个异戊烯单位，故称辅酶Q_{10}。辅酶Q在体内呼吸链中质子移位及电子传递中起重要作用，它是细胞呼吸和细胞代谢的激活剂，也是重要的抗氧化剂和非特异性免疫增强剂。临床上主要用于亚急性肝炎、恶性肿瘤、心脏病、高血压等多种疾病的治疗。本品的毒副反应主要有厌食、恶心、手足发冷和心悸。

1.质量检查

本品为黄色或橙黄色结晶性粉末；无臭无味，遇光易分解。本品在氯仿、苯、丙酮、乙醚或石油醚中溶解，在乙醇中微溶解，在水中不溶。该品的熔点为48～52℃。

（1）鉴别

①取含量测定项下的供试品溶液，加硼氢化钠50mg，摇匀，溶液黄色消失。

②在含量测定项下记录的色谱图中，供试品溶液主峰的保留时间应与辅酶Q_{10}对照品主峰的保留时间一致。

③本品的红外光吸收图谱应与辅酶Q_{10}对照品的图谱一致。

（2）检查

①有关物质：避光操作，精密量取含量测定项下的供试品溶液1.0mL，置100mL量瓶中，加无水乙醇稀释至刻度，作为对照溶液，取对照溶液20PL注入液相色谱仪，照含量测定项下的色谱条件，调节检测灵敏度，使主成分峰高为满量程的25％，再精密量取上述供试品溶液20μl，注入液相色谱仪，记录色谱图至主峰保留时间的2倍。各杂质峰面积的和不得大于对照溶液的主峰面积。

②水分：取该品，照水分测定法[《中国药典》（2015年版）]测定，含水分不得过0.2％。

③识灼残渣：取该品1.0g，依法检查[《中国药典》（2015年版）]，遗留残渣不得过0.1％。

④重金属：炽灼残渣项下遗留的残渣，依法检查[《中国药典》（2015年

版）], 含重金属不得过百万分之二十。

2.含量测定

照高效液相色谱法[《中国药典》（2015年版）]测定。避光操作。

（1）色谱条件与系统适用性试验：用十八烷基硅烷键合硅胶为填充剂；以甲醇–无水乙醇（1∶1）为流动相；柱温35℃；检测波长为275nm。理论板数按辅酶Q$_{10}$峰计算应不小于3000。

（2）测定法：取本品20mg，精密称定，加无水乙醇约40mL，在50℃水浴中振摇溶解，放冷后，移至100mL量瓶中，加无水乙醇至刻度，摇匀，作为供试品溶液。精密量取供试品溶液20μl，注入液相色谱仪，记录色谱图；另取经五氧化二磷干燥至恒重的辅酶。对照品适量，同法测定。按外标法以峰面积计算。

第二节
糖类、脂类和核酸类药物的检测

本项目主要介绍糖类、脂类、核酸类药物的结构、理化性质和质量分析等有关知识，使学生掌握此类药物的分析方法，为学生从事此类药物检测方面的工作奠定职业基础。

一、糖类药物的检测

狭义的糖类药物是指含糖结构的药物，而广义的糖类药物是指以糖类为基础的药物，即可以通过与糖类或糖类相关的结合蛋白和酶类的相互作用，从而影响一些生理和病理过程的药物，即以糖为作用靶点的药物。

糖类药物包括单糖、低聚糖和多糖。单糖是指不能被水解成更小分子的糖类，常见的有葡萄糖、果糖、半乳糖、甘露糖等。低聚糖又称寡糖，通常通过糖苷键将2~4个单糖连接而成小聚体，水解时生成几个单糖（2~10个），如二糖（蔗糖、麦芽糖、乳糖等）。由糖苷键结合的糖链，超过10个以上的单糖组成的聚合糖称为多糖。其中由1种单糖或其衍生物构成的多糖称为同多糖，如淀粉、纤维素、糖原等；由1种以上单糖或其衍生物构成的多糖称为杂多糖，如果胶、透明质酸等。

多糖广泛存在于高等植物、动物、微生物、地衣和海藻中，如植物种子、茎和叶组织、动物黏液、昆虫及甲壳动物的壳真菌、细菌的胞内胞外等。多糖在抗肿瘤、抗炎、抗病毒、降血糖、抗衰老、抗凝血、免疫促进等方面发挥着生物活性作用。具有免疫活性的多糖及其衍生物常常还具有其他的活性，如硫酸化多糖具有抗HIV活性及抗凝血活性，羧甲基化多糖具有抗肿瘤活性。

（一）单糖、双糖类药物分析

1.基本性质

葡萄糖属于单糖，是人体能量的主要来源之一。乳糖、蔗糖属于双糖，常被用作药物制剂的赋形剂或矫味剂。

单糖分子中都含有羰基，具有还原性。单糖在水溶液中主要呈半缩醛的环状结构。单、双糖均为无色结晶或白色结晶性的松散粉末或颗粒性粉末，易溶于水，微溶于乙醇，不溶于氯仿、乙醚等有机溶剂。单、双糖分子中有不对称碳原子，均具有一定的比旋度。

2.鉴别试验

（1）灼烧试验：糖类用直火加热，先培融膨胀，后燃烧并发生焦糖臭，遗留多量的碳。可用于蔗糖的鉴别。

（2）Fehling反应：单糖或含有半缩醛基的双糖分子结构中，均有醛基或酮基，都具有还原性。Fehling反应是在碱性酒石酸铜试液（Fehling试液）中，糖将铜离子还原，生成红色的氧化亚铜沉淀。这种颜色反应是Fehling反应的基础，可用于对还原糖的定量，也用于测定血糖和糖尿病患者的尿糖。

①葡萄糖的鉴别。取本品约0.2g，加水20mL溶解后，缓慢滴入温热的碱性酒石酸铜试液中，即生成氧化亚铜的红色沉淀。无水葡萄糖、葡萄糖注射液、葡萄糖氯化钠注射液和茱术油葡萄糖等均可用Fehling反应进行鉴别。

②蔗糖的鉴别。取本品适量，加0.05mol/L硫酸溶液煮沸，用0.1mol/L氢氧化

钠溶液中和，再加碱性酒石酸铜试液，加热，生成氧化亚铜的红色沉淀。

3.葡萄糖和乳糖的杂质检查

（1）葡萄糖的一般检查项目：按《中国药典》规定的检查项目进行。

①酸度、氯化物和硫酸盐：酸度检查方法：取本品2.0g，加水20mL溶解后，加酚酞指示液3滴与0.02mol/L氢氧化钠溶液0.20mL，应显粉红色。

②溶液的澄清度与颜色：取本品5g，加热水溶解后，放冷，用水稀释至10mL，溶液应澄清无色。如显浑浊，与1号浊度标准液比较，不得更浓；如显色，与对照液（取比色用氯化钴液3mL、比色用重铬酸钾液3mL与比色用硫酸铜液6mL，加水稀释至50mL）1.0mL，加水稀释至10mL比较，不得更深。

③乙醇溶液的澄清度：如淀粉水解不完全，葡萄糖中就会有淀粉、糊精等杂质。糊精不溶于乙醇。取葡萄糖1.0g，溶于90％乙醇30mL中，置水浴上加热回流约10分钟后，溶液应澄清。

④亚硫酸盐与可溶性淀粉：亚硫酸盐可能是在硫酸水解淀粉制备葡萄糖的过程中，因部分硫酸被还原生成的；也可能是用亚硫酸盐作防腐剂而遗留下来的。为了控制亚硫酸盐和可溶性淀粉的限量，取本品1.0g，加水10mL溶解后，加碘试液1滴，即应显黄色。如有亚硫酸盐存在，则退色；如有可溶性淀粉，则呈蓝色。

⑤其他：对一般杂质，如干燥失重、炽灼残渣、铁盐、重金属和砷盐等，均应控制其限量。

（2）葡萄糖注射液中5-羟基糠醛的测定（紫外分光光度法）：葡萄糖水溶液在高温加热灭菌时，葡萄糖易分解产生5-羟基糠醛，其增加量与灭菌温度和时间成正比。

方法：精密量取葡萄糖注射液适量（约相当于葡萄糖0.1g），置100mL量瓶中，加水稀释至刻度，摇匀，置于1cm吸收池中，在284nm处测定，吸光度不得＞0.32。

（3）乳糖的杂质检查：乳糖主要由动物乳汁中提取制得，如处理不当，蛋白质可能包在糖块中不易除去。利用蛋白质类杂质遇硝酸汞试液产生的白色絮状沉淀，进行特殊杂质"蛋白质"的检查。

方法：取本品5.0g，加热水25mL溶解后，放冷，加硝酸汞试液0.5mL，5分钟内不得生成絮状沉淀。

4.含量测定

（1）原料药的含量测定：葡萄糖、乳糖和蔗糖不规定含量测定，因其分子结构中含有若干个手性碳原子，具有旋光性，其比旋度反映出这些药物的纯度，因此《中国药典》中对这些糖类不做专项含量测定，而是规定比旋度的范围，见表11-4。

表11-4　药用糖的比旋度范围

药物名称	无水葡萄糖	葡萄糖	乳糖	蔗糖
比旋度	$+52.6° \sim +53.2°$	$+52.5° \sim +53.0°$	$+52.0° \sim +52.6°$	不得少于 $+66°$

（2）制剂的含量测定：

①葡萄糖注射液的含量测定：旋光度法如下。

方法：精密量取本品适量（约相当于葡萄糖10g），置100mL容量瓶中，加氨试液0.2mL，用水稀释至刻度（10%或10%以下规格的本品可直接取样测定），摇匀，静置10分钟，依法测定旋光度，与1.0426（为计算因子）相乘，即得供试液中含有$C_2H_{12}O_6 \cdot H_2O$的质量。

加入氨试液的作用。由于药用葡萄糖是D-葡萄糖，而D-葡萄糖有 α 和 β 两种互变异构体，因而药用葡萄糖是它们的混合物。虽说葡萄糖 α 和 β 两种互变异构体的比旋度相差甚远，但它们在水溶液中达到平衡时比旋度却趋于恒定值（$+52.5° \sim +53.0°$），因而仍可用于测定。当进行葡萄糖比旋度测定时，首先使上述反应达到平衡，一般放置至少6小时。加热、加酸或加弱碱可加速平衡。

本法准确、简便，《中国药典》用旋光法测定葡萄糖注射液、葡萄糖氯化钠注射液以及莪术油注射液中葡萄糖含量。

②葡萄糖氯化钠注射液含量测定：a.葡萄糖，按葡萄糖注射液项下的方法测定；b.氯化钠，硝酸银滴定法。

方法：精密量取本品20mL，加水30mL，加2%糊精溶液5mL、2.5%硼砂溶液2mL与荧光黄指示液5~8滴，用硝酸银滴定液（0.1mol/L）滴定，1mL滴定液（0.1mol/L）相当于5.844mg的氯化钠。

加糊精的作用：加糊精溶液以形成保护胶体，使氯化银沉淀呈胶体状态，则具有较大的表面，有利于对指示剂的吸附，有利于滴定终点的观察。

加硼砂的作用：加硼砂溶液是为了增加pH，因为本品pH过低，如在3.5时，则无终点出现，加入2.5％硼砂溶液2mL后，溶液pH为7，可促使荧光黄电离，以增大荧光黄阴离子的有效浓度，使终点变化敏锐。

（二）多糖类药物的结构分析

多糖的分子质量很大，常带负电荷，水溶液具有一定的黏度，能被酸或碱水解成单糖和低聚糖或其他多糖。含糖酸酸和氨基糖基的多糖如肝素、透明质酸等均具有酸性。多糖分子中单糖的组分不同、糖苷键的连接方式和位置不同及相对分子质量的不同等构成了其不同的生理功能和生物活性，因此多糖类药物的化学结构与生物活性密切相关。

多糖类药物的结构分析主要包括：单糖组成、分子质量、糖苷键连接方法、糖苷键连接位置等的分析。可采用纸色谱法、薄层色谱法、高效液相色谱法、气–质联用技术等对单糖进行分离和鉴定；用凝胶色谱法等其他测定方法可进行多糖相对分子质量及分子质量的分布测定；用红外光谱、磁共振、化学反应后产物的分析等实验，可帮助确定糖苷键的连接方式及糖苷键的位置。

1.多糖中单糖的组成分析

多糖经水解后，用纸色谱分析、薄层色谱法分离鉴定及颜色反应以确定单糖组成，用高效液相色谱法和高碘酸氧化生成甲酸以及比色法定量测定各单糖的组分比。

（1）定性鉴别：多糖在矿酸存在下水解成单糖，单糖在浓酸中加热脱水生成糖醛或其衍生物，它们在α–萘酚作用下生成有色物质，可用于糖类的一般鉴别。此外，利用糖分子结构中含有不对称碳原子所具有的旋光性质，在一定条件下，各种糖具有其特有的比旋度，可用来鉴别糖类物质。

如硫酸软骨素为大分子酸性黏多糖类药物，其分子中具有半缩醛基结构，有还原性，与碱性酒石酸铜试液反应，加热，即产生氧化亚铜的红色沉淀，可用于硫酸软骨素的鉴别。

取样品20mg，加0.5～1mol/L硫酸溶液2mL，充氮除氧封管，在100℃水解11小时，水解液用碳酸钡中和，离心过滤，滤液进行以下分离鉴定。

①纸色谱分离：取滤液（多糖水解液）点滴于滤纸上，同时点滴D–葡萄糖、D–甘露糖、L–阿拉伯糖、L–鼠李糖、D–木糖、D–半乳糖等单糖对照液，分别用正丁醇–丙酮–水（4∶5∶1）、乙酸乙酯–吡啶–水（10∶4∶3）、正丁醇–

冰醋酸-水（3：1：1）、正丁醇-浓氨水-水（12：10：1）、乙酸乙酯-吡啶-乙酸-水（10：11：2：3）为展开剂（也可用其他分离单糖的展开剂）进行纸色谱分离，展开后以苯胺-邻苯二甲酸的正丁醇饱和溶液喷雾显色。根据样品和对照品的Rf值及斑点颜色进行鉴定。

②薄层色谱法：可用0.1mol/L磷酸二氢钠溶液调配硅胶G制备薄层板。

经100℃活化后用纸色谱同样的对照品、展开剂（或其他适用于单糖分离的展开剂）和显色剂检出薄层斑点。根据值进行鉴定。

③高效液相色谱法：用HRC-NH2色谱柱，以乙腈-水（75：25）为流动相，流速0.8mL/min，示差折光检测器检出不同单糖组分。

④色谱法与质谱分析联用（GC-MS）：水解液中和后，制成硅烷化衍生物进行气相色谱分析，以MS检测。GC-MS不仅可测出多糖的组成，还可测得单糖之间的物质的量的比。酸完全水解的条件是测定单糖组分的重要环节。如己聚糖水解条件通常用1mol/L硫酸于100℃ 4～6小时，戊聚糖为0.25mol/L硫酸于70℃8小时，氨基葡聚糖则为4mol/L硫酸于100℃9小时。但对连有阿拉伯呋喃的多糖，其阿拉伯糖部分极易水解，需严格控制水解条件以防止降解反应。

（2）各单糖的含量测定及组成的分子比值

①高效液相色谱法根据上述所得的色谱峰，用归一化法求出各组分的百分含量，并用外标法进行定量。

②化学测定法根据不同的单糖特性用不同的化学测定法进行含量测定。例如，葡萄糖可用3，5-二硝基水杨酸比色法定量，氨基半乳糖或氨基葡萄糖用Rondle法定量葡萄糖醛酸，果酸可用钼酸铵比色法，蔗糖用Roe比色法，五碳糖用苔黑酚比色法。

根据测得的各单糖含量，以其中一种单糖为1进行换算，求得各单糖的分子比值。

2.分子质量的测定

多糖的相对分子质量可用以下方法测定。

（1）高效液相色谱法：《中国药典》（2015年版）附录收载了用高效液相色谱法测定多糖的分子质量与分子质量分布。

①对仪器的一般要求：色谱柱为测多糖专用的凝胶柱（按所测样品的分子质量大小选择特定排阻范围的凝胶柱）。检测器为示差折光检测器。

②测定法

A.系统校正：根据供试品分子质量大小，一般选用5个已知分子质量的多糖标准品（常用的为葡聚糖）分别用流动相制成每1mL中约含10mg的标准溶液，分别取上述标准溶液25μl，注入液相色谱仪，记录色谱图。由GPC专用软件绘制标准曲线，得线性回归方程：

$$\lg M_r = a + bt_R$$

式中：M_r：标样的已知平均分子质量；t_R：标样的保留时间。

B.样品测量：取供试品溶液25μl注入液相色谱仪，记录色谱图。按下式计算分子质量：

$$M_n = \frac{\sum RI_i}{\sum \left(\frac{RI_i}{M_i}\right)}$$

$$M_n = \frac{\sum RI_i M_i}{\sum RI_i}$$

$$D = \frac{M_r}{M_n}$$

式中：M_n.数均分子质量；RI_i.样品i级分的物质量，即供试品在保留时间i的峰高；M_i.样品i级分的分子质量，即供试品在保留时间i的分子质量。

③结果处理：采用GPC专用软件，可获得供试品归一化色谱图，微分、积分分子质量分布图，可得各时间点的分子质量（片段数据）和各种平均分子质量。根据供试品需要选择各项测定结果。

（2）其他测定法：如用黏度计测定特性黏度，从而推算平均相对分子质量。用超速离心分析法，根据沉降系数（S）和扩散系数（D），推算平均相对分子质量等。

3.糖苷键连接方式的测定

（1）红外光谱测定：β型糖苷键在红外吸收光谱中在890cm处有特征吸收，α型糖苷键则在840cm处有特征吸收，根据其红外吸收光谱，可以确定糖苷

键的连接方式是 α 型或 β 型。同时根据红外吸收光谱的其他波数的吸收峰可知是否有V_{OH-O}（分子间氢键）、C-H伸缩振动、羰基C-O伸展振动、醚键C-O-C的伸展振动及-S-O-键的伸展振动等的结构情况。

（2）磁共振谱：磁共振谱（NMR）可用^1H-NMR谱和^{13}G-NMR测定多糖结构中的糖苷键（α 型或 β 型）。如在^1H-NMR谱中的化学位移 δ 5.4 或 δ 5.1，有两个信号说明分子结构中的糖苷键为 α 型；如有 δ 4.53，说明有 β-糖苷键。

4.糖苷键连接位置的测定

（1）高碘酸氧化：高碘酸能作用于多糖分子中的1，2-二羟基和1，2，3-三羟基。例如，两分子葡萄糖以1，2-糖苷键、1，4-糖苷键或1，6-糖苷键缩合时，均能被高碘酸氧化，而1，3-糖苷键缩合则不能被高碘酸氧化。且不同位置的缩合，被氧化后生成的甲酸（或甲醛）的量也不同，测定生成甲酸（或甲醛）的量可以推算多糖中各单糖的连接位置，同时可推算出支链数。

一般可取多糖样品25mg溶于20mmol/L高碘酸钠溶液50mL中，在5～15℃暗处放置氧化14天，取25mL加乙二醇1mL，用0.12mol/L的氢氧化钠溶液滴定，以测定甲酸生成量。

（2）Smith降解：将高碘酸氧化产物还原，在无机酸存在的条件下控制水解，水解液经中和后，用纸色谱法进行分离鉴定，以确定糖苷键的连接位置。

取多糖样品25mg溶于20mmol/L高碘酸溶液50mL中，放置暗处氧化14天，然后加入乙二醇1.5mL，用离子水透析24小时，减压蒸馏至约20mL，加入硼氢化钠30mg，用电磁搅拌器搅拌还原2小时，放置过夜，加入36%乙酸调节至pH为5～6，除去过量的硼氢化钠，再透析24小时。透析液浓缩至干，加0.05mol/L硫酸溶液1mL，在15℃水解24小时。用碳酸钠中和，过滤。滤液经浓缩后用纸色谱法分离鉴定单糖。如有葡萄糖和甘油生成说明有1，3-糖苷键。

（3）甲基化反应产物分析：多糖羟甲基化试剂作用，分子中的羟基甲基化，然后用甲酸和三氟乙酸水解，以GC鉴定甲基化水解产物，即可推断多糖分子中各单糖间的结合位置，如多糖分子中带有支链，甲基化水解后可生成二甲基单糖。根据生成二甲基单糖的分子数即可推断有几个支链。

（4）乙酰解后质谱分析：取多糖样品50mg，加乙酸酐-乙酸-硫酸（48∶32∶6）85mL，在室温中放置9天，然后在80℃加热，用电磁搅拌器搅拌30分钟，倒入冰水中，用碳酸钠调节至pH为4～5，用氯仿提取3次，每次20mL，蒸去氯仿，残渣进行质谱分析，根据分子离子峰（m/z）判断，如有二乙酰葡萄糖或二乙酰、四乙酰单糖碎片峰，表明有支链结构。

（三）多糖类药物的理化特性分析

多糖类药物的理化特性主要包括：性状、溶解度、比旋度、特性黏度、纯度检查及含量测定等。

1.物理常数测定

（1）溶解度测定：溶解度是药品的一种物理性质，《中国药典》（2015年版）采用的测定方法为：准确称取（或量取）供试品一定量，加入一定量的溶剂，在（25±2）℃每隔5分钟振摇30秒，30分钟内观察溶解情况。一般看不到溶质颗粒或液滴时，即认为已完全溶解。

按照《中国药典》（2015年版）关于溶解度的要求，测定多糖药物在水、有机溶剂、稀碱溶液中的溶解度。大多数葡聚糖在水中溶解度小，不溶于有机溶剂，但能溶于稀碱溶液。酸性黏多糖则能溶于水中。

（2）比旋度：各种多糖均有一定的比旋度，一般可按照《中国药典》（2015年版）比旋度测定法进行测定。

（3）特性黏度：可按《中国药典》（2015年版）的黏度测定法测定。黏度是指流体对流动的阻抗能力，《中国药典》测定动力黏度、运动黏度和特性黏数三种黏度。前两者单位分别是帕秒（Pa·s）、平方毫米每秒（mm^2/s）；后者是相对黏度，无单位。黏度测定采用的黏度计有平氏黏度计、旋转式黏度计和乌氏黏度计三种。

2.纯度分析

多糖类药物的纯度包括有关杂质、无机物、重金属、铁盐、砷盐等纯度检查。

（1）有关杂质的测定：多糖类药物的"有关杂质"主要来自提取所用的原始原料，如动植物、微生物（细菌、真菌）及海藻分离提取过程中可能引入的杂质，如部分水解的低聚糖及混入的核酸、蛋白质等。

检查方法。可采用聚丙烯酰胺凝胶电泳法或琼脂糖凝胶电泳法、紫外分光光度法及高效液相色谱法（HPLC）等。聚丙烯酰胺凝胶电泳法或琼脂糖凝胶电泳法及HPLC法可以检查部分可能水解的低聚糖。一般多糖类在200nm或<200nm波

长处有最大吸收峰，用紫外分光光度法于200～400nm处进行扫描，在260nm处或280nm处应无最大吸收峰，如有吸收峰则表示可能混入了核酸或蛋白质。

（2）一般杂质检查：可按《中国药典》（2015年版）的要求和方法对无机物、重金属、铁盐、砷盐等进行限度控制。

3.含量测定

糖类药物的含量测定方法有比色法，紫外分光光度法，高效液相色谱法（HPLC），气相色谱法（GC），生物检定法等。如硫酸软骨素用过量酸水解后，水解产物在288nm处最大吸收，其吸光度与硫酸软骨素的含量呈线性关系，通过用精制硫酸软骨素为标准品绘制标准曲线，可求得样品的含量。卫生部药品标准采用比色法测定硫酸软骨素的含量，方法专属性较强，操作简便，结果稳定。

肝素可根据其抗凝血作用，采用生物检定法，比较肝素标准品与供试品延长新鲜兔血或兔、猪血浆凝结时间的作用，来测定供试品的效价。此外为中、美、英三国药典的测定方法。另外，肝素的效价测定还可用色原底物法，鉴于肝素的抗FXa活性对抗血栓效应的重要性，《美国药典》把色原底物测定用于肝素的质量控制。

HPLC法因其具有快速、方便、分辨率高、重现性好、不被样品破坏等优点，特别适用于某些热敏糖类的测定。近年来，HPLC在糖类的分离和分析中有较大发展，主要体现在检测方法的改进，包括提高检测灵敏度和开发通用的检测方法。过去在糖类化合物测定中，常用示差折光检测器，灵敏度较低，需采用柱前或柱后衍生化提高灵敏度。然而，这些方法大部分仅适用于含特有化学基团的糖如还原糖。为满足多种糖类能同时测定的目的，需发展通用的检测法如间接电导测定法、采用蒸发光散射检测器等。GC法已常规用于分析可挥发的糖类衍生物，借助此分析方法可对糖类化合物进行定性分析或定量测定。由于糖类分子间的引力一般较强，挥发性弱，遇热又不稳定，一般先制备成易挥发、对热稳定的衍生物，再进行GC分析。现在较多使用三甲基硅烷（TMS）作为糖的衍生化试剂。

二、脂类药物的检测

脂类是脂肪和类脂（包括磷脂、糖脂、固醇和固醇脂）的总称。广泛存在于生物体，不易溶于水而易溶于脂性溶剂。脂类药物，即药用的脂类物质，主要有以下几种。

第一，磷脂（卵磷脂、脑磷脂）：卵磷脂是细胞膜的重要组成物质，能促进肝内脂肪的运输，是常用的抗脂肪肝的药物；卵磷脂、脑磷脂也可用于治疗冠心病、神经衰弱症。

第二，多价不饱和脂肪酸（PUFA）和前列腺素。亚油酸，亚麻酸，花生四烯酸，DHA（二十二碳六烯酸），EPA（二十碳五烯酸）等有降血脂、降血压、抗脂肪肝的作用，可用于冠心病的治疗。前列腺素PGE1、PGE2、PGE2a已成功用于催产和中期引产，PGI2有望用于抗血栓和防止动脉粥样硬化。

第三，胆酸：去氧胆酸可治疗胆囊炎，猪去氧胆酸可治疗高脂血，鹅去氧胆酸可作胆结石溶解药。

第四，固醇：主要有胆固醇、麦角固醇和β-谷固醇等，胆固醇是人工牛黄的主要原料，β-谷固醇有降低血胆固醇的作用。

第五，卟啉：主要有血红素、胆红素，原卟啉用于治疗肝炎，还用作肿瘤的诊断与治疗。

（一）胆酸类药物分析

1.性质

熊去氧胆酸为白色粉末，无臭，味苦。在乙醇中易溶，在氯仿中不溶；在冰醋酸中易溶，在氢氧化钠试液中溶解。熔点为200～204℃。

比旋度：取本品精密称定，加无水乙醇溶解并定量稀释制成每1mL中含40mg的溶液，依法测定，比旋度为+52.5°～+53.0°。

2.鉴别

（1）取本品10mg，加硫酸1mL与甲醛一滴使溶解，放置5分钟后，再加水5mL，生成蓝绿色悬浮物。

（2）本品的红外吸收光谱应与对照的图谱一致。

3.检查

（1）异臭取本品2.0g，加水100mL，煮沸2分钟，应无臭。

（2）氯化物取本品1.0g，加冰醋酸10mL，振摇使溶解，加水稀释至100mL，摇匀，放置10分钟，滤过，取续滤液25mL，依法检查，与标准氯化钠溶液5.0mL制成的对照液比较，不得更浓（0.02%）。

（3）硫酸盐取上述氯化钠项下剩余的滤液40mL，依法检查，与标准硫酸钾溶液2.0mL制成的对照液比较，不得更浓（0.05%）。

（4）有关物质取本品，加氯仿–乙醇（9：1）制成每1mL含1.0mg的溶液作为供试品溶液；另取鹅去氧胆酸对照品，加氯仿–乙醇（9：1）制成1mL含15μg的溶液作为对照品溶液（Ⅰ）；再取胆石酸对照品，加氯仿–乙醇（9：1）制成1mL含1.0μg的溶液作为对照品溶液（Ⅱ）。依照薄层色谱法试验，吸取上述三种溶液各10μl，分别点于同一硅胶G薄层板上，以氯仿–丙酮–冰醋酸（7：2：1）为展开剂，展开后晾干，于120℃加热30分钟，喷20%磷钼酸的乙醇溶液，再在120℃加热2~3分钟，立即检视。供试品溶液如显与对照品溶液（Ⅰ）相同的杂质斑点，其颜色与对照品溶液（Ⅰ）的主斑点比较不得更深；如显其他杂质斑点，其颜色与对照品溶液（Ⅱ）所显的主斑点比较，不得更深。

（5）干燥失重取本品在105℃干燥2分钟减失质量不得超过1.0%。

（6）炽灼残渣取本品1.0g，依法检查，遗留残渣不得超过0.2%。

（7）钡盐取异臭项下的溶液，加盐酸2mL煮沸2分钟，放冷，滤过，并用水洗涤，洗液与滤液合并使成100mL，摇匀；取10mL，加稀硫酸1mL，不得发生浑浊。

（8）重金属取炽灼残渣项下遗留的残渣，依法检查，含重金属不得超过0.002%。

（9）砷盐取本品1.0g，加水23mL溶解后，加盐酸5mL，依法检查，应符合规定（0.0002%）。

4.含量测定

熊去氧胆酸和鹅去氧胆酸因分子结构中均含有羧基，可以酚酞为指示剂，用氢氧化钠滴定液进行滴定：取本品约0.5g，精密称定，加中性乙醇（对酚酞指示液显中性）40mL与新沸过的冷水20mL，溶解后，加酚酞指示液2滴，用氢氧化钠滴定液（0.1mol/L）滴定，至近终点时，加新沸过的冷水100mL，继续滴定至终点。1mL氢氧化钠滴定液（0.1mol/L）相当于39.26mg的去氧胆酸$C_{24}H_{40}O_4$。

（二）固醇类药物分析

1.性质

（1）胆固醇：为白色片状结晶，无臭；在丙酮、氯仿、乙醚、乙酸乙酯、石油醚中溶解，在乙醇中微溶，在水中不溶；熔点为147～150℃；取本品，精密称定，加二氧六环溶解并制成每1mL中含20mg的溶液，依法测定，比旋度应为－38°～－34°。

（2）谷固醇：又称谷甾醇或麦角醇，为片状结晶；熔点140℃；难溶于水、甲醇和乙醚，易溶于苯和氯仿；可与毛地黄皂苷产生沉淀。

2.鉴别

（1）胆固醇

方法一：取本品约10mg，加氯仿1mL溶解后，加硫酸1mL，氯仿层显血红色，硫酸层对光侧视显绿色荧光。

方法二：取本品约5mg，加氯仿2mL溶解，加乙酸酐1mL，硫酸1滴，即显粉红色，迅速变为蓝色，最后呈亮绿色。

（2）谷固醇制剂

①谷固醇达克罗宁膜：取本品数片，加氯仿提取，氯仿液蒸干，残渣加乙酸酐2mL，温热使溶解，加硫酸1滴，迅即由紫堇色变为墨绿色。

②谷固醇软膏：取本品约1g，加水10mL，搅拌均匀，移置分液漏斗中，加乙醚20mL，轻轻摇匀。分取乙醚层置水浴上蒸干，加乙酸酐2mL，温热使溶解，加硫酸1滴，迅即由紫堇色变为绿色。

3.胆固醇的检查

（1）溶解度。取本品0.5g，加乙醇50mL，温热使溶解后，静置2小时，不得产生沉淀或浑浊。

（2）酸度。取本品约1.0g，置具塞锥形瓶中，加乙醚10mL溶解后，精密加氢氧化钠溶液（0.1mol/L）10mL，振摇约1分钟，缓缓加热除去乙醚，煮沸5分钟，放冷，加水10mL，在磁力搅拌下加酚酞指示液2滴，用硫酸滴定液（0.05mol/L）滴定至粉红色消失，同时做空白试验。空白试验消耗的硫酸滴定液体积与供试品消耗的硫酸滴定液体积之差不得超过0.5mL。

（3）干燥失重取本品在105℃干燥至恒重，减失质量不得超过0.3%。

（4）炽灼残渣取本品1.0g，依法检查，遗留残渣不得超过0.1%。

4.含量测定

（1）谷固醇原料药的含量测定：谷固醇可溶于无水乙醇，在水浴中煮沸，加入洋地黄皂苷乙醇液后，取出，静置过夜，即可产生沉淀。用垂熔坩埚滤过，用丙醇-水-乙醇（73∶18∶9）洗涤3次（8mL、4mL、4mL），然后在105℃干燥3小时，放冷，精密称定，即得（1g沉淀物相当于0.253g谷固醇）。

（2）谷固醇软膏的含量测定：精密称取本品适量（约相当于谷固醇0.15g），加水20mL，搅拌，使均匀分散，移置分液漏斗中，加氯仿2mL，振摇，静置分层，将氯仿层通过铺有无水硫酸钠的漏斗，收集于100mL量瓶中，如此提取4次，最后用少量氯仿洗涤，合并滤液与洗液，并用氯仿稀释至100mL。精密量取10mL，置小烧杯中，在水浴上蒸干，加无水乙醇10mL，摇匀，再置水浴上加热至沸。加入烧沸的洋地黄皂苷的乙醇溶液（1→100）9mL，摇匀，缓慢滴加水2mL，冷却，静置过夜，沉淀用称定质量的垂熔坩埚缓缓抽滤，用丙酮-水-乙醇（73∶18∶9）洗涤3次（8mL、4mL、4mL），然后在105℃干燥3小时，放冷，精密称定，即得（1g沉淀物相当于0.253g的总固醇）。

（三）磷脂类药物分析

1.性质

大豆磷脂为黄色或黄棕色半固体；吸湿性强，易氧化；在植物油、乙醚和乙醇中易溶，在丙酮中不溶；酸值不得大于12（注射用），或不得大于30（口服用）；本品的碘值应为90～110（注射用），或不得低于75（口服用）。

2.鉴别

（1）取0.5%本品的乙醇溶液2mL，加5%氯化镉溶液1～2滴，即产生白色沉淀。

（2）取10%本品的乙醇溶液2mL，加硝酸铋钾溶液（取硝酸铋8g，加硝酸20mL使溶解；另取碘化钾27.2g，加水50mL使溶解。合并上述两种溶液，加水稀释成100mL）1～2滴，即产生砖红色沉淀。

3.检查

（1）酸度取本品0.15g，加水10mL溶解后，依法测定，pH应为5.0～7.0（供注射用）。

（2）溶液的颜色取本品，加乙醇制成每1mL中含6mg的溶液。依分光光度法，在350nm波长处测定吸光度，不得超过0.5（供注射用）或0.8（供口服用）。

（3）丙酮不溶物取本品1g，加丙酮约15mL，搅拌后，滤过，残渣再用丙酮洗涤，洗至丙酮几乎无色。

（4）残渣在105℃干燥至恒重，不溶物不得少于90.0%。

（5）氮取本品0.1g，精密称定，依照氮测定法测定。含氮量应为1.5%～2.0%。

（6）干燥失重取本品在105℃干燥4小时，减失质量不得超过3.0%。

4.含量测定

（1）测定原理：将样品中的有机磷酸化合物分解转化为无机磷酸盐，再利用在酸性溶液中磷酸盐与钼酸铵及亚硫酸钠和对苯二酚试剂作用生成钼蓝，在620nm波长处测定吸光度。与磷酸二氢钾标准液按同样方法操作测得的吸光度比较，即可算出大豆磷脂中磷的含量。

（2）测定方法

①对照品溶液的制备：精密称取经105℃干燥至恒重的磷酸二氢钾对照品0.043 9g，置50mL量瓶中，加水溶解并稀释至刻度，摇匀，精密量取10mL，置另一50mL量瓶中，加水稀释至刻度，摇匀。每1mL相当于0.04mg的磷。

②供试品溶液的制备：精密称取本品0.15g，置凯氏烧瓶中，加硫酸20mL及硝酸50mL，缓缓加热至溶液呈淡黄色，小心滴加过氧化氢溶液，使溶液褪色，继续加热30分钟，冷却后，转移至100mL量瓶中，加水稀释至刻度，摇匀。

③测定：精密量取对照品溶液与供试品溶液各2mL，分别置50mL量瓶中，各依次加入钼酸铵-硫酸试液4mL，亚硫酸钠试液2mL，新鲜配制的对苯二酚试液（取对苯二酚0.5g，加水适量使溶解，加硫酸1滴，加水稀释成100mL）2mL，加水稀释至刻度，摇匀，暗处放置40分钟，依照分光光度法，在620nm处分别测定吸光度，计算含磷量。

三、核酸类药物的检测

核酸类药物指具有药用价值的核酸、核苷酸、核苷，甚至碱基等一类药物的统称。它是一类由某些动植物、微生物细胞中提取出的核酸（包括核苷酸和脱氧核苷酸），或者用人工合成法制备的具有核酸结构（包括核苷酸和碱基结构）同时又具有一定药理作用的物质。除了天然存在的碱基、核苷、核苷酸等被称为核酸类药物以外，它们的类似物、衍生物或这些类似物、衍生物的聚合物也属于核酸类药物。

（一）核酸的分类

依据核酸类药物及其衍生物的化学结构和组成成分分为四大类。

1.碱基及其衍生物

多数是经过人工化学修饰的碱基衍生物，主要有维生素B_4（6-氨基嘌呤）、硫唑嘌呤、巯嘌呤、氟胞嘧啶、氟尿嘧啶、阿昔洛韦、硫代鸟嘌呤、氮杂鸟嘌呤等。这一类药物的结构和人体正常生理代谢的结构类似，因而可以干扰正常代谢物的功能，在核酸合成的不同水平加以阻断而产生功效。

2.核苷及其衍生物

依据形成核苷的碱基或核糖的不同分为以下几类。

（1）腺苷类腺苷、环磷酸苷、S-腺苷甲硫氨酸（SAM）、腺苷钴胺（辅酶维生素B_{12}）、腺苷二酸等。

（2）尿苷类氟尿嘧啶、尿苷、杂氮尿苷、乙酰氮杂尿苷等。

（3）胞苷类阿糖胞苷、氟环胞苷、氮杂胞苷（5-氮杂胞苷）、脱氧氮杂胞苷等。

（4）肌苷类肌苷、肌苷二醛、异丙肌苷、去羟肌苷、硫代肌苷等。

（5）脱氧核苷类氮杂脱氧核苷、三氟胸苷等。

3.核苷酸及其衍生物

（1）单核苷酸类。腺苷酸（AMP）、鸟苷酸（UMP）、肌苷酸、环腺苷酸（cAMP）、双丁酰环腺苷酸、辅酶A（CoA）等。

（2）核苷二磷酸类。尿苷二磷葡萄糖、胞磷胆碱（胞苷二磷胆碱）等。

（3）核苷三磷酸类。腺苷三磷酸（ATP）、胞苷三磷酸（CTP）、尿苷三磷酸（UTP）、鸟苷三磷酸（GTP）等。

（4）核苷酸类混合物。5'-核苷酸、2'，3'-核苷酸、脱氧核音酸、核酸等。

4.多核苷酸类

（1）二核苷酸类辅酶（CoⅠ）、辅酶Ⅱ（CoⅡ）、黄素腺嘌呤二核苷酸（活性维生素B_2等）。

（2）多核苷酸类聚肌胞苷酸（PolyⅠ：C）、聚腺尿苷酸（PolyA：U）、转移因子（TF）、核糖核酸（RNA）、脱氧核糖核酸（DNA）等。

此外，国内外采用DNA重组技术或反义RNA技术研制的核酸类药物品种已超过100种，20多种核酸类药物正在进行临床试验。这些新药包括全合成反义药物、核酸疫苗、核糖核酸抑制药、基因治疗药物、核苷类似物、核酶等。

（二）核酸的理化性质

1.核酸的两性性质

核酸含有磷酸基和碱基，所以是两性电解质。在一定的pH条件下，可以解离而带电荷，因此都有一定的等电点。核酸的磷酸基酸性强，因此核酸通常表现为酸性。核酸的等电点较低，在pH近中性的条件下，核酸以阴离子状态存在。

2.核酸的紫外吸收性质

嘌呤环与嘧啶环具有共轭双键，使碱基、核苷、核苷酸和核酸具有紫外吸收性质，最大吸收峰在260nm波长附近。不同核苷酸有不同的吸收特性，可以用紫外分光光度计加以定量及定性测定。对待测样品是否纯品可用紫外分光光度计读出A_{260}/A_{280}比值，纯DNA应＞1.8，纯RNA应达到2.0，若样品混有杂蛋白，比值明显降低。

3.核酸的变性和复性

（1）变性：在某些理化因素（如强酸、强碱、尿素、温度等）的影响下，DNA双螺旋区的氢键断裂和碱基堆积力破坏，有规律的双螺旋结构变成单链无规律的"线团"，但不发生共价键的断裂，这种变化过程称为核酸的变性。引起核酸变性的因素有很多，有热变性、酸碱变性等。

DNA在加热变性时，双螺旋结构失去一半时的温度称为该DNA的变性温度，也称溶点或熔解温度（T_m）。DNA的T_m值一般在82～95℃，每种DNA都有一个特征性的T_m值。

（2）复性：变性因素消除后，变性DNA的2条链通过碱基配对重新形成双螺旋的过程。热变性DNA缓慢冷却，可以复性，此过程称为退火。

4.核酸的颜色反应

核酸中含有磷酸和戊糖，它们在一定的条件下与某些试剂作用而呈色。利用这些颜色反应，可以对核酸进行定性或定量测定。

（1）苔黑酚反应RNA中的核糖与浓盐酸或浓硫酸作用脱水生成糠醛，糠醛在有Fe_3^+存在时，能与苔黑酚试剂反应生成深绿色化合物。该绿色化合物在670nm波长处有最大吸收峰。

（2）二苯胺反应DNA中的脱氧核糖与浓硫酸作用生成5-羟基-4-羰基戊醛，5-羟基-4-羰基戊醛与二苯胺反应生成蓝色化合物。该化合物在595nm波长处有最大吸收峰。

（3）DNA与RNA水解后可生成磷酸，磷酸与钼酸反应生成磷钼酸，磷钼酸可被维生素C、氯化亚锡等还原剂还原成蓝色化合物，称为钼蓝。钼蓝在660nm处有最大吸收峰。

（三）核酸类药物的鉴别试验

1.一般鉴别试验

一般鉴别试验主要是依据某一类药物的化学结构或理化性质的特征，通过典型的化学反应，在适当条件下产生颜色、荧光、沉淀或气体等，从而来鉴别药物的真伪。

:（1）巯嘌呤

方法一：取本品约20mg，加乙醇20mL，微热使溶解，加1％乙酸铅的乙醇溶液1mL，生成黄色沉淀。

方法二：取本品约20mg，加硝酸数滴，置水浴上蒸干，遗留物为黄色，放冷后，加氢氧化钠试液1~2滴，即变为黄棕色。

方法三：取本品约10mg，加氨试液10mL，应溶解澄清；加入硝酸银试液1mL，即生成白色絮状沉淀；加硝酸共热，沉淀不溶解。

（2）氟胞嘧啶：取本品的水溶液（1→100）5mL，加溴试液0.15mL，溴液的颜色即消失或减退。

2.紫外吸收法

根据化合物的紫外吸收光谱中特征吸收峰的波长和强度来进行物质的鉴定或纯度检查。核酸类药物含有嘌呤、嘧啶等碱基，这些碱基中含有共轭双键（＝C—C＝），在紫外区260nm处有最高吸收峰，在230nm处有最低吸收峰。如氨基嘌呤、阿糖腺苷、氟尿嘧啶、硫唑嘌呤、肌苷等核酸类药物均可采用紫外分光光度法来鉴别。

（1）氨基嘌呤取本品约0.3g，用0.1mol/L盐酸溶液配成500mL溶液，取1mL

溶液，再以0.1mol/L盐酸稀释成100mL，依照紫外–可见分光光度法测定其吸光度，在261～265nm波长处有最大紫外吸收。

（2）氟尿嘧啶取本品含量测定项下[《中国药典》（2015年版）]的溶液，依照紫外–可见分光光度法测定，在265nm波长处有最大吸收，在232nm波长处有最小吸收。

（3）阿昔洛韦取本品，精密称定，加水溶解并稀释成1mL中约含10μg的溶液，依照紫外–可见分光光度法，在252nm波长处测定吸光度，吸收系数$E_{1cm}^{1\%}$为603–641。

3.红外吸收法

广泛用于有机药物的定性与结构分析，在药物的鉴别试验中应用非常普遍。阿糖腺苷、氟尿嘧啶、肌苷、三磷酸腺苷二钠、三氮唑核苷酸等核酸类药物的鉴别试验均可采用红外吸收光谱法。

方法：对比法。药品的红外光吸收图谱应与对照的图谱（《药品红外光谱集》）一致。

4.薄层色谱（TLC）法

将供试品溶液点样于薄层板上，经展开，检查所得的色谱图，与适宜的对照物按同法所得的色谱图做对比。用于药品的鉴别或杂质检查。

如用于三氮唑核苷的鉴别。取本品与三氮唑核苷对照品，分别加水制成每1mL中含20mg的溶液，用薄层色谱法试验。吸取上述溶液各5μl分别点于同一硅胶G薄层板上，以乙酸乙酯–乙醇（1：1）为展开剂，展开后，晾干，喷以硫酸，在105℃加热10分钟，立即检视，供试品所显主斑点的颜色与位置应与对照品的斑点相同。

5.高效液相色谱（HPLC）法

在HPLC法中，保留时间与组分的结构和性质有关，是定性的参数，可用于药物的鉴别。如《中国药典》收载的肌苷的鉴别项下规定：在含量测定项下记录的色谱图中，供试品溶液中主峰的保留时间应与对照品溶液主峰的保留时间一致。

（四）核酸类药物的杂质检查

1.一般杂质检查

核酸类药物的一般杂质检查同其他药物的一般杂质检查，具体包括氯化物、硫酸盐、铁盐、重金属、砷盐、水分、易炭化物、炽灼残渣、干燥失重等。检查方法收录于《中国药典》附录中，杂质限度要求收录于《中国药典》正文检查项下。

2.特殊杂质检查

特殊杂质指某一个或某一类核酸药物的生产或储藏过程中引入的杂质，如巯嘌呤中的6-羟基嘌呤检查、氟胞嘧啶中的氟尿嘧啶、三磷酸腺苷二钠中的一磷酸腺苷钠和二磷酸腺苷二钠、肌苷中的有关物质等特殊杂质。核酸类药物特殊杂质的检查主要是利用药物和杂质在化学性质、光谱及色谱性质的差异进行的。

（1）巯嘌呤中的6-羟基嘌呤检查取含量测定项下的溶液，依照紫外-可见分光光度法测定，在255nm与325nm波长处的吸光度比值不得超过0.06。

（2）氟胞嘧啶中的氟尿嘧啶取本品适量，精密称定，加冰醋酸-水（8∶2）溶解，并稀释制成1mL中约含25mg的溶液作为供试品溶液；另取氟尿嘧啶对照品适量，精密称定，加上述溶剂溶解，并稀释制成1mL中约含50μg的溶液作为对照品溶液，分别点于同一硅胶GF254薄层板上，以氯仿-冰醋酸（13∶7）为展开剂，展开，晾干，置紫外灯下（254nm）检视。供试品溶液如显杂质斑点，与对照品溶液的主斑点比较，不得更深。

（3）肌苷中有关物质的检查。取本品，加水制成1mL中含0.5mg的溶液，作为供试品溶液；精密量取1mL，置100mL量瓶中，加水稀释至刻度，摇匀，作为对照溶液。照含量测定项下[《中国药典》（2015年版）]的色谱条件，取对照溶液20μl注入液相色谱仪，调节检测灵敏度，使主成分峰的峰高为满量程的20%。再精密量取供试品溶液与对照液各20μl分别注入液相色谱仪，记录色谱图至主峰保留时间的2倍。供试品溶液色谱图中各杂质峰面积的总和，不得大于对照溶液的主峰面积。

（五）核酸类药物的含量测定方法

1.滴定分析法

基于氟胞嘧啶、氨基嘌呤等核酸类药物的弱碱性，在非水溶液冰醋酸中的碱性增强，用酸性滴定液直接滴定，终点较为明显，可得到比较满意的结果。

2.紫外–可见分光光度法

紫外–可见分光光度法的定量分析有很高的灵敏度，可测至$10^{-7} \sim 10^{-4}$g/mL，相对误差可达1%以下，在药物的含量测定中应用广泛。

3.高效液相色谱法

绝大部分的核酸类药物含量测定都采用高效液相色谱法。定量测定时，可根据供试品的具体情况采用峰面积法或峰高法。

（1）内标法加校正因子测定供试品中主成分含量。按各药品项下的规定，精密称（量）取对照品和内标物质，分别配成溶液，精密量取各溶液，配成校正因子测定用的对照溶液。取一定量注入仪器，记录色谱图。测量对照品和内标物质的峰面积或峰高，按下式计算校正因子：

$$f = \frac{A_S c_R}{A_R c_S}$$

式中：A_S.内标物质的峰面积或峰高；A_R：对照品的峰面积或峰高；c_S.内标物质的浓度，mol/L；c_R.对照品的浓度，mol/L。

再取各药品项下含有内标物质的供试品溶液，注入仪器，记录色谱图，测量供试品中待测成分和内标物质的峰面积或峰高，按下式计算含量：

$$c_X = f \times \frac{A_X c_S}{A_S}$$

式中：A_X.供试品的峰面积或峰高；c_X.供试品的浓度，*mol/L*；A_S，c_S和f的意义同上。

（2）外标法测供试品中主成分含量：按各药品项下的规定，精密称量取对照品和供试品，配制成溶液，分别精密取一定量注入仪器，记录色谱图。测量对照品和供试品待测成分的峰面积（或峰高），按下式计算含量：

$$c_X = c_R \times \frac{A_X}{A_B}$$

第十二章

药品检验技术
——生物检查法

本章主要阐述微生物限度检查法、无菌检查法、热原检查法、细菌内毒素检查法、抗生素微生物检定法等常用药品生物检验技术。

第一节 微生物限度检查法

微生物限度检查法包含微生物计数法和控制菌检查法。

微生物计数法系用于能在有氧条件下生长的嗜温细菌和真菌的计数，是检测非无菌制剂及原、辅料受微生物污染程度的方法，也是用于评价生产企业的药用原料、辅料、设备、器具、工艺流程、环境和操作者的卫生状况的重要手段和依据。需氧菌、真菌和酵母菌计数常采用平板菌落计数法，这是活菌计数的方法之一，也是目前国际上许多国家常用的一种方法。以在琼脂平板上的需氧菌、真菌和酵母菌形成一个独立可见的菌落为计数依据。平板菌落计数法测定结果只反映在规定条件下所生长的需氧菌、霉菌和酵母菌的菌落数，不包括对营养、氧气、温度、pH和其他因素有特殊要求的需氧菌、真菌和酵母菌的菌落数。

控制菌检查适用于检查某些特定微生物（控制菌或其他致病菌）。由于控制菌检查为一次性报告实验结果，故应注意方法的有效性确证（方法验证或阳性对照）、实验过程保障和结果确证，以提高检验结果的可靠性。既要避免漏检造成的假阴性结果，也要避免实验室污染造成的假阳性结果。控制菌检查涉及实验室监控菌株的分离鉴定、样品阳性菌株的分离分析、方法验证试验中的阳性菌操作等，应在专门的阳性菌实验室进行。

非无菌制剂的微生物限度标准是基于药品的给药途径和对患者健康潜在的危害及药品的特殊性而制定的，适用于药品生产、流通、使用过程中的检验，药用原料、辅料及中药提取物的检验，新药标准制定，进口药品标准复核，考察药品质量及仲裁等。

一、微生物计数法

微生物计数法系用于能在有氧条件下生长的嗜温细菌和真菌的计数。当本法用于检查非无菌制剂及其原、辅料等是否符合规定的微生物限度标准时，应按规定进行检验，包括样品的取样量和结果的判断等。除另有规定外，本法不适用于活菌制剂的检查。

微生物计数试验环境应符合微生物限度检查的要求。检验全过程必须严格遵守无菌操作，防止再污染，防止污染的措施不得影响供试品中微生物的检出。单向流空气区域、工作台面及环境应定期进行监测。

如供试品有抗菌活性，应尽可能去除或中和。供试品检查时，若使用了灭活剂或中和剂，应确认其有效性及对微生物无毒性。

供试液制备时，如果使用了表面活性剂，应确认其对微生物无毒性及与所使用灭活剂或中和剂的相容性。

（一）计数方法

计数方法包括平皿法、薄膜过滤法和最可能数法（MPN法）。MPN法用于微生物计数时精确度较差，但对于某些微生物污染量很小的供试品，MPN法可能是更适合的方法。

供试品检查时，应根据供试品理化特性和微生物限度标准等因素选择计数方法，检测的样品量应能保证所获得的试验结果能够判断供试品是否符合规定。所选方法的适用性须经确认。

（二）计数培养基适用性检查与供试品计数方法适用性试验

供试品微生物计数中所使用的培养基应进行适用性检查。供试品的微生物计数方法应进行方法适用性试验，以确认所采用的方法适合于该产品的微生物计数。若检验程序或产品发生变化可能影响检验结果时，计数方法应重新进行适用性试验。

1.菌种与菌液制备

菌种试验用菌株的传代次数不得超过5代（从菌种保藏中心获得的干燥菌种为第0代），并采用适宜的菌种保藏技术进行保存，以保证试验菌株的生物学特性。计数培养基适用性检查和计数方法适用性试验用菌株见表12-1。

菌液制备按表12-1规定程序培养各试验菌株。取金黄色葡萄球菌、铜绿假单胞菌、枯草芽孢杆菌、白念珠菌的新鲜培养物，用pH为7.0无菌氯化钠-蛋白胨缓冲液或0.9%无菌氯化钠溶液制成适宜浓度的菌悬液；取黑曲霉的新鲜培养物加入3～5mL含0.05%（mL/mL）聚山梨酯80的pH为7.0无菌氯化钠-蛋白胨缓冲液或0.9%无菌氯化钠溶液，将孢子洗脱。然后，采用适宜的方法吸出孢子悬液至无菌试管内，用含0.05%（mL/mL）聚山梨酯80的pH为7.0无菌氯化钠-蛋白胨缓冲液或0.9%无菌氯化钠溶液制成适宜浓度的黑曲霉孢子悬液。菌液制备后，若在室温下放置，应在2小时内使用；若保存在2～8℃，可在24小时内使用。黑曲霉孢子悬液可保存在2～8℃，在验证过的储存期内使用。

表12-1 试验菌液的制备和使用

试验菌株	试验菌液的制备	计数培养基适用性检查		计数方法适用性试验	
		需氧菌总数计数	真菌和酵母菌总数计数	需氧菌总数计数	真菌和酵母菌总数计数
金黄色葡萄球菌〔CMCC（B）26003〕	胰酪大豆胨琼脂培养基或胰酪大豆胨液体培养基，培养温度为30～35℃，培养时间为18～24小时	胰酪大豆胨琼脂培养基和胰酪大豆胨液体培养基，培养温度为30～35℃，培养时间不超过3天，接种量不大于100CFU		胰酪大豆胨琼脂培养基或胰酪大豆胨液体培养基（MPN法），培养温度为30～35℃，培养时间不超过3天，接种量不大于100CFU	
铜绿假单胞菌〔CMCC（B）10104〕	胰酪大豆胨琼脂培养基或胰酪大豆胨液体培养基，培养温度为30～35℃，培养时间为18～24小时	胰酪大豆胨琼脂培养基和胰酪大豆胨液体培养基，培养温度为30～35℃，培养时间不超过3天，接种量不大于100CFU		胰酪大豆胨琼脂培养基或胰酪大豆胨液体培养基（MPN法），培养温度为30～35℃，培养时间不超过3天，接种量不大于100CFU	
枯草芽孢杆菌〔CMCC（B）63501〕	胰酪大豆胨琼脂培养基或胰酪大豆胨液体培养基，培养温度为30～35℃，培养时间18～24小时	胰酪大豆胨琼脂培养基和胰酪大豆胨液体培养基，培养温度为30～35℃，培养时间不超过3天，接种量不大于100CFU		胰酪大豆胨琼脂培养基或胰酪大豆胨液体培养基（MPN法），培养温度为30～35℃，培养时间不超过3天，接种量不大于100CFU	
白色念珠菌〔CMCC（F）98001〕	沙氏葡萄糖琼脂培养基或沙氏葡萄糖液体培养基，培养温度为20～25℃，培养时间2～3天	胰酪大豆胨琼脂培养基，培养温度为30～35℃，培养时间不超过5天，接种量不大于100CFU	沙氏葡萄糖琼脂培养基，培养温度为20～25℃，培养时间不超过5天，接种量不大于100CFU	胰酪大豆胨琼脂培养基（MPN法不适用），培养温度为30～35℃，培养时间不超过5天，接种量不大于100CFU	沙氏葡萄糖琼脂培养基，培养温度为20～25℃，培养时间不超过5天，接种量不大于100CFU

（续表）

试验菌株	试验菌液的制备	计数培养基适用性检查		计数方法适用性试验	
		需氧菌总数计数	真菌和酵母菌总数计数	需氧菌总数计数	真菌和酵母菌总数计数
黑曲霉〔CMCC（F）98003〕	沙氏葡萄糖琼脂培养基或马铃薯葡萄糖琼脂培养基，培养温度为20～25℃，培养时间为5～7天，或直到获得丰富的孢子	胰酪大豆胨琼脂培养基，培养温度为30～35℃，培养时间不超过5天，接种量不大于100CFU	沙氏葡萄糖琼脂培养基，培养温度为20～25℃，培养时间不超过5天，接种量不大于100CFU	胰酪大豆胨琼脂培养基（MPN法不适用），培养温度为30～35℃，培养时间不超过5天，接种量不大于100CFU	沙氏葡萄糖琼脂培养基，培养温度为20～25℃，培养时间不超过5天，接种量不大于100CFU

注：当需用玫瑰红钠琼脂培养基测定真菌和酵母菌总数时，应进行培养基适用性检查，检查方法同沙氏葡萄糖琼脂培养基

2.阴性对照

为确认试验条件是否符合要求，应进行阴性对照试验，阴性对照试验应无菌生长。如阴性对照有菌生长，应进行偏差调查。

3.培养基适用性检查

微生物计数用的成品培养基、由脱水培养基或按处方配制的培养基均应进行培养基适用性检查。

按表3-1规定，接种不大于100CFU的菌液至胰酪大豆胨液体培养基管或胰酪大豆胨琼脂培养基平板或沙氏葡萄糖琼脂培养基平板，置表3-1规定条件下培养。每一试验菌株平行制备2管或2个平皿。同时，用相应的对照培养基替代被检培养基进行上述试验。被检固体培养基上的菌落平均数与对照培养基上的菌落平均数的比值应在0.5～2范围内，且菌落形态大小应与对照培养基上的菌落一致；被检液体培养基管与对照培养基管比较，试验菌应生长良好。

4.计数方法适用性试验

（1）供试液制备：根据供试品的理化特性与生物学特性，采取适宜的方法制备供试液。供试液制备若需加温时，应均匀加热，且温度不应超过45℃。供试液从制备至加入检验用培养基，不得超过1小时。

常用的供试液制备方法如下。如果下列供试液制备方法经确认均不适用，应建立其他适宜的方法。

①水溶性供试品：取供试品，用pH为7.0无菌氯化钠-蛋白胨缓冲液，或pH

为7.2磷酸盐缓冲液，或胰酪大豆胨液体培养基溶解或稀释制成1∶10的供试液。若需要，调节供试液pH至6～8。必要时，用同一稀释液将供试液进一步10倍系列稀释。水溶性液体制剂也可用混合的供试品原液作为供试液。

②水不溶性非油脂类供试品：取供试品，用pH为7.0无菌氯化钠-蛋白胨缓冲液，或pH为7.2磷酸盐缓冲液，或胰酪大豆胨液体培养基制备成1∶10的供试液。分散力较差的供试品，可在稀释液中加入表面活性剂如0.1%的聚山梨酯80，使供试品分散均匀。若需要，调节供试液pH至6～8。必要时，用同一稀释液将供试液进一步10倍系列稀释。

③油脂类供试品：取供试品，加入无菌十四烷酸异丙酯使溶解，或与最少量并能使供试品乳化的无菌聚山梨酯80或其他无抑菌性的无菌表面活性剂充分混匀。表面活性剂的温度一般不超过40℃（特殊情况下，最多不超过45℃），小心混合，若需要可在水浴中进行，然后加入预热的稀释液制成1∶10的供试液，保温，混合，并在最短时间内形成乳状液。必要时，用稀释液或含上述表面活性剂的稀释液进一步10倍系列稀释。

④需用特殊方法制备供试液的供试品

膜剂供试品：取供试品，剪碎，加pH为7.0的无菌氯化钠-蛋白胨缓冲液，或pH为7.2的磷酸盐缓冲液，或胰酪大豆胨液体培养基，浸泡，振摇，制成1∶10的供试液。若需要，调节供试液pH至6～8。必要时，用同一稀释液将供试液进一步10倍系列稀释。

肠溶及结肠溶制剂供试品：取供试品，加入pH为6.8的无菌磷酸盐缓冲液（用于肠溶制剂）或pH7.6无菌磷酸盐缓冲液（用于结肠溶制剂），置45℃水浴中，振摇，使溶解，制成1∶10的供试液。必要时，用同一稀释液将供试液进一步10倍系列稀释。

气雾剂、喷雾剂供试品：取供试品，置-20℃或其他适宜温度冷冻约1小时，取出，迅速消毒供试品开启部位，用无菌钢锥在该部位钻一小孔，放至室温，并轻轻转动容器，使抛射剂缓缓全部释出。供试品亦可采用其他适宜的方法取出。用无菌注射器从每一容器中吸出全部药液于无菌容器中混合，然后取样检查。

贴膏剂供试品：取供试品，去掉防粘层，将粘贴面朝上放置在无菌玻璃或塑料器皿上，在粘贴面上覆盖一层适宜的无菌多孔材料（如无菌纱布），避免贴膏剂粘贴在一起。将处理后的贴膏剂放入盛有适宜体积并含有表面活性剂（如聚山梨酯80或卵磷脂）稀释液的容器中，振荡至少30分钟。必要时，用同一稀释液将供试液进一步10倍系列稀释。

（2）接种和稀释：按下列要求进行供试液的接种和稀释，制备微生物回收试验用供试液。所加菌液的体积应不超过供试液体积的1%。为确认供试品中的微生物能被充分检出，首先应选择最低稀释级的供试液进行计数方法适用性试验。

①试验组取上述制备好的供试液，加入试验菌液，混匀，使每1mL供试液或每张滤膜所滤过的供试液中含菌量不大于100CFU。

②供试品对照组取制备好的供试液，以稀释液代替菌液同试验组操作。

③菌液对照组取不含中和剂及灭活剂的相应稀释液替代供试液，按试验组操作加入试验菌液并进行微生物回收试验。

若因供试品抗菌活性或溶解性较差的原因导致无法选择最低稀释级的供试液进行方法适用性试验时，应采用适宜的方法对供试液进行进一步的处理。如果供试品对微生物生长的抑制作用无法以其他方法消除，供试液可经过中和、稀释或薄膜过滤处理后，再加入试验菌悬液进行方法适用性试验。

（3）抗菌活性的去除或灭活：供试液接种后，按下列"微生物回收"规定的方法进行微生物计数。若试验组菌落数减去供试品对照组菌落数的值小于菌液对照组菌落数值的50%，可采用下述方法消除供试品的抑菌活性。

①增加稀释液或培养基体积。

②加入适宜的中和剂或灭活剂。

中和剂或灭活剂（表12-2）可用于消除干扰物的抑菌活性，最好在稀释液或培养基灭菌前加入。若使用中和剂或灭活剂，试验中应设中和剂或灭活剂对照组，即取相应量稀释液替代供试品同试验组操作，以确认其有效性和对微生物无毒性。中和剂或灭活剂对照组的菌落数与菌液对照组的菌落数的比值应在0.5～2范围内。

表12-2　常见干扰物的中和剂或灭活方法

干扰物	可选用的中和剂或灭活方法
戊二醛、汞制剂	亚硫酸氢钠

（续表）

干扰物	可选用的中和剂或灭活方法
酚类、乙醇、醛类、吸附物	稀释法
醛类	甘氨酸
季铵化合物、对羟基苯甲酸、双胍类化合物	卵磷脂
季铵化合物、碘、对羟基苯甲酸	聚山梨醇酯
水银	巯基醋酸盐
水银、汞化物、醛类	硫代硫酸盐
EDTA、喹诺酮类抗生素	镁或钙离子
磺胺类	对氨基苯甲酸
β-内酰胺类抗生素	β-内酰胺酶

③采用薄膜过滤法。

④上述几种方法的联合使用。

若没有适宜消除供试品抑菌活性的方法，对特定试验菌回收的失败，表明供试品对该试验菌具有较强抗菌活性，同时也表明供试品不易被该类微生物污染。但是，供试品也可能仅对特定试验菌株具有抑制作用，而对其他菌株没有抑制作用。因此，根据供试品须符合的微生物限度标准和菌数报告规则，在不影响检验结果判断的前提下，应采用能使微生物生长的更高稀释级的供试液进行计数方法适用性试验。若方法适用性试验符合要求，应以该稀释级供试液作为最低稀释级的供试液进行供试品检查。

（4）供试品中微生物的回收：表12-1所列的计数方法适用性试验用的各试验菌应逐一进行微生物回收试验。微生物的回收可采用平皿法、薄膜过滤法或MPN法。

①平皿法：平皿法包括倾注法和涂布法。表12-1中每株试验菌每种培养基至少制备2个平皿，以算术均值作为计数结果。

倾注法：取照上述"供试液的制备""接种和稀释"和"抗菌活性的去除或灭活"制备的供试液1mL，置直径90mm的无菌平皿中，注入15～20mL温度不超过45℃熔化的胰酪大豆胨琼脂或沙氏葡萄糖琼脂培养基，混匀，凝固，倒置培养。若使用直径较大的平皿，培养基的用量应相应增加。按表12-1规定条件培养、计数。同法测定供试品对照组及菌液对照组菌数。计算各试验组的平均菌落数。

涂布法：取15～20mL温度不超过45℃的胰酪大豆胨琼脂或沙氏葡萄糖琼脂培养基，注入直径90mm的无菌平皿，凝固，制成平板，采用适宜的方法使培养基表面干燥。若使用直径较大的平皿，培养基用量也应相应增加。每一平板表面接种照上述"供试液的制备""接种和稀释"和"抗菌活性的去除或灭活"制备的供试液不少于0.1mL。按表12-1规定条件培养、计数。同法测定供试品对照组及菌液对照组菌数。计算各试验组的平均菌落数。

②薄膜过滤法：薄膜过滤法所采用的滤膜孔径应不大于0.45μm，直径一般为50mm，若采用其他直径的滤膜，冲洗量应进行相应的调整。供试品及其溶剂应不影响滤膜材质对微生物的截留。滤器及滤膜使用前应采用适宜的方法灭菌。使用时，应保证滤膜在过滤前后的完整性。水溶性供试液过滤前，先将少量的冲洗液过滤以润湿滤膜。油类供试品，其滤膜和滤器在使用前应充分干燥。为发挥滤膜的最大过滤效率，应注意保持供试品溶液及冲洗液覆盖整个滤膜表面。供试液经薄膜过滤后，若需要用冲洗液冲洗滤膜，每张滤膜每次冲洗量一般为100mL。总冲洗量不得超过1000mL，以避免滤膜上的微生物受损伤。

取照上述"供试液的制备""接种和稀释"和"抗菌活性的去除或灭活"制备的供试液适量（一般取相当于1g、1mL或10cm³的供试品，若供试品中所含的菌数较多时，供试液可酌情减量），加至适量的稀释液中，混匀，过滤。用适量的冲洗液冲洗滤膜。

若测定需氧菌总数，转移滤膜菌面朝上贴于胰酪大豆胨琼脂培养基平板上；若测定真菌和酵母总数，转移滤膜菌面朝上贴于沙氏葡萄糖琼脂培养基平板上。按表12-1规定条件培养、计数。每株试验菌每种培养基至少制备一张滤膜。同法测定供试品对照组及菌液对照组菌数。

③MPN法：MPN法的精密度和准确度不及薄膜过滤法和平皿法，仅在供试品需氧菌总数没有适宜计数方法的情况下使用，本法不适用于霉菌计数。若使用MPN法，按下列步骤进行。

取照上述"供试液的制备""接种和稀释"和"抗菌活性的去除或灭活"制备的供试液至少3个连续稀释级，每一稀释级取3份1mL分别接种至3管装有9～10mL胰酪大豆胨液体培养基中，同法测定菌液对照组菌数。必要时可在培养基中加入表面活性剂、中和剂或灭活剂。

接种管置30～35℃培养3天，逐日观察各管微生物生长情况。如果由于供试品的原因使得结果难以判断，可将该管培养物转种至胰酪大豆胨液体培养基或胰酪大豆胨琼脂培养基，在相同条件下培养1～2天，观察是否有微生物生长。根据微生物生长的管数从表12-3查被测供试品1g或1mL中需氧菌总数的最可能数。

（5）结果判断：计数方法适用性试验中，采用平皿法或薄膜过滤法时，试验组菌落数减去供试品对照组菌落数的值与菌液对照组菌落数的比值应在0.5～2范围内；采用MPN法时，试验组菌数应在菌液对照组菌数的95%置信限内。若各试验菌的回收试验均符合要求，照所用的供试液制备方法及计数方法进行该供试品的需氧菌总数、真菌和酵母菌总数计数。

表12-3　微生物最可能数检索表

生长管数			需氧菌总数最可能数	95%置信限	
每管含样品的g或mL数			MPN/g或mL	下限	上限
0.1	0.01	0.001			
0	0	0	＜3	0	9.4
0	0	1	3	0.1	9.5
0	1	0	3	0.1	10
0	1	1	6.1	1.2	17
0	2	0	6.2	1.2	17
0	3	0	9.4	3.5	35
1	0	0	3.6	0.2	17
1	0	1	7.2	1.2	17
1	0	2	11	4	35
1	1	0	7.4	1.3	20
1	1	1	11	4	35
1	2	0	11	4	35
1	2	1	15	5	38
1	3	0	16	5	38
2	0	0	9.2	1.5	35

生长管数			需氧菌总数最可能数	95%置信限	
每管含样品的g或mL数			MPN/g或mL	下限	上限
2	0	1	14	4	35
2	0	2	20	5	38
2	1	0	15	4	38
2	1	1	20	5	38
2	1	2	27	9	94
2	2	0	21	5	40
2	2	1	28	9	94
2	2	2	35	9	94
2	3	0	29	9	94
2	3	1	36	9	94
3	0	0	23	5	94
3	0	1	38	9	104
3	0	2	64	16	181
3	1	0	43	9	181
3	1	1	75	17	199
3	1	2	120	30	360
3	1	3	160	30	380
3	2	0	93	18	360
3	2	1	150	30	380
3	2	2	210	30	400
3	2	3	290	90	990
3	3	0	240	40	990
3	3	1	460	90	1 80
3	3	2	1100	200	4000
3	3	3	>1 100		

注：表内所列检验量如改用1g（或mL）、0.1g（或mL）和0.01g（或mL）时，表内数字应相应降低10倍；如改用0.01g（或mL）、0.001g（或mL）和0.0001g（或mL）时，表内数字应相应增加10倍，其余类推

方法适用性确认时，若采用上述方法还存在1株或多株试验菌的回收达不到要求，那么选择回收最接近要求的方法和试验条件进行供试品的检查。

（三）供试品检查

1.检验量

检验量即一次试验所用的供试品量。一般应随机抽取不少于2个最小包装的供试品，混合，取规定量供试品进行检验。除另有规定外，一般供试品的检验量为10g或10mL；膜剂为100cm²；贵重药品、微量包装药品的检验量可以酌减。检验时，应从2个以上最小包装单位中抽取供试品，大蜜丸不得少于4丸，膜剂不得少于4片。

2.供试品的检查

按计数方法适用性试验确认的计数方法进行供试品中需氧菌总数、真菌和酵母菌总数的测定。胰酪大豆胨琼脂培养基或胰酪大豆胨液体培养基用于测定需氧菌总数；沙氏葡萄糖琼脂培养基用于测定真菌和酵母菌总数。阴性对照试验以稀释液代替供试液进行阴性对照试验，阴性对照试验应无菌生长。如果阴性对照有菌生长，应进行偏差调查。

（1）平皿法：平皿法包括倾注法和涂布法。除另有规定外，取规定量供试品，按方法适用性试验确认的方法进行供试液制备和菌数测定，每稀释级每种培养基至少制备2个平板。

①培养和计数除另有规定外，胰酪大豆胨琼脂培养基平板在30～35℃培养3～5天，沙氏葡萄糖琼脂培养基平板在20～25℃培养5～7天，观察菌落生长情况，点计平板上生长的所有菌落数，计数并报告。菌落蔓延生长成片的平板不宜计数。点计菌落数后，计算各稀释级供试液的平均菌落数，按菌数报告规则报告菌数。若同稀释级2个平板的菌落数平均值不小于15，则2个平板的菌落数不能相差1倍或以上。

②菌数报告规则：需氧菌总数测定宜选取平均菌落数<300CFU的稀释级、真菌和酵母菌总数测定宜选取平均菌落数小于100CFU的稀释级，作为菌数报告的依据。取最高的平均菌落数，计算1g、1mL或10cm²供试品中所含的微生物数，取两位有效数字报告。如各稀释级的平板均无菌落生长，或仅最低稀释级的平板有菌落生长，但平均菌落数<1时，以<1乘以最低稀释倍数的值报告菌数。

（2）薄膜过滤法：除另有规定外，按计数方法适用性试验确认的方法进行供试液制备。取相当于1g、1mL或10cm²供试品的供试液，若供试品所含的菌数较多时，可取适宜稀释级的供试液，照方法适用性试验确认的方法加至适量稀释液中，立即过滤、冲洗，冲洗后取出滤膜，菌面朝上贴于胰酪大豆胨琼脂培养基或沙氏葡萄糖琼脂培养基上培养。

①培养和计数：培养条件和计数方法同平皿法，每张滤膜上的菌落数应不超过100CFU。

②菌数报告规则以相当于1g、1mL或10cm²供试品的菌落数报告菌数；若滤膜上无菌落生长，以<1报告菌数（每张滤膜过滤1g、1mL或10cm²供试品），或<1乘以最低稀释倍数的值报告菌数。

（3）MPN法：取规定量供试品，按方法适用性试验确认的方法进行供试液制备和供试品接种，所有试验管在30~35℃培养3~5天，如果需要确认是否有微生物生长，按方法适用性试验确定的方法进行。记录每一稀释级微生物生长的管数，从表12-3中查1g或1mL供试品中需氧菌总数的最可能数。

（四）结果判断

需氧菌总数是指胰酪大豆胨琼脂培养基上生长的总菌落数（包括真菌菌落数）；真菌和酵母菌总数是指沙氏葡萄糖琼脂培养基上生长的总菌落数（包括细菌菌落数）。若因沙氏葡萄糖琼脂培养基上生长的细菌使真菌和酵母菌的计数结果不符合微生物限度要求，可使用含抗生素（如氯霉素、庆大霉素）的沙氏葡萄糖琼脂培养基或其他选择性培养基（如玫瑰红钠琼脂培养基）进行真菌和酵母菌总数测定。使用选择性培养基时，应进行培养基适用性检查。若采用MPN法，测定结果为需氧菌总数。

各品种项下规定的微生物限度标准解释如下。

10CFU：可接受的最大菌数为20；10^2CFU：可接受的最大菌数为200；10^3CFU：可接受的最大菌数为2000；依此类推。

若供试品的需氧菌总数、真菌和酵母菌总数的检查结果均符合该品种项下的规定，判供试品符合规定；若其中任何一项不符合该品种项下的规定，判供试品不符合规定。

二、控制菌检查法

控制菌检查法系用于在规定的试验条件下，检查供试品中是否存在特定的微生物。当本法用于检查非无菌制剂及其原、辅料等是否符合相应的微生物限度标准时，应按规定进行检验，包括样品取样量和结果判断等。供试品检出控制菌或其他致病菌时，按一次检出结果为准，不再复试。

供试液制备及实验环境要求同"一、微生物计数法"。

如果供试品具有抗菌活性，应尽可能去除或中和。供试品检查时，若使用了中和剂或灭活剂，应确认有效性及对微生物无毒性。供试液制备时如果使用了表面活性剂，应确认其对微生物无毒性以及与所使用中和剂或灭活剂的相容性。

（一）培养基适用性检查与控制菌检查方法适用性试验

供试品控制菌检查中所使用的培养基应进行适用性检查。

供试品的控制菌检查方法应进行方法适用性试验，以确认所采用的方法适合于该产品的控制菌检查。

若检验程序或产品发生变化可能影响检验结果时，控制菌检查方法应重新进行适用性试验。

1.菌种与菌液制备

（1）菌种：试验用菌株的传代次数不得超过5代（从菌种保藏中心获得的干燥菌种为第0代），并采用适宜的菌种保藏技术进行保存，以保证试验菌株的生物学特性。

金黄色葡萄球菌［CMCC（B）26003］

铜绿假单胞菌［CMCC（B）10104］

大肠埃希菌［CMCC（B）44102］

乙型副伤寒沙门菌［CMCC（B）50094］

白念珠菌［CMCC（F）98001］

生孢梭菌［CMCC（B）64941］

（2）菌液制备：将金黄色葡萄球菌、铜绿假单胞菌、大肠埃希菌、乙型副伤寒沙门菌分别接种于胰酪大豆胨液体培养基中或在胰酪大豆胨琼脂培养基上，30～35℃培养18～24小时；将白念珠菌接种于沙氏葡萄糖琼脂培养基上或沙氏

315

葡萄糖液体培养基中，20～25℃培养2～3天；将生孢梭菌接种于梭菌增菌培养基中置厌氧条件下30～35℃培养24～48小时或接种于硫乙醇酸盐流体培养基中30～35℃培养18～24小时。上述培养物用pH为7.0的无菌氯化钠–蛋白胨缓冲液或0.9%无菌氯化钠溶液制成适宜浓度的菌悬液。

菌液制备后若在室温下放置，应在2小时内使用；若保存在2～8℃，可在24小时内使用。生孢梭菌孢子悬液可替代新鲜的菌悬液，孢子悬液可保存在2～8℃，在验证过的储存期内使用。

2.阴性对照

为确认试验条件是否符合要求，应进行阴性对照试验，阴性对照试验应无菌生长。如阴性对照有菌生长，应进行偏差调查。

3.培养基适用性检查

控制菌检查用的成品培养基、由脱水培养基或按处方配制的培养基均应进行培养基的适用性检查。

控制菌检查用培养基的适用性检查项目包括促生长能力、抑制能力及指示特性的检查。各培养基的检查项目及所用的菌株见表12-4。

表12-4　控制菌检查用培养基的促生长能力、抑制能力和指示特性

控制菌检查	培养基	特性	试验菌株
耐胆盐革兰阴性菌	肠道菌增菌液体培养基	促生长能力 抑制能力	大肠埃希菌、铜绿假单胞菌、金黄色葡萄球菌
	紫红胆盐葡萄糖琼脂培养基	促生长能力＋指示特性	大肠埃希菌、铜绿假单胞菌
大肠埃希菌	麦康凯液体培养基	促生长能力 抑制能力	大肠埃希菌、金黄色葡萄球菌
	麦康凯琼脂培养基	促生长能力＋指示特性	大肠埃希菌
	RV沙门菌增菌液体培养基	促生长能力 抑制能力	乙型副伤寒沙门菌、金黄色葡萄球菌
沙门菌	木糖赖氨酸脱氧胆酸盐琼脂培养基	促生长能力＋指示特性	乙型副伤寒沙门菌
	三糖铁琼脂培养基	指示特性	乙型副伤寒沙门菌

（续表）

控制菌检查	培养基	特　性	试验菌株
铜绿假单胞菌	溴化十六烷基三甲铵琼脂培养基	促生长能力 抑制能力	铜绿假单胞菌、大肠埃希菌
金黄色葡萄球菌	甘露醇氯化钠琼脂培养基	促生长能力＋指示特性 抑制能力	金黄色葡萄球菌、大肠埃希菌
梭菌	梭菌增菌培养基	促生长能力	生孢梭菌
	哥伦比亚琼脂培养基	促生长能力	生孢梭菌
	沙氏葡萄糖琼脂培养基	促生长能力	白念珠菌
	沙氏葡萄糖琼脂培养基	促生长能力＋指示特性	白念珠菌
	念珠菌显色培养基	促生长能力＋指示特性 抑制能力	白念珠菌、大肠埃希菌

（1）液体培养基促生长能力检查：分别接种不大于100CFU的试验菌（表12-4）于被检培养基和对照培养基中，在相应控制菌检查规定的培养温度及不大于规定的最短培养时间下培养，与对照培养基管比较，被检培养基管试验菌应生长良好。

（2）固体培养基促生长能力检查：用涂布法分别接种不大于100CFU的试验菌（表12-4）于被检培养基和对照培养基平板上，在相应控制菌检查规定的培养温度及不大于规定的最短培养时间下培养，被检培养基与对照培养基上生长的菌落大小、形态特征应一致。

（3）培养基抑制能力检查：接种不少于100CFU的试验菌（表12-4）于被检培养基和对照培养基中，在相应控制菌检查规定的培养温度及不小于规定的最长培养时间下培养，试验菌应不得生长。

（4）培养基指示特性检查：用涂布法分别接种不大于100CFU的试验菌（表12-4）于被检培养基和对照培养基平板上，在相应控制菌检查规定的培养温度及不大于规定的最短培养时间下培养，被检培养基上试验菌生长的菌落大小、形态特征、指示剂反应情况等应与对照培养基一致。

4.控制菌检查方法适用性试验

（1）供试液制备：按下列"供试品检查"中的规定制备供试液。

（2）试验菌：根据各品种项下微生物限度标准中规定检查的控制菌，选择相应试验菌株，确认耐胆盐革兰阴性菌检查方法时，采用大肠埃希菌和铜绿假单胞菌为试验菌。

（3）适用性试验：按控制菌检查法取规定量供试液及不大于100CFU的试验菌接入规定的培养基中；采用薄膜过滤法时，取规定量供试液，过滤、冲洗，在最后一次冲洗液中加入试验菌，过滤后，注入规定的培养基或取出滤膜接入规定的培养基中。依相应的控制菌检查方法，在规定的温度和最短时间下培养，应能检出所加试验菌相应的反应特征。

（4）结果判断：上述试验若检出试验菌，按此供试液制备法和控制菌检查方法进行供试品检查；若未检出试验菌，应消除供试品的抑菌活性，并重新进行方法适用性试验。

如果经过试验确证供试品对试验菌的抗菌作用无法消除，可认为受抑制的微生物不易存在于该供试品中，选择抑菌成分消除相对彻底的方法进行供试品的检查。

（二）供试品检查

供试品的控制菌检查应按经方法适用性试验确认的方法进行。

阳性对照试验：阳性对照试验方法同供试品的控制菌检查，对照菌的加量应不大于100CFU。阳性对照试验应检出相应的控制菌。

阴性对照试验：以稀释剂代替供试液相应控制菌检查法检查，阴性对照试验应无菌生长。如果阴性对照有菌生长，应进行偏差调查。

1.耐胆盐革兰阴性菌

（1）供试液制备和预培养：取供试品，用胰酪大豆胨液体培养基作为稀释剂制成1：10的供试液，混匀，在20～25℃培养，培养时间应使供试品中的细菌充分恢复但不增殖（约2小时）。

（2）定性试验：除另有规定外，取相当于1g或1mL供试品的上述预培养物接种至适宜体积（经方法适用性试验确定）肠道菌增菌液体培养基中，30～35℃培养24～48小时后，划线接种于紫红胆盐葡萄糖琼脂培养基平板上，30～35℃培养18～24小时。如果平板上无菌落生长，判供试品未检出耐胆盐革兰阴性菌。

（3）定量试验。

①选择和分离培养取相当于0.1g、0.01g和0.001g（或0.1mL、0.01mL和

318

0.001mL）供试品的预培养物或其稀释液分别接种至适宜体积（经方法适用性试验确定）肠道菌增菌液体培养基中，30～35℃培养24～48小时。上述每一培养物分别划线接种于紫红胆盐葡萄糖琼脂培养基平板上，30～35℃培养18～24小时。

②结果判断：若紫红胆盐葡萄糖琼脂培养基平板上有菌落生长，则对应培养管为阳性，否则为阴性。根据各培养管检查结果，从表12-5查1g或1mL供试品中含有耐胆盐革兰阴性菌的可能菌数。

表12-5 耐胆盐革兰阴性菌的可能菌数（N）

各供试品量的检查结果			1g（或1mL）供试品中可能的菌数CFU
0.1g或0.1mL	0.01g或0.01mL	0.001g或0.001mL	
+	+	+	$N > 103$
+	+	−	$102 < N < 103$
+	−	−	$10 < N < 102$
−	−	−	$N < 10$

注：①"＋"代表紫红胆盐葡萄糖琼脂平板上有菌落生长；"－"代表紫红胆盐葡萄糖琼脂平板上无菌落生长。②若供试品量减少10倍（如0.01g或0.01mL，0.001g或0.001mL，0.000 1g或0.000 1mL），则1g（或1mL）供试品中可能的菌数（N）应相应增加10倍

2.大肠埃希菌

（1）供试液制备和增菌培养：取供试品，制成1∶10的供试液。取相当于1g或1mL供试品的供试液，接种至适宜体积（经方法适用性试验确定）的胰酪大豆胨液体培养基中，混匀，30～35℃培养18～24小时。

（2）选择和分离培养：取上述培养物1mL接种至100mL麦康凯液体培养基中，42～44℃培养24～48小时。取麦康凯液体培养物划线接种于麦康凯琼脂培养基平板上，30～35℃培养18～72小时。

（3）结果判断：若麦康凯琼脂培养基平板上有菌落生长，应进行分离、纯化及适宜的鉴定试验，确证是否为大肠埃希菌；若麦康凯琼脂培养基平板上没有菌落生长，或虽有菌落生长但鉴定结果为阴性，判供试品未检出大肠埃希菌。

3.沙门菌

（1）供试液制备和增菌培养：取10g或10mL供试品直接或处理后接种至适宜体积（经方法适用性试验确定）的胰酪大豆胨液体培养基中，混匀，30～35℃

培养18~24小时。

（2）选择和分离培养：取上述培养物0.1mL接种至10mLRV沙门菌增菌液体培养基中，30~35C培养18~24小时。取少量RV沙门菌增菌液体培养物划线接种于木糖赖氨酸脱氧胆酸盐琼脂培养基平板上，30~35℃培养18~48小时。

沙门菌在木糖赖氨酸脱氧胆酸盐琼脂培养基平板上生长良好，菌落为淡红色或无色、透明或半透明、中心有或无黑色。用接种针挑选疑似菌落于三糖铁琼脂培养基高层斜面上进行斜面和高层穿刺接种，培养18~24小时，或采用其他适宜方法进一步鉴定。

（3）结果判断：若木糖赖氨酸脱氧胆酸盐琼脂培养基平板上有疑似菌落生长，且三糖铁琼脂培养基的斜面为红色、底层为黄色，或斜面为黄色、底层为黄色或黑色，应进一步进行适宜的鉴定试验，确证是否为沙门菌。如果平板上没有菌落生长，或虽有菌落生长但鉴定结果为阴性，或三糖铁琼脂培养基的斜面未见红色、底层未见黄色；或斜面为黄色、底层未见黄色或黑色，判供试品未检出沙门菌。

4.铜绿假单胞菌

（1）供试液制备和增菌培养：取供试品，制成1∶10的供试液。取相当于1g或1mL供试品的供试液，接种至适宜体积的胰酪大豆胨液体培养基中，混匀，30~35℃培养18~24小时。

（2）选择和分离培养：取上述培养物划线接种于溴化十六烷基三甲铵琼脂培养基平板上，30~35℃培养18~72小时。取上述平板上生长的菌落进行氧化酶试验，或采用其他适宜方法进一步鉴定。

（3）氧化酶试验：将洁净滤纸片置于平皿内，用无菌玻棒取上述平板上生长的菌落涂于滤纸片上，滴加新配制的1%二盐酸N，N-二甲基对苯二胺试液，在30秒内，若培养物呈粉红色并逐渐变为紫红色为氧化酶试验阳性，否则为阴性。

（4）结果判断：若溴化十六烷基三甲铵琼脂培养基平板上有菌落生长，且氧化酶试验阳性，应进一步进行适宜的鉴定试验，确证是否为铜绿假单胞菌。如果平板上没有菌落生长，或虽有菌落生长但鉴定结果为阴性，或氧化酶试验阴性，判供试品未检出铜绿假单胞菌。

5.金黄色葡萄球菌

（1）供试液制备和增菌培养：取供试品，制成1∶10的供试液。取相当于1g或1mL供试品的供试液，接种至适宜体积（经方法适用性试验确定）的胰酪大豆胨液体培养基中，混匀，30～35℃培养18～24小时。

（2）选择和分离培养：取上述培养物划线接种于甘露醇氯化钠琼脂培养基平板上，30～35℃培养18～72小时。

（3）结果判断：若甘露醇氯化钠琼脂培养基平板上有黄色菌落或外周有黄色环的白色菌落生长，应进行分离、纯化及适宜的鉴定试验，确证是否为金黄色葡萄球菌；若平板上没有与上述形态特征相符或疑似的菌落生长，或虽有相符或疑似的菌落生长但鉴定结果为阴性，判供试品未检出金黄色葡萄球菌。

6.梭菌

（1）供试液制备和热处理：取供试品，制成1∶10的供试液。取相当于1g或1mL供试品的供试液2份，其中1份置80℃保温10分钟后迅速冷却。

（2）增菌、选择和分离培养：将上述2份供试液分别接种至适宜体积（经方法适用性试验确定）的梭菌增菌培养基中，置厌氧条件下30～35℃培养48小时。取上述每一培养物少量，分别涂抹接种于哥伦比亚琼脂培养基平板上，置厌氧条件下30～35℃培养48～72小时。

（3）过氧化氢酶试验：取上述平板上生长的菌落，置洁净玻片上，滴加3%过氧化氢试液，若菌落表面有气泡产生，为过氧化氢酶试验阳性，否则为阴性。

（4）结果判断：若哥伦比亚琼脂培养基平板上有厌氧杆菌生长（有或无芽孢），且过氧化氢酶反应阴性的，应进一步进行适宜的鉴定试验，确证是否为梭菌；如果哥伦比亚琼脂培养基平板上没有厌氧杆菌生长，或虽有相符或疑似的菌落生长但鉴定结果为阴性，或过氧化氢酶反应阳性，判供试品未检出梭菌。

7.白念珠菌

（1）供试液制备和增菌培养：取供试品，制成1∶10的供试液。取相当于1g或1mL供试品的供试液，接种至适宜体积（经方法适用性试验确定）的沙氏葡萄糖液体培养基中，混匀，30～35℃培养3～5天。

（2）选择和分离：取上述预培养物划线接种于沙氏葡萄糖琼脂培养基平板上，30～35℃培养24～48小时。白念珠菌在沙氏葡萄糖琼脂培养基上生长的菌落呈乳白色，偶见淡黄色，表面光滑有浓酵母气味，培养时间稍久则菌落增大，颜色变深、质地变硬或有皱褶。挑取疑似菌落接种至念珠菌显色培养基平板上，培养24～48小时（必要时延长至72小时），或采用其他适宜方法进一步鉴定。

（3）结果判断：若沙氏葡萄糖琼脂培养基平板上有疑似菌落生长，且疑似菌在念珠菌显色培养基平板上生长的菌落呈阳性反应，应进一步进行适宜的鉴定试验，确证是否为白念珠菌；若沙氏葡萄糖琼脂培养基平板上没有菌落生长，或虽有菌落生长但鉴定结果为阴性，或疑似菌在念珠菌显色培养基平板上生长的菌落呈阴性反应，判供试品未检出白念珠菌。

第二节

无菌检查法

无菌检查法系用于检查药典要求无菌的药品、生物制品、医疗器具、原料、辅料及其他品种是否无菌的一种方法。若供试品符合无菌检查法的规定，仅表明了供试品在该检验条件下未发现微生物污染。

无菌检查应在无菌条件下进行，试验环境必须达到无菌检查的要求，检验全过程应严格遵守无菌操作，防止微生物污染，防止污染的措施不得影响供试品中微生物的检出。单向流空气区、工作台面及环境应定期按医药工业洁净室（区）悬浮粒子、浮游菌和沉降菌的测试方法的现行国家标准进行洁净度确认。隔离系统应定期按相关的要求进行验证，其内部环境的洁净度须符合无菌检查的要求。日常检验还需对试验环境进行监控。

一、培养基

硫乙醇酸盐液体培养基主要用于厌氧菌的培养，也可用于需氧菌培养；胰酪大豆胨液体培养基用于真菌和需氧菌的培养。

　　培养基可按处方制备，亦可使用按处方生产的符合规定的脱水培养基或成品培养基。配制后应采用验证合格的灭菌程序灭菌。制备好的培养基应保存在2~25℃、避光的环境，若保存于非封闭容器中，一般在3周内使用；若保存于密闭容器中，一般可在1年内使用。如用于硫酸链霉素等抗生素的无菌检查，还可在培养基灭菌或使用前加入适宜的中和剂、灭活剂或表面活性剂。

　　培养基需进行培养基适用性检查，无菌检查用的硫乙醇酸盐流体培养基和胰酪大豆胨液体培养基等应符合培养基的无菌性检查及灵敏度检查要求。适用性检查可在供试品的无菌检查前或与供试品的无菌检查同时进行。

（一）培养基适用性检查

主要包括无菌性检查和灵敏度检查。

1.无菌性检查的要求

每批培养基随机取不少于5支（瓶），置各培养基规定的温度培养14天，应无菌生长。

2.灵敏度检查

（1）菌种：培养基灵敏度检查所用的菌株传代次数不得超过5代（从菌种保藏中心获得的干燥菌种为第0代），并采用适宜的菌种保藏技术进行保存，以保证试验菌株的生物学特性。

金黄色葡萄球菌［CMCC（B）26003］

铜绿假单胞菌［CMCC（B）10104］

枯草芽孢杆菌［CMCC（B）63501］

生孢梭菌［CMCC（F）64941］

白念珠菌［CMCC（F）98001］

黑曲霉［CMCC（F）98003］

（2）菌液制备：接种金黄色葡萄球菌、铜绿假单胞菌、枯草芽孢杆菌的新鲜培养物至胰酪大豆胨液体培养基中或胰酪大豆胨琼脂培养基上，接种生孢梭菌的新鲜培养物至硫乙醇酸盐流体培养基中，30~35℃培养18~24小时；接种白念珠菌的新鲜培养物至沙氏葡萄糖液体培养基中或沙氏葡萄糖琼脂培养基上，20~25℃培养24~48小时，上述培养物用pH为7.0的无菌氯化钠–蛋白胨缓冲液或0.9%无菌氯化钠溶液制成1mL含菌数＜100CFU（菌落形成单位）的菌悬液。接种黑曲霉的新鲜培养物至沙氏葡萄糖琼脂斜面培养基上，20～25℃培养5～7天，加入3～5mL含0.05%（mL/mL）聚山梨酯80的pH为7.0的无菌氯化钠–蛋白胨缓冲液或0.9%无菌氯化钠溶液，将孢子洗脱。然后，采用适宜的方法吸出孢子悬液至无菌试管中，用含0.05%（mL/mL）聚山梨酯80的pH为7.0的无菌氯化钠–蛋白胨缓冲液或0.9%无菌氯化钠溶液制成1mL含孢子数<100CFU的孢子悬液。

菌悬液若在室温下放置，应在2小时内使用；若保存在2～8℃可在24小时内使用。黑曲霉孢子悬液可保存在2～8℃，在验证过的储存期内使用。

（3）培养基接种：取每管装量为12mL的硫乙醇酸盐流体培养基7支，分别接种<100CFU的金黄色葡萄球菌、铜绿假单胞菌、生孢梭菌各2支，另1支不接种作为空白对照，培养3天；取每管装量为9mL的胰酪大豆胨液体培养基7支，分别接种<100CFU的枯草芽孢杆菌、白念珠菌、黑曲霉各2支，另1支不接种作为空白对照，培养5天。逐日观察结果。

（4）结果判定：空白对照管应无菌生长，若加菌的培养基管均生长良好，判该培养基的灵敏度检查符合规定。

二、稀释液、冲洗液及其制备方法

稀释液、冲洗液配制后应采用验证合格的灭菌程序灭菌。

第一，0.1%无菌蛋白胨水溶液：取蛋白胨1.0g，加水1000mL，微温溶解，滤清，调节pH至7.1±0.2，分装，灭菌。

第二，pH为7.0的无菌氯化钠–蛋白胨缓冲液：取磷酸二氢钾3.56g，无水磷酸氢二钠5.77g，氯化钠4.30g，蛋白胨1.00g，加水1000mL，微温溶解，滤清，分装，灭菌。

根据供试品的特性，可选用其他经验证过的适宜的溶液作为稀释液、冲洗液（如0.9%无菌氯化钠溶液）。

如需要，可在上述稀释液或冲洗液的灭菌前或灭菌后加入表面活性剂或中和剂等。

三、方法适用性试验

进行产品无菌检查时，应进行方法适用性试验，以确认采用的方法适合于该产品的无菌检查。若检验程序或产品发生变化可能影响检验结果时，应重新进行方法适用性试验。

方法适用性试验按"四、供试品的无菌检查"的规定及下列要求进行操作。对每一试验菌应逐一进行方法确认。

（一）菌种与菌液制备

除大肠埃希菌〔CMCC（B）44102〕外，金黄色葡萄球菌、枯草芽孢杆菌、生孢梭菌、白念珠菌、黑曲霉的菌株及菌液制备同培养基灵敏度检查。大肠埃希菌的菌液制备同金黄色葡萄球菌。

（二）薄膜过滤法

取每种培养基规定接种的供试品总量按薄膜过滤法过滤，冲洗，在最后一次的冲洗液中加入<100CFU的试验菌，过滤。加硫乙醇酸盐流体培养基或胰酪大豆胨液体培养基至滤筒内。另取一装有同体积培养基的容器，加入等量试验菌，作为对照。置规定温度培养，培养时间不得超过5天，各试验菌同法操作。

（三）直接接种法

取符合直接接种法培养基用量要求的硫乙醇酸盐流体培养基6管，分别接入<100CFU的金黄色葡萄球菌、大肠埃希菌、生孢梭菌各2管，取符合直接接种法培养基用量要求的胰酪大豆胨液体培养基6管，分别接入<100CFU的枯草芽孢杆菌、白念珠菌、黑曲霉各2管。其中1管接入每支培养基规定的供试品接种量，另1管作为对照，置规定的温度培养，培养时间不得超过5天。

（四）结果判定

与对照管比较，如含供试品各容器中的试验菌均生长良好，则说明供试品的该检验量在该检验条件下无抑菌作用或其抑菌作用可以忽略不计，照此检查方法和检查条件进行供试品的无菌检查。如含供试品的任一容器中的试验菌生长微弱、缓慢或不生长，则说明供试品的该检验量在该检验条件下有抑菌作用，应采用增加冲洗量、增加培养基的用量、使用中和剂或灭活剂、更换滤膜品种等方法，消除供试品的抑菌作用，并重新进行方法适用性试验。

方法适用性试验也可与供试品的无菌检查同时进行。

四、供试品的无菌检查

无菌检查法包括薄膜过滤法和直接接种法。只要供试品性质允许，应采用薄膜过滤法。供试品无菌检查所采用的检查方法和检验条件应与方法适用性试验确认的方法相同。

无菌试验过程中，若需使用表面活性剂、灭活剂、中和剂等试剂，应证明其有效性，且对微生物无毒性。

第一，检验数量：检验数量按《中国药典》2015年版四部通则规定执行，是指一次试验所用供试品最小包装容器的数量，成品每亚批均应进行无菌检查。

第二，检验量：是指供试品每个最小包装接种至每份培养基的最小量（g或mL）。除另有规定外，供试品检验量按《中国药典》2015年版四部通则1101无菌检查法执行。若每支（瓶）供试品的装量按规定足够接种两种培养基，则应分别接种硫乙醇酸盐流体培养基和胰酪大豆胨液体培养基。采用薄膜过滤法时，只要供试品特性允许，应将所有容器内的全部内容物过滤。

第三，阳性对照：应根据供试品特性选择阳性对照菌。无抑菌作用及抗革兰阳性菌为主的供试品，以金黄色葡萄球菌为对照菌；抗革兰阴性菌为主的供试品以大肠埃希菌为对照菌；抗厌氧菌的供试品，以生孢梭菌为对照菌；抗真菌的供试品，以白念珠菌为对照菌。阳性对照试验的菌液制备同方法适用性试验，加菌量＜100CFU，供试品用量同供试品无菌检查时每份培养基接种的样品量。阳性对照管培养72小时内应生长良好。

第四，阴性对照：供试品无菌检查时，应取相应溶剂和稀释液、冲洗液同法操作，作为阴性对照。阴性对照不得有菌生长。

（一）供试品处理及接种培养基

操作时，用适宜的消毒液对供试品容器表面进行彻底消毒，如果供试品容器内有一定的真空度，可用适宜的无菌器材（如带有除菌过滤器的针头）向容器内导入无菌空气，再按无菌操作启开容器取出内容物。

除另有规定外，按下列方法进行供试品处理及接种培养基。

1.薄膜过滤法

薄膜过滤法一般应采用封闭式薄膜过滤器。无菌检查用的滤膜孔径应不大于0.45μm，直径约为50mm。根据供试品及其溶剂的特性选择滤膜材质。使用时，应保证滤膜在过滤前后的完整性。

水溶性供试液过滤前应先将少量的冲洗液过滤，以润湿滤膜。油类供试品，其滤膜和过滤器在使用前应充分干燥。为发挥滤膜的最大过滤效率，应注意保持供试品溶液及冲洗液覆盖整个滤膜表面。供试液经薄膜过滤后，若需要用冲洗液冲洗滤膜，每张滤膜每次冲洗量一般为100mL，且总冲洗量不得超过1000mL，以避免滤膜上的微生物受损伤。

（1）水溶液供试品：取规定量，直接过滤，或混合至含不少于100mL适宜稀释液的无菌容器中，混匀，立即过滤。如供试品具有抑菌作用，须用冲洗液冲洗滤膜，冲洗次数一般不少于3次，所用的冲洗量、冲洗方法同方法适用性试验。除生物制品外，一般样品冲洗后，1份滤器中加入100mL硫乙醇酸盐流体培养基，1份滤器中加入100mL胰酪大豆胨液体培养基。生物制品样品冲洗后，2份滤器中加入100mL硫乙醇酸盐流体培养基，1份滤器中加入100mL胰酪大豆胨液体培养基。

（2）水溶性固体供试品：取规定量，加适宜的稀释液溶解或按标签说明复溶，然后照水溶液供试品项下的方法操作。

（3）非水溶性供试品：取规定量，直接过滤；或混合溶于适量含聚山梨酯80或其他适宜乳化剂的稀释液中，充分混合，立即过滤。用含0.1%～1%聚山梨酯80的冲洗液冲洗滤膜至少3次。加入含或不含聚山梨酯80的培养基。接种培养基照水溶液供试品项下的方法操作。

（4）可溶于十四烷酸异丙酯的膏剂和黏性油剂供试品：取规定量，混合至适量的无菌十四烷酸异丙酯中，剧烈振摇，使供试品充分溶解，如果需要可适当加热，但温度不得超过44℃，趁热迅速过滤。对仍然无法过滤的供试品，于含有适量的无菌十四烷酸异丙酯中的供试液中加入不少于100mL的稀释液，充分振摇萃取，静置，取下层水相作为供试液过滤。过滤后滤膜冲洗及接种培养基照非水溶性制剂供试品项下的方法操作。

无菌十四烷酸异丙酯的制备：采用薄膜过滤法过滤除菌，选用孔径0.22μm的适宜滤膜。

（5）无菌气（喷）雾剂供试品：取规定量，将各容器置-20℃或其他适宜温度冷冻约1小时，取出，以无菌操作迅速在容器上端钻一小孔，释放抛射剂后再无菌开启容器，并将供试品转移至无菌容器中混合，供试品亦可采用其他适宜的方法取出。然后照水溶液或非水溶性制剂供试品项下的方法操作。

（6）装有药物的注射器供试品：取规定量，将注射器中的内容物（若需要可吸入稀释液或标签所示的溶剂溶解）直接过滤，或混合至含适宜稀释液的无菌容器中，然后照水溶液或非水溶性供试品项下方法操作。同时应采用适宜的方法进行包装中所配带的无菌针头的无菌检查。

（7）具有导管的医疗器具（输血、输液袋等）供试品：取规定量，每个最小包装用50～100mL冲洗液分别冲洗内壁，收集冲洗液于无菌容器中，然后照水溶液供试品项下方法操作。同时应采用直接接种法进行包装中所配带的针头的无菌检查。

2.直接接种法

直接接种法适用于无法用薄膜过滤法进行无菌检查的供试品，即取规定量供试品分别等量接种至硫乙醇酸盐流体培养基和胰酪大豆胨液体培养基中。除生物制品外，一般样品无菌检查时，两种培养基接种的瓶或支数相等；生物制品无菌检查时硫乙醇酸盐流体培养基和胰酪大豆胨液体培养基接种的瓶或支数为2：1。除另有规定外，每个容器中培养基的用量应符合接种的供试品体积，即不得大于培养基体积的10%，同时，硫乙醇酸盐流体培养基每管装量不少于15mL，胰酪大豆胨液体培养基每管装量不少于10mL。供试品检查时，培养基的用量和高度同方法适用性试验。

（1）混悬液等非澄清水溶液供试品：取规定量，等量接种至各管培养基中。

（2）固体供试品：取规定量，直接等量接种至各管培养基中。加入适宜的溶剂溶解，或按标签说明复溶后，取规定量等量接种至各管培养基中。

（3）非水溶性供试品：取规定量，混合，加入适量的聚山梨酯80或其他适宜的乳化剂及稀释剂使其乳化，等量接种至各管培养基中，或直接等量接种至含聚山梨酯80或其他适宜乳化剂的各管培养基中。

（4）敷料供试品：取规定数量，以无菌操作拆开每个包装，于不同部位剪取约100mg或1cm×3cm的供试品，等量接种于各管足以浸没供试品的适宜培养基中。

（5）肠线、缝合线等供试品：肠线、缝合线及其他一次性使用的医用材料按规定量取最小包装，无菌拆开包装，等量接种于各管足以浸没供试品的适量培养基中。

（6）灭菌医用器具供试品：取规定量，必要时应将其拆散或切成小碎段，等量接种于各管足以浸没供试品的适量培养基中。

（7）放射性药品：取供试品1瓶（支），等量接种于装量为7.5mL的硫乙醇酸盐流体培养基和胰酪大豆胨液体培养基中。每管接种量为0.2mL。

（二）培养与观察

将上述接种供试品后的培养基容器分别按《中国药典》2015年版四部通则规定的温度培养14天；接种生物制品供试品的硫乙醇酸盐流体培养基的容器应分成两等份，一份置30~35℃培养，一份置20~25℃培养。培养期间应逐日观察并记录是否有菌生长。如在加入供试品后或在培养过程中，培养基出现浑浊，培养14天，不能从外观上判断有无微生物生长，可取该培养液适量转种至同种新鲜培养基中，培养3天，观察接种的同种新鲜培养基是否再出现浑浊；或取培养液涂片，染色，镜检，判断是否有菌。

五、结果判断

阳性对照管应生长良好，阴性对照管不得有菌生长。否则，试验无效。

若供试品管均澄清，或虽显浑浊但经确证无菌生长，判供试品符合规定；若供试品管中任何一管显浑浊并确证有菌生长，判供试品不符合规定，除非能充分证明试验结果无效。即生长的微生物非供试品所含。当符合下列至少1个条件时方可判试验结果无效。

第一，无菌检查试验所用的设备及环境的微生物监控结果不符合无菌检查法的要求。

第二，回顾无菌试验过程，发现有可能引起微生物污染的因素。

第三，供试品管中生长的微生物经鉴定后，确证是因无菌试验中所使用的物品和（或）无菌操作技术不当引起的。

试验若经确认无效，应重试。重试时，重新取同量供试品，依法检查，若无菌生长，判供试品符合规定；若有菌生长，判供试品不符合规定。

第三节
热原检查法

　　热原是一类可引起人体产生发热反应的物质，按其来源可分为外源性热原与内源性热原。外源性热原来源于机体外，可分为微生物（如细菌、病毒或真菌）与非微生物（如抗原或抗肿瘤药）性热原，目前研究较为清楚的外源性热原主要包括革兰阴性菌的脂多糖（LPS）、革兰阳性菌的脂磷壁酸（LTA）、肽聚糖（PGN）和脂蛋白（LP）等，它们也是药品中较常见的污染物质。内源性热原主要包括机体内的激素（如类固醇和前列腺素）与细胞因子（如肿瘤坏死因子、干扰素、生长因子和白介素等）。外源性热原进入人体后，可结合免疫细胞上的特异性模式识别受体（PRRs），并激活相关信号通路，刺激细胞分泌内热原（主要为细胞因子，如IL-1β，IL-6和TNF-α），这些炎性因子可对人脑中的体温调定点产生直接或间接作用，进而引起热原反应。临床上主要表现为发热、寒战、恶心、呕吐、头痛和腰、关节痛、肤色灰白、白细胞下降、血管通透性增强，严重者造成昏迷甚至休克、死亡。因此对体内非肠道用药制品的热原控制和检查是其能否在临床上安全使用的重要保证。

　　热原检查法系将一定剂量的供试品，静脉注入家兔体内，在规定时间内，观察家兔体温升高的情况，以判定供试品中所含热原的限度是否符合规定。

一、试验用动物

　　供试用的家兔应健康合格，体重1.7kg以上（用于生物制品检查用的家兔体重为1.7～3.0kg），雌兔应无孕。预测体温前7日即应用同一饲料饲养，在此期间内，体重应不减轻，精神、食欲、排泄等不得有异常现象。未曾用于热原检查的家兔，或供试品判定为符合规定，但组内升温达0.6℃的家兔，或3周内未曾使用的家兔，均应在检查供试品前7日内预测体温，进行挑选。挑选试验的条件与检查供试品时相同，仅不注射药液，每隔30分钟测量体温1次，共测8次，8次体温均在38.0～39.6℃的范围内，且最高与最低体温相差不超过0.4℃的家兔，方可供热原检查用。用于热原检查后的家兔，如供试品判定为符合规定，至少应休息48小时方可再供热原检查用，其中升温达0.6℃的家兔应休息2周以上。对用于血液制品、抗毒素和其他同一抗原性供试品检测的家兔可在5天内重复使用1次。如供试品判定为不符合规定，则组内全部家兔不再使用。

二、检查方法

（一）试验前的准备

热原检查前1～2日，供试用家兔应尽可能处于同一温度的环境中，实验室和饲养室的温度相差不得大于3℃，且应控制在17～25℃，在试验全部过程中，实验室温度变化不得大于3℃，应防止动物骚动并避免噪声干扰。家兔在试验前至少1小时开始停止给食，并置于宽松适宜的装置中，直至试验完毕。

测量家兔体温应使用精密度为±0.1℃的测温装置。测温探头或肛门温度计每3～6个月校验1次，如有异常随时校验，不符合要求者不能使用。测温探头或肛门温度计插入肛门的深度和时间各兔应相同，深度一般约6cm，时间不得少于1.5分钟。

与供试品接触的试验用器皿，应无菌、无热原。灭菌去除热原通常采用干热灭菌法（250℃、30分钟以上），也可用其他适宜的方法。如将清洗干净的玻璃器皿、注射器、针头、直镊等试验器皿放入金属制容器内，密闭，置电热干燥箱中经250℃、30分钟以上或200℃、1小时以上或180℃、2小时以上加热灭菌并除热原，控温时间应从达到规定温度时开始计时，灭菌处理未曾开启的密封容器内用具可供1周内使用。

（二）试验操作

选符合规定的家兔，停止喂食，称重后置于家兔固定装置内至少1小时，头部固定应宽松适宜，以适用于体重不同的动物。每隔30分钟测量家兔体温1次，一般测量2次，2次体温之差不得超过0.21℃，不作修约，以此2次体温的平均值作为该兔的正常体温。2次体温平均值计算后修约保留3位有效数字，如

38.90℃、39.00℃平均38.95℃，修约至39.0℃。当日使用的家兔，正常体温应在38.0～39.6℃范围内，且同组各兔间相差不得超过1.0℃。试验全过程中，室温变化应有记录，与测温时间同步，至少应记录0、1、2、3小时的室温值。

给药剂量照各品种项下的规定，给药体积每千克体重不小于0.5mL，不大于10mL。需缓慢注射的药液，注射速度（除另有规定外）一般为每兔4～5分钟，每分钟4～8mL。供试品溶液温热至约38℃后注射，必要时可用无热原氯化钠调节渗透压。供试品制备完毕后应在30分钟内注射于家兔体内。

每个供试品取适用的家兔3只，在测定正常体温后15分钟内自耳静脉缓缓注射给药。注射前先用75%乙醇棉球轻擦耳缘静脉的注射部位，从耳缘静脉耳尖端进针，如进针不利，应顺序向前进行。注射完毕，拔出针头时，按住针孔下端数秒钟，止血。

给药后每隔30分钟测量体温1次，共测6次，以6次测得体温中最高的一次减去正常体温，即为该兔体温的升高温度（℃），并同时计算3只家兔体温升高的总和，体温值可保留3位有效数字，当家兔升温为负数时，均以OSC计（即所测最高体温低于正常体温时）。

如3只家兔中有1只体温升高0.6℃或高于0.6℃，或3只家兔体温升高的总和达1.3℃或高于1.3℃，应另取5只家兔复试，检查方法同上。

（三）结果判断

在初试的3只家兔中，体温升高均低于0.6℃，并且3只家兔体温升高总和低于1.3℃；或在复试的5只家兔中，体温升高0.6℃或高于0.6℃的家兔不超过1只，并且初试、复试合并8只家兔的体温升高总和为3.5℃或低于3.5℃，均判定供试品的热原检查符合规定。

在初试的3只家兔中，体温升高0.6℃或高于0.6℃的家兔超过1只；或在复试的5只家兔中，体温升高0.6℃或高于0.6℃的家兔超过1只；或在初试、复试合并8只家兔的体温升高总和超过3.5℃，均判定供试品的热原检查不符合规定。

（四）灵敏度测试与适用性研究

每年应不定期随机抽取体重和使用次数不同的试验用家兔进行灵敏度测试，按热原检查法要求注射5EU/kg或10EU/kg内毒素供试品，应得到不符合规定的结果。

热原检查适用性研究对未规定热原检查限值剂量的药品，可根据该药的药理性质，在不影响家兔正常生理的前提下，按体重计算（人按60kg计），为人用每千克体重每小时最大供试品剂量的2～5倍（化学药品一般为2～3倍，中药为3～5倍）。在为新品种建立热原检查方法标准时，建议进行适用性试验，即设限值剂量的供试品组，10EU/kg内毒素组与含10EU/kg内毒素的供试品组，3组同时进行热原检查试验，前者应无异常反应并符合规定，后两者应为不符合规定。

第四节
细菌内毒素检查法

细菌内毒素是革兰阴性菌细胞壁外壁层上的特有结构，细菌在活体状态时不释放内毒素，只有当细菌死亡自溶或黏附在其他细胞时，才表现其毒性。内毒素化学成分为磷脂多糖-蛋白质复合物，其主要毒性成分为类脂质A。各种细菌的内毒素的毒性作用较弱，大致相同，可引起发热、微循环障碍、内毒素休克及弥散性血管内凝血等。因此，用于注射给药（静脉滴注、静脉注射、鞘内注射、腹腔注射及剂量较大的肌内注射等）的注射用药品、生物制品以及用于静脉给药的原辅料等应设置细菌内毒素检查项。

一、基本原理

细菌内毒素检查法系利用鲎试剂来检测或量化由革兰阴性菌产生的细菌内毒素，以判断供试品中细菌内毒素的限量是否符合规定的一种方法。细菌内毒素检查包括两种方法，即凝胶法和光度测定法，其中光度测定法又分为浊度法和显色基质法。

凝胶法是通过鲎试剂与细菌内毒素产生凝集反应的原理进行限度检测或半定量检测内毒素的方法。

浊度法是利用鲎试剂与内毒素反应过程中产生的浊度变化而测定内毒素含量的方法。根据检测原理，可分为终点浊度法和动态浊度法。终点浊度法是依据反应混合物中的内毒素浓度和其在孵育终止时的浊度（吸光度或透光率）之间存在的量化关系来测定内毒素含量的方法。动态浊度法是检测反应混合物的浊度到达某一预先设定的吸光度或透光率所需要的反应时间，或是检测浊度增加速度的方法。

显色基质法是利用检测鲎试剂与内毒素反应过程中产生的凝固酶，使特定底物释放出呈色团，根据呈色团的多少而测定内毒素含量的方法。根据检测原理，分为终点显色法和动态显色法。终点显色法是依据反应混合物中内毒素浓度和其在孵育终止时释放出的呈色团的量之间存在的量化关系来测定内毒素含量的方法。动态显色法是检测反应混合物的吸光度或透光率达到某一预先设定的检测值所需要的反应时间，或检测值增加速度的方法。

供试品检测时，可使用其中任何一种方法进行试验。当测定结果有争议时，除另有规定外，以凝胶限度试验结果为准。

二、检查方法

（一）内毒素限值的确定

药品、生物制品的细菌内毒素限值在药典中或国家标准中有规定的，按各品种项下中规定限值；无标准规定的，通常按以下公式确定供试品的细菌内毒素限值（L）：

$$L = K/M$$

式中，L 为供试品的细菌内毒素限值，一般以 EU/mL、EU/mg 或 EU/U（活性单位）表示；K 为按规定的给药途径人用每千克体重每小时最大可接受的内毒素剂量，以 EU/（kg·h）表示，其中注射剂 $K = 5$ EU/（kg·h），放射性药品注射剂 $K = 2.5$ EU/（kg·h），鞘内用药品 $K = 0.2$ EU/（kg·h）；M 为人用每千克体重每小时的最大供试品剂量，以 mL/（kg·h）、mg/（kg·h）或 U/（kg·h）表示。药品人用最大剂量可依据药品使用说明书或参阅《临床用药须知》，中国人均体重按60kg计算，人体表面积按1.62m²计算。注射时间若不足1小时，按1小时计算。供试品每平方米体表面积剂量乘以0.027，即可转换为每千克体重剂量（M）[M=（最大给药剂量/（m²·h）×1.62m²）/60kg]。

（二）确定最大有效稀释倍数

最大有效稀释倍数是指在试验中供试品溶液被允许达到稀释的最大倍数（1→MVD），在不超过此稀释倍数的浓度下进行细菌内毒素检测。供试品的最大有效稀释倍数（MVD）按下式计算：

$$MVD = cL/\lambda$$

式中，L为供试品的细菌内毒素限值；c为供试品制备成溶液后的浓度，当L以EU/mg或EU/U表示时，c的单位需为mg/mL或U/mL，当L以EU/mL表示时，则c等于1.0mL/mL。如需计算在MVD时的供试品浓度，即最小有效稀释浓度，可使用公式c=λ/L，λ为在凝胶法中鲎试剂的标示灵敏度（EU/mL），或是在光度测定法中所使用的标准曲线上最低的内毒素浓度。

供试品如为无菌粉末或原料药，供试品最小有效稀释浓度（MVC）按下式计算：

$$MVC = \lambda/L$$

《中国药典》或国家药品标准或其他内毒素检验标准中已有规定的品种，可直接进行内毒素检查，如在检验中出现干扰的情况需再进行干扰试验的验证；其他未建立内毒素检查的品种需先进行干扰试验的研究，确定限值和不干扰浓度后再进行内毒素检查。

（三）试验准备

1.玻璃器皿的洗涤及表面外源性内毒素的去除

试验所用的器皿需经处理，以除去可能存在的外源性内毒素。将玻璃器皿放入铬酸洗液或其他热原灭活剂或清洗液中充分浸泡，然后取出，将洗液控干，用自来水将残留洗液彻底洗净，再用纯化水反复冲洗3遍以上，控干后放入适宜的密闭金属容器中或用锡箔纸包好后置于金属容器内，放入电热干燥箱。将干燥箱调至250℃，待干燥箱温度升至设定的温度后开始计时，250℃干烤30分钟以上。达到规定时间后，关断电源，待干燥箱温度自然降至室温。在不打开金属容器的情况下，可在2天内使用；如果玻璃器皿用锡箔纸包装，在不打开包装的情况下可在2周内使用，否则须再次干烤除去可能存在的外源性内毒素。除干热灭菌法外，也可采用其他确证不干扰细菌内毒素检查的适宜方法去除外源性内毒素。若使用塑料器具，如微孔板和与微量加样器配套的洗头等，应选用标明无内毒素并对试验无干扰的器具。

2.供试品溶液的制备

某些供试品需进行复溶、稀释或在水性溶液中浸提制成供试品溶液。一般要求供试品溶液的pH在6.0～8.0的范围内。对于过酸、过碱或本身有缓冲能力的供试品，需调节被测溶液（或其稀释液）的pH，可使用酸、碱溶液或适宜的缓冲液调节pH。酸或碱溶液须用细菌内毒素检查用水，在已去除内毒素的容器中配制。缓冲液必须经过验证不含内毒素和干扰因子。

3.鲎试剂

应具有国家主管部门的批准文号。

4.细菌内毒素国家标准品或细菌内毒素工作标准品

除另有规定外，应使用由中国食品药品检定研究院统一发放的标准品。

5.细菌内毒素检查用水

应符合灭菌注射用水标准，系指内毒素含量小于0.015EU/mL（用于凝胶法）或0.005EU/mL（用于光度测定法），且对内毒素试验无干扰作用。

（四）凝胶法

1.鲎试剂灵敏度复核试验

鲎试剂灵敏度复核试验的目的不仅是考察鲎试剂的灵敏度是否准确，也是考查检验人员操作方法是否正确及试验条件是否符合规定。因此要求每个实验室在使用一批新的鲎试剂进行供试品干扰试验或供试品细菌内毒素检查前，必须进行鲎试剂灵敏度复核试验。

（1）细菌内毒素标准溶液的制备：取细菌内毒素国家标准品或工作标准品一支，轻弹瓶壁使粉末落入瓶底，然后用砂轮在瓶颈上部轻轻划过，75％乙醇棉球擦拭后启开，启开过程中应防止玻璃屑落入瓶内。按照供试品说明书，加入规定量的细菌内毒素，检查，用水溶解其内容物，用封口膜将瓶口封严，置旋涡混合器上混匀15分钟。然后进行稀释，制备成4个浓度的细菌内毒素标准溶液，即2λ、1λ、0.5λ、0.25λ（λ为所复核的鲎试剂的标示灵敏度），每稀释一步均应在旋涡混合器上混匀30秒（详细过程请参见供试品使用说明书）。若使用的为细菌内毒素国家标准品，可按其使用说明书将其稀释至规定浓度后分装、保存。若为细菌内毒素工作标准品，为一次性使用。

（2）待复核鲎试剂的准备：取规格为1支0.1mL的鲎试剂18支，轻弹瓶壁使粉末落入瓶底，用砂轮在瓶颈轻轻划过，75%乙醇棉球擦拭后启开备用，防止玻璃屑落入瓶内。每支加入0.1mL检查用水溶解，轻轻转动瓶壁，使内容物充分溶解，避免产生气泡。若待复核鲎试剂的规格不是1支0.1mL时，取若干支按其标示量加入检查用水复溶，充分溶解后将鲎试剂溶液混合在一起，然后分装到10mm×75mm凝集管中，1支0.1mL，要求至少分装18支管备用。

（3）加样：将已充分溶解的待复核鲎试剂18支（管）放在试管架上，排成5列，其中4列4支（管），1列2支（管）。4支（管）4列每列每支分别加入0.1mL2λ、1λ、0.5λ、0.25λ的内毒素标准溶液；另2支（管）加入0.1mL检查用水。将鲎试剂用封口膜封口，轻轻振动混匀，避免产生气泡，连同试管架放入（37±1）℃水浴或适宜恒温器中，试管架保持水平状态，保温（60±2）分钟。

（4）观察并记录结果：将试管架从水浴中轻轻取出，避免震动，将每管拿出缓缓倒转180°观察，若管内形成凝胶，且凝胶不变形，不从管壁滑脱者为阳性，记录为（＋）；未形成凝胶或形成的凝胶不坚实、变形并从管壁滑脱者为阴性，记录为（－）。保温和拿取试管过程应避免受到震动造成假阴性结果。

（5）实验结果计算：当细菌内毒素含量为2λ的4管均为阳性，含量为0.25λ的4管均为阴性，阴性对照为阴性时实验为有效，按下式计算反应终点浓度的几何平均值，即为鲎试剂灵敏度的测定值（λ$_c$）：

$$\lambda_c = \lg^{-1}\left(\sum X/n\right)$$

式中，X为反应终点浓度的对数值，反应终点浓度是指系列递减的内毒素标准溶液浓度中最后一个呈阳性结果的浓度；n为每个浓度的平行管数，按上所述，则$n=4$。

当λ_c在$0.5\lambda \sim 2\lambda$（包括0.5λ和2λ）时，判定该批鲎试剂灵敏度复核合格，方可用于干扰试验和细菌内毒素检查，并以λ（标示灵敏度）为该批鲎试剂的灵敏度。

2.干扰试验

干扰试验的目的是确定供试品在多大的稀释倍数或浓度下对内毒素和鲎试剂的反应不存在干扰作用，为能否使用细菌内毒素检查法提供依据。并且验证当供试品的配方和工艺有变化，鲎试剂来源改变或供试品阳性对照结果呈阴性时供试品是否存在干扰作用。

由于干扰试验检验的是在供试品存在的情况下，内毒素与鲎试剂的反应是否正常，与所使用鲎试剂的灵敏度无关，因此在干扰试验中原则上可使用任一灵敏度的鲎试剂。但建议使用较低灵敏度（如0.5EU/mL或0.25EU/mL）的鲎试剂，可尽量避免供试品所含的内毒素对干扰试验造成的阳性影响。

（1）干扰试验预试验：预试验的目的是初步确定供试品的最大不干扰浓度（当限值以EU/mg或EU/U表示）或最小不干扰稀释倍数（当限值以EU/mL表示），为正式干扰试验提供依据。

将内毒素检查阴性的供试品进行一系列倍数的稀释，但最大的稀释倍数不得超过MVD。（$MVD=cL/0.03$，0.03EU/mL为现今我国市售鲎试剂的最高灵敏度）。

使用鲎试剂对每一稀释倍数进行检验。每一稀释倍数下做2支供试品管和2支供试品阳性对照（即用该浓度的供试品稀释液将内毒素供试品制成2λ浓度）。另取2支加入细菌内毒素检查用水作为阴性对照，2支加入2λ浓度的内毒素标准溶液作为阳性对照。

供试品阳性对照溶液制备举例如下。制备稀释倍数为4的供试品阳性对照液方法：取0.3mL浓度为4.0λ EU/mL的内毒素标准液加0.3mL稀释倍数为2的供试品稀释液，制得0.6mL含2λ EU/mL内毒素标准液的稀释倍数为4的供试品稀释液。

保温（60±2）分钟后，观察并记录结果。

当阴性对照为阴性，阳性对照为阳性时，试验为有效。当系列浓度中出现供试品溶液2管为阴性，供试品阳性对照2管为阳性时，认为供试品在该浓度下不干扰试验，此稀释倍数即为最小不干扰稀释倍数，即可选择该稀释倍数进行正式干扰试验。当系列浓度中所有浓度的供试品管都不为阴性，或供试品阳性对照管不为阳性时，说明供试品对内毒素与鲎试剂的反应存在干扰，则应对供试品进行更大倍数稀释（不得超过$MVD=cL/0.03$），或通过其他适宜的方法（如过滤、中和、透析或加热处理等）排除干扰。为确保所选择的处理方法能有效地排除干扰且不会使内毒素失去活性，要使用预先添加了标准内毒素再经过处理的供试品溶液进行干扰试验。当供试品的内毒素限值单位为EU/mg或EU/U时，应将最小不干扰稀释倍数换算成最大不干扰浓度（即该稀释倍数下溶液的浓度），以mg/mL或U/mL表示。

（2）干扰试验：干扰试验目的是检验在某一浓度下的供试品对于鲎试剂与内毒素的反应有无干扰作用。

制备内毒素标准对照溶液：操作同鲎试剂灵敏度复核。

制备含内毒素的供试品溶液：将供试品稀释至预实验中确定的不干扰稀释倍数，再用此稀释液将配制内毒素标准对照溶液的同一支细菌内毒素标准品稀释成4个浓度即2λ、1λ、0.5λ、0.25λ的含内毒素的供试品溶液。

（3）实验结果计算：如两组最大浓度2λ均为阳性，最低浓度0.25λ均为阴性，两组阴性对照4管均为阴性时，按下式计算用检查用水制成的内毒素标准溶液的反应终点浓度的几何平均值（E_s）和用供试品溶液或其稀释液制成的内毒素溶液的反应终点浓度的几何平均值（E_t）。

$$E_s = \lg^{-1}\left(\sum X_s / 4\right)$$

$$E_t = \lg^{-1}\left(\sum X_t / 4\right)$$

式中，X_s、X_t分别为检查用水和供试品溶液或其稀释液制成的内毒素溶液的反应终点浓度的对数值（lg）。

（4）结果判断：当E_s在$0.5\lambda \sim 2.0\lambda$（包括$0.5\lambda$和$2.0\lambda$）时，且$E_t$在$0.5\sim2.0E_s$（包括$0.5E_s$和$2.0E_s$）时，则认为供试品在该浓度下不干扰试验，可在该浓度下对此供试品进行细菌内毒素检查。

当E_t不在$0.5\sim2.0E_s$（包括$0.5E_s$和$2.0E_s$）时，则认为供试品在该浓度下干扰试验。应使用适宜方法排除干扰，如对供试品进行更大倍数的稀释，是排除干扰因素的简单有效方法。建立新品种细菌内毒素检查方法时，每个厂家至少取3个批号（不包括亚批）的供试品，用2个以上鲎试剂生产厂家的鲎试剂进行干扰试验。

3.凝胶限度试验

在凝胶限度法细菌内毒素检查中，每批供试品必须做2支供试品管和2支供试品阳性对照，同时每次试验须做2支阳性对照和2支阴性对照。

（1）操作方法：首先计算MVD，根据MVD以检查用水将供试品进行稀释，作为供试品溶液，相邻浓度间稀释倍数不得大于10，最终稀释倍数不得超过MVD。制备含2λEU/mL内毒素的供试品溶液（操作同干扰试验），作为供试品阳性对照溶液。用检查用水将内毒素标准品稀释制成2λ浓度的内毒素标准溶液，作为阳性对照溶液。阴性对照液即细菌内毒素检查用水。

准备8支（管）1支0.1mL的鲎试剂（操作同鲎试剂灵敏度复核），溶解后，其中2支加入0.1mL供试品溶液（其稀释倍数不得超过MVD）作为供试品管；2支加入0.1mL供试品阳性对照溶液作为供试品阳性对照管；2支加入0.1mL阳性对照溶液作为阳性对照管；2支加入0.1mL检查用水作为阴性对照。将试管中溶液轻轻混匀后，用封口膜封闭管口，垂直放入（37±1）℃水浴或适宜恒温器中，保温（60±2）分钟。保温和取放试管过程应避免受到振动造成假阴性结果。

（2）结果判断：当阳性对照、供试品阳性对照都为阳性且阴性对照为阴性时，实验方为有效。若供试品2管均为阴性，认为该供试品符合规定；如供试品2管均为阳性，应认为不符合规定；如2管中1管为阳性，1管为阴性，按上述方法另取4支供试品管复试，4管中如有Ⅰ管为阳性，即认为不符合规定。若第一次实验时供试品的稀释倍数小于MVD而结果出现2管均为阳性或2管中Ⅰ管为阳性时，按同样方法重新进行实验，实验时要求将其稀释至MVD。

4.凝胶半定量试验

半定量试验是使用凝胶法估测供试品中内毒素含量的方法，系利用供试品系列与鲎试剂反应的终点浓度计算出供试品中内毒素的含量。

（1）操作方法：用检查用水将供试品溶液从已确定的不干扰浓度或稀释倍数下开始进行对倍稀释，制备成2、4、8等n个稀释倍数浓度，但最大稀释倍数不得超过所使用鲎试剂的MVD。n可根据实验设计不同确定。内毒素标准对照溶液的制备（操作同鲎试剂灵敏度复核）。阴性对照液即细菌内毒素检查用水。

准备12＋2n支（管）1支0.1mL或分装好的鲎试剂（操作同鲎试剂灵敏度复核），溶解后，将准备好的鲎试剂取其中10支（管）放在试管架上，排成5列，每列2支（管）。其中4列每列每支分别加入0.1mL的2λ、1λ、0.5λ、0.25λ的内毒素标准溶液，另一列2支（管）加入0.1mL检查用水作为阴性对照。将另外2n支（管）鲎试剂放在试管架上，排成n列，每列2支（管）。每列每支分别加入0.1mL浓度的供试品溶液。另2支（管）加入0.1mL供试品阳性对照溶液作为供试品阳性对照（PPC）。

将试管中溶液轻轻混匀后，用封口膜封闭管口，垂直放入（37±1）℃水浴或适宜恒温器中，保温（60±2）分钟。保温和取放试管过程应避免受到振动造成假阴性结果。

（2）实验结果计算：如内毒素标准系列最大浓度2λ均为阳性，最低浓度0.25λ均为阴性，阴性对照均为阴性，供试品阳性对照为阳性时，按下式计算内毒素标准溶液的反应终点浓度的几何平均值（λ_s）和供试品系列溶液反应终点浓度的几何平均值（c_E）。

$$\lambda_s = \lg^{-1}\left(\sum X_s / 2\right)$$

$$c_E = \lg^{-1}\left(\sum X_E / 2\right)$$

式中，X_s为内毒素溶液的反应终点浓度的对数值；X_E为供试品溶液的反应终点浓度的对数值。每个系列的反应终点浓度即每一系列稀释中呈阳性结果的最大稀释倍数D乘以鲎试剂标示灵敏度λ，所有平行管反应终点浓度的几何平均值即为供试品溶液的内毒素浓度。

（3）结果判断：当λ_s在0.5~2λ之间，试验方为有效。供试品的内毒素含量即为供试品系列反应终点浓度的几何平均值。如果试验检验的是供试品的稀释液，则计算原始溶液内毒素浓度时，要将结果乘上稀释倍数。如试验中供试品溶液的结果都为阴性，应记为内毒素浓度小于λ（如果检验的是稀释过的供试品，则记录为小于λ乘以该供试品的最低稀释倍数）。如果结果都为阳性，应记为内毒素的浓度大于或等于最大的稀释倍数乘以λ。若内毒素浓度小于规定的限值，判供试品符合规定。若内毒素浓度大于或等于规定的限值，判供试品不符合规定。

341

（五）光度测定法

光度测定法分为浊度法和显色基质法。浊度法分为终点浊度法和动态浊度法，显色基质法也分为终点显色法和动态显色法。针对不同的方法，应配置相应的测定仪器。在实验开始前，应根据仪器的说明和实验的设计设定反应时间、反应温度[一般为（37±1）℃]、检测波长等相关系数。供试品和鲎试剂的分装加样量、供试品和鲎试剂的比例以及保温时间等，需参照所用仪器和试剂的有关说明进行。

1.标准曲线的可靠性试验

当使用新批号的鲎试剂或试验条件发生了任何可能会影响检验结果的改变时，需进行标准曲线的可靠性试验。

（1）实验操作：用检查用水将标准内毒素溶解稀释，并制成至少3个浓度内毒素标准系列的稀释液（相邻浓度间稀释倍数不得大于10），如10、1、0.1EU/mL或0.5、0.25、0.125、0.062 5、0.03EU/mL，但最低浓度不得低于所用鲎试剂的标示检测限，稀释操作方法同凝胶法。每一浓度至少做3支平行管，并要求同时做2支阴性对照。根据所制备的标准曲线中浓度的个数来计算所需要的鲎试剂体积。

由于凝胶法鲎试剂和光度测定法鲎试剂在工艺上有所不同，因此在进行光度测定法检测时需使用专用鲎试剂而不能用凝胶法鲎试剂代替。光度测定法鲎试剂都为0.5mL以上装量，在溶解后需将所有鲎试剂混合在一起，备用。

将溶解后的鲎试剂按仪器要求的体积分装到仪器配置的反应容器中，如小试管或微孔板。再加入要求体积的标准内毒素溶液和阴性对照，轻轻混匀，避免产生气泡，然后将反应容器放入光度测定仪中进行反应。

（2）结果判断：当阴性对照的反应时间大于标准曲线最低浓度的反应时间，将全部数据进行线性回归分析。根据线性回归分析，标准曲线的相关系数（r）的绝对值应≥0.980，试验方为有效。否则须重新试验。

2.干扰试验

干扰试验的目的同凝胶法干扰试验。当鲎试剂、供试品的来源、配方、生产工艺改变或试验环境中发生了任何有可能影响试验结果的变化时，须重新进行干扰试验。

（1）实验操作：标准曲线的制备同标准曲线的可靠性试验。

用检查用水将供试品进行一系列的稀释，但不得超过MVD，作为供试品溶液。

选择标准曲线中点或一个靠近中点的内毒素浓度，设为λ$_m$，作为添加到供试品中的标准内毒素浓度，配成系列含标准内毒素的供试品溶液。

根据标准曲线及供试品浓度个数来计算所需要的鲎试剂体积。鲎试剂溶解后需混合在一起，备用。

标准曲线每个浓度不少于2支平行管，供试品每个浓度不少于2支平行管，同时供试品每个浓度的样品阳性对照也不少于2支平行管。并用检查用水做2支阴性对照。将鲎试剂按仪器要求的体积分装到仪器配置的反应容器中，再将标准内毒素溶液、供试品、供试品阳性对照和阴性对照也按要求的体积加入到反应容器中，轻轻混匀，避免产生气泡，然后将反应容器放入光度测定仪中进行反应。

（2）实验结果：计算当反应完毕后，仪器自动生成标准曲线并按所得线性回归方程，分别计算出供试品溶液和含标准内毒素的供试品溶液的内毒素含量c_t和c_s，按下式计算供试品每一浓度的回收率（R）。

$$R=(c_s-c_t)/\lambda_m \times 100\%$$

（3）结果判断：当阴性对照的反应时间大于标准曲线最低浓度的反应时间，标准曲线的相关系数（r）的绝对值≥0.980，试验有效。

当供试品的内毒素的回收率为50%～200%时，则认为在此浓度下供试品溶液不存在干扰作用。

当供试品系列的内毒素的回收率都不在指定的范围内，可重新制备最低浓度（λ）更低的标准曲线（但不得超过使用鲎试剂的最低检测限），从而提高MVD，将供试品进行更大倍数的稀释来排除干扰。或按"凝胶法干扰试验"中提及的其他适宜方法去除干扰因素，并要重复干扰试验来验证处理的有效性。

3.操作方法

（1）实验操作：标准曲线的制备操作同标准曲线的可靠性试验。

将供试品稀释至一个已证实无干扰作用的浓度，并同时制备该浓度下的供试品阳性对照溶液。

根据标准曲线浓度个数及供试品数量来计算所需要的鲎试剂体积。鲎试剂溶解后需混合在一起，备用。

标准曲线每个浓度不少于2支平行管，供试品不少于2支平行管，供试品阳性对照也不少于2支平行管。并用检查用水做2支阴性对照。

将鲎试剂按仪器要求的体积分装到仪器配置的反应容器中，再将标准内毒素溶液、供试品、供试品阳性对照和阴性对照也按要求的体积加入到反应容器中，轻轻混匀，避免产生气泡，然后将反应容器放入光度测定仪中进行反应。

（2）结果判断：当反应完毕后，使用标准曲线来计算供试品的每一个平行管的内毒素浓度。

试验必须符合以下3个条件方为有效。

①标准曲线的结果要符合"标准曲线的可靠性试验"中的要求。

②供试品该浓度下的内毒素回收率为50%～200%。

③阴性对照的反应时间大于标准曲线最低浓度的反应时间。

若供试品溶液所有平行管的平均内毒素浓度乘以稀释倍数后，小于规定的内毒素限值，判供试品符合规定。若大于或等于规定的内毒素限值，判供试品不符合规定。

第五节

抗生素微生物检定法

抗生素微生物检定法系在适宜条件下，根据量反应平行线原理设计，通过检测抗生素对微生物的抑制作用，计算抗生素活性（效价）的方法。

抗生素微生物检定包括两种方法，即管碟法和浊度法。

测定结果经计算所得的效价，如低于估计效价的90%或高于估计效价的110%时，应调整其估计效价，重新试验。

除另有规定外，本法的可信限率不得大于5%。

抗生素效价以"单位（U）"或"微克（μg）"表示。

一、管碟法

管碟法即琼脂扩散法，是利用抗生素在摊布特定试验菌的固体培养基内成球面形扩散，形成含一定浓度抗生素球形区，抑制了试验菌的繁殖而呈现出透明的抑菌圈。此法系根据抗生素在一定浓度范围内，对数剂量与抑菌圈直径（面积）呈直线关系而设计，通过检测抗生素对微生物的抑制作用，比较标准品与供试品产生抑菌圈的大小，计算出供试品的效价。

（一）仪器与用具

1.操作室

光线明亮，操作室应分为两部分，彼此分开，其中一部分为一般操作室，另一部分为半无菌操作室。半无菌操作室应设有紫外线灭菌灯，并附设空气净化（空气净化级别为100～10 000级）及空调设备，控制室温在20～25℃，达到无菌或半无菌状态。操作台应稳固，台面用玻璃板，并用水平仪调节至水平。注意操作，避免室内抗生素污染。

2.双碟

内径约90mm，高16～17mm硬质玻璃或塑料培养平皿，碟底厚薄均匀，水平透明，无色斑气泡。碟底平度检查，可将双碟放在水平台上，下垫一张白纸，碟内加水2～3mL，再滴加蓝墨水，观察蓝色深浅是否一致。用过的双碟经高压灭菌倒出培养基后，置清洗液中浸泡过夜，冲洗，沥干，至150～160℃干热灭菌2小时或高压121℃蒸气灭菌30分钟，备用。

3.陶瓦盖

内径约103mm，外径108mm，平坦，吸水性强，应定期清洗、干燥或干热灭菌。

4.钢管

内径（6.0±0.1）mm，高（10.0±0.1）mm；外径（8.0±0.1）mm或（7.8±0.1）mm，每套钢管重量差异不超过±0.05g，内外壁及两端面光洁平坦，管壁厚薄一致。每次使用后置1∶1000苯扎溴铵溶液内，浸泡2小时以上，灭菌后再洗涤，先用水洗涤，超声波超声30分钟或用蘸有去污粉的纱布条串擦内外壁，水冲洗，沥干，再用蒸馏水冲洗3次后，置带盖的容器内，在150～160℃干热灭菌2小时，备用。

5.钢管放置器

有6孔和4孔两种。放置于无菌或半无菌室的操作平台上，钢管下落时应垂直平稳、位置正确。双碟升降平稳。应保持清洁，防止抗生素污染。可定期用75%乙醇棉球擦拭落管筒及储管杯。置钢管的玻璃管应定期干烤灭菌。

6.恒温培养箱

以隔水式为宜，温度平稳，波动小。设置漂移温度为35～37℃或24～26℃，依各品种要求而定，箱内网状隔板上放置带孔的玻璃板并调整水平。

7.灭菌刻度吸管

用于吸取菌液及培养基。使用后应立即置5%苯酚或1：1000苯扎溴铵溶液中消毒后，再按玻璃容器的常规洗涤法洗涤。洗涤沥干后，在吸口处塞入脱脂棉（松动，透气），置适宜容器中，在120℃以上干热灭菌2小时或121℃蒸气灭菌30分钟，烘干备用。

8.玻璃容器

包括定量移液管、刻度吸管、容量瓶等，均应符合"常用玻璃量器国家计量检定规程"的规定。每次使用前用清洁液浸泡，水冲洗，并用蒸馏水或去离子水冲洗3次，沥干。

9.称量瓶

重量在10g以下。用毕，先用水冲洗、沥干，置清洁液浸泡2小时以上，然后分别用水、蒸馏水或去离子水冲洗3次，置洁净平皿中，在120℃干热灭菌3小时，待冷至60～70℃时，取出置于干燥器中备用。

10.滴管

用玻璃管拉制，管口光滑。使用前在清洁液浸泡，分别用水、蒸馏水或去离子水冲洗3次，置适宜容器中，在120℃干燥3小时后备用。

11.天平

分析天平，精密度0.1mg，经计量检定。

12.抑菌圈直径（面积）测量仪

应符合"抑菌圈测量仪检定规程"的规定。

13.游标卡尺

精度0.05mm，长度125mm。

14.超净工作台

有效工作面局部洁净度100级。用于试验菌的接种传代或菌悬液制备。超净工作台须置洁净工作室或半无菌室内。

（二）试液

1.灭菌缓冲液

制备缓冲液的试剂应为分析纯，配制后的缓冲液应澄明，分装于玻璃容器内，经121℃蒸气灭菌30分钟备用。

2.磷酸盐缓冲液（pH为5.6）

取磷酸二氢钾9.07g，加水使成1000mL，用1mol/L氢氧化钠溶液调节pH至5.6，滤过，在115℃灭菌30分钟。

3.磷酸盐缓冲液（pH为6.0）

取磷酸氢二钾2g与磷酸二氢钾8g，加水使成1000mL，滤过。

4.磷酸盐缓冲液（pH为7.0）

取磷酸氢二钠（$Na_2HPO_4 \cdot 12H_2O$）9.39g与磷酸二氢钾3.5g，加水使成1000mL，滤过。

5.磷酸盐缓冲液（pH为7.8）

取磷酸氢二钾5.59g与磷酸二氢钾0.41g，加水使成1000mL，滤过。

6.磷酸盐缓冲液（pH为10.5）

取磷酸氢二钾35g，加氢氧化钾液，加水使成1000mL，滤过。

（三）培养基

配制培养基的各成分原料质量对抑菌圈边缘清晰度及试验结果影响较大，因此应对原材料进行预试验，挑选适当的品牌使用。

制成的培养基不应有沉淀，如产生沉淀，可在配制培养基后，于115℃加热20分钟熔化，趁热用纸浆减压或适宜方法过滤，调整pH，分装灭菌备用。

《中国药典》2015年版四部通则1201中收载了13种不同处方的培养基及制备方法。目前，已有市售干燥培养基，使用方便。临用时按照使用说明进行配制，但应注意核对培养基的pH，必要时需调节pH，使其符合规定。另外，市售干燥培养基的质量也存在差异，注意选择合适的产品。

（四）试验菌

1.菌种的复苏

检定用标准菌种为冷冻干燥品，由中国食品药品检定研究院提供。

取冻干菌种管、灭菌1mL毛细滴管、双碟、镊子、营养肉汤培养基、营养琼脂斜面，移入接种室操作台或超净工作台。

将冻干菌种管外壁用碘酒（碘伏）擦拭消毒，稍干，用75%乙醇棉球擦净，放在灭菌双碟内，待干。点燃酒精灯，将菌种管的封口一端在火焰上烧灼红热，用灭菌毛细滴管吸取营养肉汤培养基，滴在上述灼热的菌种管封口端，使其骤冷炸裂。

取灭菌镊子，在酒精灯火焰上方，将炸裂的管口打开，放入灭菌双碟内，另取1支灭菌毛细滴管，在火焰旁吸取营养肉汤少许，加至菌种管底部，将冻干菌块搅动使其溶解，随即吸出管内菌液，分别接种至营养琼脂斜面及普通肉汤内，并将毛细滴管及菌种管投入消毒液内，将已接种的营养琼脂斜面置35～37℃培养22～24小时。

取出培养物，仔细观察菌苔形态、有无杂菌，涂片并进行革兰染色镜检，如呈典型菌落，则转种3代即可使用。菌落不典型时，可进行平板分离单菌落。

2.菌种的接种与保存

准备需用的培养基，培养基应新鲜制备，如斜面已无冷凝水者，不宜再使用。在标签上注明菌名及接种日期。从冷藏箱中取出菌种斜面后，应在室温放置约30分钟，待温度平衡后再移入接种室或超净工作台。

点燃酒精灯或煤气灯等，左手握住菌种斜面，将管口靠近火焰上方，右手拿接种棒后端，将接种环烧红约30秒，随后将接种棒金属部分在火焰上烧灼，往返通过3次。右手用环（无名）指、小指及掌部夹住管塞，左手将管口在火焰上旋转烧灼，右手再轻轻拔开管塞，将接种环伸入管内先在近壁的琼脂斜面上靠一下，稍冷却再移至菌苔上，刮取少量菌苔，随即取出接种棒，并将菌种管口移至火焰上方。塞上管塞，左手将菌种管放下，取营养琼脂斜面1支，照上述操作打开管塞，将接种环伸入管内至琼脂斜面的底部，由底向上，将接种环轻贴斜面的表面，曲折蛇形移动，使细菌接种在斜面的表面上。

取出接种环，在火焰上方将培养基管盖上塞子，然后将接种过细菌的接种环在火焰上烧灼灭菌。

将已接种的细菌管置35～37℃培养22～24小时，真菌管一般置24～25℃真菌培养箱内培养7天。培养后放入4℃冷藏箱内保存，一般1～3个月转种1次。

（五）菌悬液的制备

1.枯草芽孢杆菌［bacillus subtilis CMCC（B）63501］悬液

取枯草芽孢杆菌工作用菌种营养琼脂斜面培养物，加灭菌水1～2mL，将菌苔洗下，制成悬液，用吸管将此悬液接种至盛有营养琼脂培养基的扁培养瓶内，均匀摊布，在35～37℃培养7天。取菌苔少许涂片，革兰染色镜检，应有芽孢85％以上，用灭菌水10mL将芽孢洗下，制成芽孢悬液，合并至灭菌大试管内，在65℃水浴中加热30分钟将菌体杀死，待冷后，置4℃冷藏箱储藏，此菌液为浓菌液。取上述浓溶液，用灭菌水1：3稀释至灭菌试管中，冷藏箱保存备用。

2.短小芽孢杆菌［bacillus pumilus CMCC（B）63202］悬液

取短小芽孢杆菌工作用菌种营养琼脂斜面培养物，照枯草芽孢杆菌悬液项下的方法制备芽孢悬液。

3.金黄色葡萄球菌［staphylococus aureus CMCC（B）26003］悬液

取金黄色葡萄球菌工作用菌种营养琼脂斜面培养物，用接种环取菌苔少许接种至营养琼脂斜面上，在35～37℃培养22～24小时，临用时，用灭菌水将菌苔洗下，制成悬液。置4℃冷藏箱保存，可使用3天。

4.藤黄微球菌［mcrococcus luteus CMCC（B）28001］悬液

取藤黄微球菌工作用菌种营养琼脂斜面培养物，用1mL培养基将菌苔洗下，用吸管移至盛有营养琼脂培养基的扁培养瓶中，均匀摊布，将培养瓶倒置于培养箱中26～27℃培养24小时取出，用吸管吸取培养基Ⅲ或0.9％灭菌氯化钠溶液5mL至培养瓶中，将菌苔洗下，合并菌液至灭菌大试管中备用。置4℃冰箱中保存，可使用1～2个月。

5.大肠埃希菌［eschehchia coli CMCC（B）44103］悬液

取大肠埃希菌工作用菌种营养琼脂斜面培养物，照金黄色葡萄球菌悬液项下的方法制备菌悬液，供当日使用。

6.肺炎克雷伯菌［klebosiella pneumoniae CMCC（B）46117］悬液

取肺炎克雷伯菌工作用菌种营养琼脂斜面培养物，照金黄色葡萄球菌悬液项下的方法制备菌悬液，供当日使用。

7.啤酒酵母菌［saccharomyces cerevisiae ATCC9736］悬液

取啤酒酵母菌的Ⅴ号培养基琼脂斜面培养物，用接种环取菌苔少许接种于Ⅳ号培养基斜面上，在32～35℃培养24小时，用灭菌水将菌苔洗下，放至含有灭菌玻璃珠的试管中，振摇均匀，以当日使用为宜。

试验菌的菌龄对抑菌圈边缘清晰度有一定影响，应保持菌种新鲜。对易变异的菌株如藤黄微球菌等，宜在制备菌液前进行单菌落的分离，选择典型菌落以保持菌悬液中菌群的一致性，以使所得的抑菌圈边缘清晰、整齐。

（六）操作方法

1.称量

称量前先将供试品从冰箱中取出，使其温度与室温平衡。

供试品与标准品的称量应使用同一架天平：对于吸湿性较强的抗生素，应在称量前1～2小时更换天平内干燥剂。

供试品与标准品的称量尽量一次取样称取，不得将已取出的称取物倒回原容器内。供试品的称取量不得少于20mg，取样后，立即将盛有样品的称量瓶或适宜的容器用盖盖好，以免吸水。

称样量的计算公式为：

$$W = \frac{V \cdot c}{p}$$

式中，W为需称取供试品或供试品的重量（mg）；V为溶解供试品或供试品制成浓溶液时用容量瓶的体积（mL）；c为供试品或供试品浓溶液的浓度（U/mL或μg/mL）；p为供试品的纯度或供试品的估计效价（U/mg或μg/mg）。

2.稀释

稀释操作应遵照容量分析的操作规程进行。

用于溶解及稀释供试品的容量瓶和移液管等玻璃量器，应按"常用玻璃量器国家计量检定规程"进行标定，符合A级的要求。每步稀释，量取量不得少于

2mL，稀释步骤一般不超过3步。

量取供试品溶液尽量使用刻度移液管，正式量取前要用供试液流洗2~3次，吸取供试溶液后，用滤纸将外壁多余液体拭去，从起始刻度开始放溶液。

标准品溶液和供试品溶液应使用同一缓冲液（溶剂）稀释，以避免因pH或浓度不同而影响测定结果。稀释时，每次加液至接近容量瓶刻度前，稍放置片刻，待瓶壁的液体完全流下，再准确补加至刻度。

二剂量法的标准品溶液及供试品溶液高、低浓度之比为1：0.8。但所选用的浓度必须在剂量反应直线范围内。

3.双碟制备

双碟的制备应在半无菌室或洁净室内进行，并注意避免微生物及抗生素的污染。培养基应在水浴中或微波炉内熔化，避免直火加热。

（1）底层：用灭菌大口20mL吸管或其他灭菌分装器，吸取已熔化的培养基20mL注入双碟内，待凝固后更换干燥的陶瓦盖，放置于35~37℃培养箱中保温，使菌层易于摊布。

（2）菌层：取出试验用菌悬液，按预试好的加菌量二剂量法供试品溶液的高浓度所致的抑菌圈直径在18~22mm，三剂量法供试品溶液的中心浓度所致的抑菌圈直径在15~18mm，用灭菌吸管吸取悬液适量，加入已熔化并保温在水浴中（水浴温度：细菌为48~50℃，芽孢可至60℃）的培养基内，摇匀，作为菌层培养基用。取出加有底层培养基的双碟，用灭菌大口5mL、10mL吸管或其他适宜分装器，吸取菌层培养基5mL，加于底层培养基上，使其均匀摊布，用干燥陶瓦盖覆盖，放置20~30分钟，待凝固。

（3）放置钢管：用钢管放置器，将灭菌的钢管放入储管筒（杯）内，按说明书的要求操作，使钢管平稳地落在培养基上，注意使各钢管下落的高度基本一致。如无钢管放置器，可用眼科小镊子夹持钢管，轻轻地放置在培养基上，相应剂量的钢管对角均匀放置。钢管放妥后，应使双碟静置5~10分钟，钢管在琼脂上沉稳后，再开始滴加抗生素溶液。

4.滴加抗生素溶液

每批供试品取不少于6个双碟，滴加溶液用灭菌毛细滴管或微量加样器（调节加样量为200~300μl），在滴加之前须用溶液洗2~3次。

滴加供试品及供试品溶液顺序，因实验设计方法不同而异。二剂量法，在双碟的4个钢管中分别呈"Z"字形滴加标准品（S）及供试品（T）高（H）、低（L）两种浓度的溶液，即滴加溶液的顺序为SH→TH→TL→SL；三剂量法的6个钢管中间隔3个钢管中分别滴加标准品及供试品高（H）、中（M）、低（L）3种浓度溶液，并使相同浓度成对角，滴加顺序为SH→TH→SM→TM→SL→TL。

滴加溶液至钢管口平满，注意滴加溶液的间隔不可过长，否则因钢管内溶液的扩散时间不同会影响测定结果。

每份滴加的溶液为同一单位，但双碟数每次不超过5个，如果1份溶液滴加双碟数目多，可分次滴加。每种溶液各用1支毛细滴管。

滴加完毕，用陶瓦盖覆盖双碟，平稳置于双碟托盘内，双碟叠放不可超过3层，以免受热不均，影响抑菌圈大小。将双碟托盘水平平稳地移入培养箱中间位置，在35～37℃或该药品标准规定的温度下培养至所需时间。

5.抑菌圈测量

将培养好的双碟取出，拿掉陶瓦盖，将钢管倒入盛有1：1000苯扎溴铵溶液或其他消毒液内灭菌，换以玻璃盖；测量抑菌圈前，应检查抑菌圈是否圆整，如有破圈或圈不圆整，应舍弃该碟，切忌主观挑选双碟或抑菌圈，以免造成测定结果的偏倚。

测量抑菌圈可以使用抑菌圈测量仪，也可用游标卡尺；使用的抑菌圈测量仪应经过检定，并符合检定规程的要求，操作时应按仪器的操作规程进行；使用游标卡尺测量时，眼睛视线应与读数刻度垂直，用卡尺的尖端与抑菌圈直径的切点成垂直方向测量。

（七）记录与计算

1.记录

试验记录应包括抗生素药品名称、规格、批号、生产厂家、检查编号、检查依据、检验日期、温度、相对湿度、供试品名称、供试品批号、供试品来源及供试品标示含量、试验菌名称及菌悬液浓度、培养基名称、来源及批号、缓冲液名称及pH、供试品估计效价、抑菌圈测量仪型号及编号、标准品与供试品的称量、稀释步骤、试验人与校核人、抑菌圈测量及数据处理结果。当用游标卡尺测量抑菌圈直径时，应将测得数据按相应剂量浓度以列表形式记录。用测量仪测量抑菌圈面积或直径时，应将仪器的测量、数据处理、统计分析及计算结果打印后贴附于记录页上。

2.计算

（1）二剂量法效价计算公式为：

$$P = \lg^{-1}\left[\frac{T_2 + T_1 - S_2 - S_1}{T_2 + S_2 - T_1 - S_1} \times I\right] \times 100\%$$

式中，P为供试品效价（相当于标示量或估计效价的百分数）；S_1为标准品低浓度溶液所致抑菌圈直径（或面积）的总和；S_2为标准品高浓度溶液所致抑菌圈直径（或面积）的总和；T_1为供试品低浓度溶液所致抑菌圈直径（或面积）的总和；T_2为供试品高浓度溶液所致抑菌圈直径（或面积）的总和；I为高、低剂量之比的对数值，2∶1时，$I = 0.301$，4∶1时，$I = 0.602$。

（2）三剂量法效价计算公式为：

$$P = \lg^{-1}\left[\frac{0.1292(T_3 + T_2 + T_1 - S_3 - S_2 - S_1)}{S_3 + T_3 - S_1 - T_1} \times I\right] \times 100\%$$

式中，S_1为标准品低浓度溶液所致抑菌圈直径（或面积）的总和；S_2为标准品中间浓度溶液所致抑菌圈直径（或面积）的总和；S_3为标准品高浓度溶液所致抑菌圈直径（或面积）的总和；T_1为供试品低浓度溶液所致抑菌圈直径（或面积）的总和；T_2为供试品中间浓度溶液所致抑菌圈直径（或面积）的总和；T_3为供试品高浓度溶液所致抑菌圈直径（或面积）的总和；I为高、低浓度剂量之比的对数值，1∶0.8时，$I = 0.0969$。

（八）结果判定

1.可靠性测验

管碟法系根据量反应平行线原理而设计，并要求在试验所用的剂量（浓度）范围内，对数剂量（浓度）与反应呈直线关系。可靠性测验即通过对剂量间变异的分析，以测验供试品和供试品的对数剂量与反应的关系是否显著偏离平行直线。二剂量法的剂量间变异分析为供试品间、回归和偏离平行3项；三剂量法还需再分析二次曲线和反向二次曲线，如用游标卡尺测量抑菌圈直径，可用二剂量法和三剂量法的专用数据处理软件对测量数据进行统计学处理和结果计算。用抑菌圈测量仪测量抑菌圈时，测量与统计学处理一次完成，统计学分析按药典附录的生物检定统计法进行F的显著性测验。二剂量法要求直线回归和剂量间要非常显著（$P<0.01$），偏离平行不应显著（$P>0.05$）；三剂量法除二剂量法的上述规定外，尚需考察二次曲线和反向二次曲线，且两者均应不显著（$P>0.05$），符合以上各项规定后，才能认为试验结果可靠，方可进行效价和可信限率计算。

2.可信限率

考核试验的精密度。除药典各论另有规定外，管碟法的可信限率不得超过5%。

上述各项都能符合者，试验结果成立。

试验计算所得效价低于估计效价的90%或高于估计效价的110%，则检验结果仅作为初试，应调整供试品估计效价，予以重试。

原料药效价测定一般需做双份样品平行试验，以便核对。对于检验结果不符合规定的样品，应有可靠性测验及可信限率均符合规定，且测定结果在估计效价（原料药）或标示量（制剂）±10%范围内的至少2个效价测定结果，必要时应请其他检验人员复核，才能发出检验报告。效价测定结果的有效数字按药典规定及数字的原则取舍。

（九）操作要点

1.抗生素原料药

不含辅料的药物制剂原料，一般其效价以纯度（U/mg或μg/mg）表示。检验时，可参考该品种的药品标准纯度限度规定或厂方提供的纯度估计效价，取样试验，如估计效价与实际效价相差较远时，即测定所得效价超出估计效价的±10%时，则重新估计效价，再做准确测定。

原料药一般皆以干燥品或无水物折算效价，须先测其含水或未折干效价，再根据供试品的水分或干燥失重测定结果折算成无水物或干燥品的效价。

$$干燥品或无水物效价(U/mg) = \frac{湿品(或未折干品)效价(U/mg)}{1-供试品干燥失重或水分\%}$$

2.抗生素制剂

（1）注射用无菌粉末：指注射用无菌粉末或冻干品用西林瓶橡胶塞铝盖封

装或溶封在安瓿内，一般测定其纯度（U/mg或pg/mg）或整瓶效价。

取装量差异项下的内容物，称取适量（50mg以上，根据标示量及平均装量折算估计效价，并按估计效价及量瓶体积计算取样量），置量瓶中，加标准中规定的溶剂溶解，稀释，测定，计算出1mg的效价单位数，再根据平均装量及标示量计算平均每瓶的百分含量。

（2）注射液：即抗生素的灭菌水溶液，标示量一般按每毫升含效价单位计。效价测定时，量取平均装量项下的内容物或5～10支的内容物，混匀，用干燥的刻度吸管吸取一定量的供试品，将吸管外壁用滤纸拭净，再弃去多余的溶液，使供试品至吸管刻度，沿量瓶颈部内壁缓缓流放入已盛有一定量溶剂（以免抗生素结晶析出）的量瓶内，混匀，继续加溶剂至刻度，摇匀，再量取适量稀释至规定的浓度。

（3）片剂：包括素片、薄膜衣片、糖衣片及肠溶片。

①素片、薄膜衣片：称取20片的总量，求出平均片重，研细混匀后，精密称取适量（约相当于1片的重量或根据标示量按平均片重及所用容量瓶体积折算取样量），置容量瓶中，用标准中规定的溶剂溶解，并稀释至刻度，摇匀，再量取适量稀释至规定浓度。

注意点：研磨时应注意环境干燥，可在干燥操作柜内操作，研磨要迅速，避免吸湿，因片剂内含辅料较多，辅料可能漂浮于溶液表面，稀释时量取供试品溶液应读取辅料下层的溶液切面；如沉淀较多，须待其下沉后再量取上层液；有些辅料吸附抗生素，应加以注意。为节约供试品，可与重量差异检查结果进行。

②糖衣片、肠溶片：取标准中规定的片数，置于乳钵中，研细，分次加入规定的溶剂，研磨使其溶解，将研磨液转移至瓶口放有小漏斗的量瓶中，量瓶体积根据供试品标示量、所取片数及抗生素储备液浓度（一般为1000U/mL）选定，用规定溶剂稀释至刻度，摇匀，静置，使辅料下沉而抗生素已溶解在溶液内，精密吸取容量瓶中的上层液适量，进一步稀释。个别品种标准如同时收载了糖衣片和薄膜衣片，可能规定薄膜衣片也取整片制备供试品溶液。

（4）胶囊剂：取装量差异项下的内容物，混合均匀，研细，根据平均装量，精密称取约相当于1粒胶囊的量或按标示量、容量瓶体积及抗生素储备液浓度等计算的取样量，置于容量瓶中，加规定的溶剂溶解并稀释至刻度，摇匀，如供试品含有较多的辅料，则照片剂项下的方法进行。

（5）颗粒剂、干混悬剂：取装量差异项下的内容物，混匀，根据平均装量，精密称取约相当于1袋（包）的量或按标示量、容量瓶体积及抗生素储备液浓度等计算的取样量，置于容量瓶中，加规定的溶剂溶解并稀释至刻度，摇匀。量取适量稀释制成供试品溶液。测得效价后，再根据装量差异项下的平均装量，计算出平均每袋（包）的效价，根据标示量即可算出含量。

（6）软膏剂、眼膏剂：擦净软膏剂或眼膏剂软管的外壁，切开封口，置于干燥器内约1小时，取干燥的洁净分液漏斗，戴手套操作，将膏剂软管连同内容物在天平上称重，取出，将内容物挤入分液漏斗，重量约2g，再称取膏剂软管的重量，按减重法以前后称量之差计算分液漏斗内膏剂供试品的量，以不含过氧化物的乙醚或石油醚等做溶剂溶解基质，但基质中抗生素则应不溶于或几乎不溶于该有机溶剂中，以避免提取过程中抗生素的损失。按标准中的规定加提取溶剂至分液漏斗中，振摇，使基质溶解，用规定的缓冲溶液提取抗生素至水相中，用缓冲溶液提取3次，合并3次的提取液，置容量瓶中，加缓冲溶液至刻度，摇匀，量取适量稀释至规定的浓度，滴加双碟，培养，测量抑菌圈，数据处理，可靠性测验及可信限率判断，计算效价。

二、浊度法

浊度法是将一定量的抗生素加至接种有试验菌的液体培养基内，混匀后，经培养，测量培养基浊度。此法系根据抗生素在一定的浓度范围内，其浓度或浓度的数学转换值与试验菌生长产生的浊度（浊度与细菌群体质量及细菌细胞容积的增加之间存在直接关系）之间存在线性关系而设计，通过测定培养后细菌浊度值的大小，比较标准品与供试品对试验菌生长抑制的程度，计算出供试品的效价。

（一）仪器与用具

1.操作室

要求同管碟法。

2.分光光度计

应有数字显示功能和自动记录装置，数显精度应在小数点后3位。

3.玻璃大试管

20.5mm×2.5mm或适宜的试管，应大小一致，厚薄均匀，玻璃质地相同，使用同一品牌和批号。使用过的试管经灭菌后，将培养基倾出，用水清洗，沥干，再用硫酸–重铬酸钾洗液浸泡，清水冲洗干净后，晾干，在160℃干烤2～3小时灭菌，保持洁净，备用。注意避免污染毛点、纤维等，以免干扰测定结果。

4.移液管

10mL或20mL刻度容量，管口需磨粗（大），以便快速分装培养基。

5.恒温水浴箱

工作体积600mm×300mm×150mm（长×宽×高）。电热恒温水浴。

6.电动搅拌器

将2台电动搅拌器的桨叶置于恒温水浴的大试管随机分组培养方列的两侧，于水中搅动，以使水温均匀。本身带有搅拌或循环水系统的恒温水浴箱可不再配备电动搅拌器。

7.分光光度计用吸收池

方形玻璃吸收池或石英吸收池，透光面1cm，用硝酸–硫酸混合液（取浓硫酸95mL，加浓硝酸3～5mL，混匀）浸泡1～48小时（浸泡时间视是否能去除附着污物而定），先后用水、去离子水（蒸馏水）冲洗干净，晾干，备用。如仍不能除去附着污物，可用1%～2%硝酸钠的浓硫酸溶液浸泡后，再经水洗涤。

8.其他

分析天平、称量瓶、容量瓶、25mL及50mL滴定管、秒表、滤纸及镜头纸等。

9.试管

除同管碟法的要求外，比池法用的缓冲液应澄清无色，缓冲液配制后用垂熔玻璃漏斗滤过，除去沉淀等不溶物，使溶液澄清。使用前灭菌。

10.培养基

除同管碟法的要求外，浊度法使用的培养基应澄清，颜色以尽量浅为佳，培养后培养基本身不得出现浑浊。培养基经灭菌后不得发生沉淀。根据这一原则，通过对培养基原材料的预试，挑选合适品牌厂家的产品使用。目前，已有一些种类的市售干燥培养基，如营养琼脂培养基、改良马丁培养基等。

11.试验用菌液

（1）金黄色葡萄球菌悬液：取金黄色葡萄球菌［CMCC（B）26003］的营养琼脂斜面培养物，接种于营养琼脂斜面培养基上，在35～37℃培养20～22小时。临用时，用灭菌水或0.9%灭菌氯化钠溶液将菌苔洗下，备用。

（2）大肠埃希菌悬液：取大肠埃希菌［CMCC（B）44103］的营养琼脂斜面培养物，接种于营养琼脂斜面培养基上，在35～37℃培养20～22小时。临用时，用灭菌水将菌苔洗下，备用。

（3）白念珠菌悬液：取白念珠菌［CMCC（F）98001］的改良马丁琼脂斜面的新鲜培养物，接种于10mL培养基中，在35～37℃培养8小时，再用培养基稀释至适宜浓度，备用。

（二）操作方法

1.称量

要求同管碟法。

2.稀释

标准品与供试品溶液的稀释应使用经标定的容量瓶，每步稀释的量以不少于2mL为宜，稀释步骤一般不超过3步。

3.标准曲线法

（1）标准品溶液：按《中国药典》该品种含量测定项下的要求，制成一定浓度的标准品储备液。在该品种项下规定的剂量反应线性范围内，以线性浓度范围的中间值作为中间浓度，标准品溶液选择5个剂量，剂量间的比例应适宜（通常为1∶1.25或更小）。

（2）供试品溶液：根据估计效价或标示量，取供试品按标准品溶液的制备方法，选择中间浓度，不少于3个试管。

（3）含试验菌液体培养基的制备：临用前，取规定的试验菌悬液适量（35～37℃培养3～4小时后测定的吸光度为0.3～0.7），加入到各液体培养基管中，混合均匀，使在试验条件下能得到满意的剂量-反应关系和适宜的测定浊度（吸光度）。含试验菌液体培养基在配制后应立即使用，必要时可适当冷却，以防止试验菌在培养前生长。

（4）线性试验：取适宜的大小厚度均匀的已灭菌试管，在各个试管内分别精密加入各个浓度的标准品和供试品溶液各1.0mL，再精密加入含试验菌的液体培养基9.0mL，立即混匀，按随机区组分配将各个试验管放置于恒温水浴内，在规定的条件下培养（通常约4小时）至适宜测量的浊度值（吸光度值）。各浓度不少于4个试管。

4.平行线测定法（二剂量法和三剂量法）

（1）标准品溶液：按《中国药典》该品种含量测定项下的要求，制成一定浓度的标准品储备液。在该品种项下规定的剂量反应线性范围内，选择2个或3个剂量，剂量间的比例应适宜（二剂量通常为2∶1或4∶1，三剂量通常为1∶0.8）。

（2）供试品溶液：根据估计效价或标示量，取供试品按标准溶液的制备方法，选择2个或3个剂量。

（3）含试验菌液体培养基的制备：同标准曲线法3。

（4）标准品及供试品测定：取适宜的大小厚度均匀的已灭菌试管，在各个试管内分别精密加入2个或3个浓度的标准品和供试品溶液各1.0mL，再精密加入含试验菌的液体培养基9.0mL，立即混匀，按随机区组分配将各管在规定条件下培养至适宜测量的浊度值（通常约为4小时）。各浓度不少于4个试管。

5.空白试验

另取2支试管各加入药品稀释剂1.0mL，再分别加入含试验菌的液体培养基9.0mL，其中在一支试管中立即加入12％甲醛溶液0.5mL，混匀，作为空白对照，另一支试管同法培养作为试验菌生长对照。

6.吸光度的测量

在线测定各试管的吸光度，或取出试管立即加入12％甲醛溶液0.5mL以终止微生物的生长，在530nm或580nm波长处测定各管的吸光度。

7.培养时间

观察试验菌的生长曲线，测定时间应处在试验菌的对数生长期内，且测定的吸光度为0.3~0.7。另外，还可考虑吸光度–供试品浓度（对数值）的反应曲线，如较平坦，可考察选择不同的培养时间，如反应曲线斜率增加，则可增高实验的灵敏度。一般培养时间为3~4小时。测定效价时，选择一个培养时间点的吸光度即可。

（三）记录与计算

1.试验记录

要求与管碟法相同。

2.标准曲线法

（1）效价计算：按下式计算的标准曲线的斜率b和截距a，从而得到相应的标准曲线线性方程。

$$斜率(b) = \frac{\sum(x-\bar{x})\sum(y-\bar{y})}{\sum(x-\bar{x})^2}$$

$$截距(a) = \bar{y} - b\bar{x}$$

标准曲线线性方程 $Y = bX + a$

式中，x为抗生素供试品溶液的浓度或浓度的数学转换值；$\bar{x}$为抗生素供试品溶液的浓度或浓度的数学转换值的平均值；y为各供试品溶液的吸光度；$\bar{y}$为供试品溶液吸光度的平均值。

计算各浓度试管供试品溶液吸光度的平均值，自标准曲线上或按标准曲线的线性方程，求得抗生素的量，再乘以供试品溶液的稀释度，即得供试品中抗生素的效价含量。

（2）回归系数的显著性检查：判断回归得到的方程是否成立，即x、y是否存在着回归关系，可采用t检验。x、y应具有直线回归关系。

（3）可信限率：考核试验的精密度，除药典各论另有规定外，本法的可信限率不得超过5%。

上述各项规定都能符合者，试验结果方成立。

3.平行线测定法

（1）效价计算。

①二剂量法效价计算公式：

$$P = \lg^{-1}\left[\frac{T_2 + T_1 - S_2 - S_1}{T_2 + S_2 - T_1 - S_1} \times I\right] \times 100\%$$

式中，P为供试品效价（相当于标示量或估计效价的百分数）；S_1为标准品低浓度溶液所致吸光度的总和；S_2为标准品高浓度溶液所致吸光度的总和；T_1为供试品低浓度溶液所致吸光度的总和；T_2为供试品高浓度溶液所致吸光度的总和；I为高、低剂量之比的对数值，2：1时，$I = 0.301$，4：1时，$I = 0.602$。

②三剂量法效价计算公式：

$$P = \lg^{-1}\left[\frac{0.1292(T_3 + T_2 + T_1 - S_3 - S_2 - S_1)}{S_3 + T_3 - S_1 - T_1} \times I\right] \times 100\%$$

式中，S_1为标准品低浓度所致吸光度的总和；S_2为标准品中间浓度所致吸光度的总和；S_3为标准品高浓度所致吸光度的总和；T_1为供试品低浓度所致吸光度的总和；T_2为供试品中间浓度所致吸光度的总和；T_3为供试品高浓度所致吸光度的总和；I为高、低浓度剂量之比的对数值，$1:08$时，$I = 0.0969$。

（2）可靠性测验：计算方法及要求同管碟法二剂量和三剂量法。即二剂量法，回归、剂量间$P < 0.01$，偏离平行$P > 0.05$。三剂量法，除符合二剂量法的要求外，二次曲线、反向二次曲线$P > 0.05$。

（3）可信限率：其可信限率除另有规定外，应不大于5%。

上述各项规定都能符合者，试验结果方成立。

实验计算所得效价低于估计效价的90%或高于估计效价的110%，则检验结果仅作为初试，应调整供试品估计效价，予以重试。

原料药效价测定一般需做双份样品平行试验，以便核对。对于检验结果不符合规定的样品，应有可靠性测验及可信限率均符合规定，且测定结果在估计效价（原料药）或标示量（制剂）±10%范围内的至少2个效价测定结果，必要时应请其他检验人员复核，才能发出检验报告。

效价测定结果的有效数字按药典规定及数字修约的原则取舍。

第十三章

药品检验技术
——显微鉴别法

显微鉴别法系指用显微镜对药材（饮片）的切片、粉末、解离组织或表面制片及含饮片粉末的制剂中饮片的组织、细胞或内含物等特征进行鉴别的一种方法。此法适用于：

第一，药材或饮片性状鉴别特征不明显或外形相似而组织构造不同。

第二，药材或饮片呈粉末状或已破碎，不易辨认或区分。

第三，凡含饮片粉末的制剂。

第四，用显微化学方法确定药材或饮片中有效成分在组织中的分布状况及其特征。

第一节

显微鉴别仪器

显微鉴别需要借助显微镜才能对药材或饮片内部的显微形态特征进行观察、测量和描述，从而进行鉴别。因此，必须掌握显微镜的基本构造、光学原理、性能和使用方法。只有熟练地使用仪器，才能做好显微鉴别工作。

有关显微镜的构造、光学原理可参阅有关专著学习了解。现就生物光学显微镜的正确使用和注意事项进行重点介绍。

一、生物光学显微镜的正确使用

（一）取用显微镜

应右手持镜臂，左手托住镜座，取出后放在实验台的左侧，并用软布擦净机械部分的灰尘。

（二）安装光学系统

宜先插入目镜，再旋动调焦装置升高镜筒到适当距离；然后把物镜按顺时针方向从低倍到高倍依次装在转换器上，转动转换器时，手应捏住旋转碟部分，不能用手去推动物镜铜管，以免引起光轴偏斜；最后装上聚光镜，并用螺钉固定。

（三）对光

在用低倍物镜观察时，转动反光镜采光，聚光后，视野中常会显示出窗外景物，如窗框或照明灯等，这时可将聚光镜卸去或旋出光轴以外，以避免对观察的干扰。观察时两眼同时睁开，左眼对准目镜观察，至整个视野中获得均匀而明亮的光线时为止。使用高倍物镜时，应将聚光镜上升到顶端，而使用低倍物镜时，聚光镜应相应地下降。

（四）放置样品

将制备好的显微装片放于载物台上夹持好，并把需观察的部分置于通光孔中央。在每次放置或取下时，应适当升高镜筒，以防操作时碰击物镜。

（五）调焦和观察

调焦就是调节样品与物镜之间的距离，使能见到清晰的物像。调焦时，先转动粗调焦钮，使镜筒缓缓下降，同时必须在侧面细心观察，等物镜接近装片时为止（严防物镜冲击装片），然后再从目镜中观察，并徐徐转动粗调焦钮，使镜筒上升，待视野中能看到物像时为止。接着，再旋动微调焦钮调节至物像清晰。同时，还可以调节照明灯光线和聚光镜高低，使光线强弱适中，便于观察。

微调焦钮有固定的调节范围，有的显微镜刻有标志其位置和规定移动范围的横线，如发现标记已靠近停止线时，应倒旋，使退至中央位置，然后用粗调焦钮调节后，再用微调焦钮作精密调焦。

观察样品时，先在低倍镜下全面了解样品的概况后，再对目标部分进行详细观察。这时先把目标部分移向视野中心，并转换高倍物镜，适当调节焦距和光线后，即能见到清晰物像，必要时可换用不同放大率的目镜。目镜的更换不会影响调焦，只是放大率越高，视野就越狭窄，光度越暗，焦点深度越浅。进行观察时可一只手操纵装片移动，另一只手来回旋动微调焦钮，以便能观察到样品的全层。

显微镜使用完毕后，须将物镜镜头移开，降下镜筒，加罩或入箱、入橱存放。较长时间不用的显微镜，应把光学部件取下置于干燥器中储存。

二、注意事项

第一，显微镜是一种精密仪器，在实验和储存场所要尽量避免潮湿和灰尘。严禁腐蚀性化学药品，或其蒸气直接接触显微镜；严禁在直射阳光下曝晒，以免金属和镜片因受热后膨胀率不同而脱离，或复合镜片受热不匀而脱胶；并要防止剧烈振动，以防光学部件因振动而脱落。

第二，显微镜的光学部分是成像的主要部件，镜面应保持干净光洁，不能用手触摸或粗布擦拭。如有灰尘沾污，可先用吸耳球吹去灰尘，再用擦镜纸沿同一方向轻缓地擦拭，必要时可用无水乙醇–乙醚（3∶7）湿润擦镜纸后按上法擦拭，无水乙醇–乙醚用量要少，且不宜久拭，以免溶解树脂和油漆。

第三，尘土和霉点不仅妨碍显微镜观察，而且会损坏透镜，故显微镜不宜在灰尘、潮湿下装卸。装妥后，不应随便拆卸。目镜应经常放在镜筒口上，转换器上的物镜孔要全部接满物镜，防止灰尘进入。存放的房间宜光线充足、干燥、无尘。

第四，显微镜机械部分是成像调节的重要部件，必须保持润滑灵活，若发现运转不灵或其他问题时绝不能强行扭动，必须究其原因，谨慎处理。

第二节
显微鉴别的操作方法与步骤

显微鉴别时，应选择具有代表性的样品，根据各品种鉴别项下的定制片。制剂根据不同剂型适当处理后制片。

一、药材或饮片显微制片

进行显微鉴别时，检验人员必须具有植物（动物）解剖学的基本知识，掌握制片的基本技术。显微鉴别的方法，因样品性质不同，样品处理及操作方法也不同。根据药品检验工作实际，对下述常用的方法进行介绍。

（一）横切片或纵切片制片

1.药材的预处理

先将药材表面泥沙刷洗干净，将观察的部位切成适当大小的块或段，一般以宽1cm，长3cm为宜，切面削平整。质地软硬适中的药材可直接进行切片；质地坚硬的则须先使其软化后再切片。软化时，可放在吸湿器（即玻璃干燥器底部盛蒸馏水并滴数滴苯酚防霉，上部瓷板上放置药材样品吸湿）中闷润，或在水中浸软或煮软。有些根、根茎、茎及木类药材，质地虽坚实，可将削平的切面浸水中片刻，表面润湿时取出，直接切片也能切成较完整的薄片。过于软的材料，可将其浸入70%～95%乙醇中，约20分钟后可变硬些，即可进行切片。对于细小、柔软而薄的药材，如种子或叶片，不便直接手持切片，种子类可放在软木塞或橡皮片中（一侧切一窄缝，将种子嵌入其中），叶类药材可用质地松软的通草或向日葵的茎髓作夹持物进行切片。

药材在预处理时，应注意不能影响要观察的显微鉴别特征。如要观察菊糖、黏液等在软化、切片、装片等过程中，均不可与水接触，以免溶解消失；观察挥发油、树脂等则不可与高浓度乙醇或其他有机溶媒接触。

2.切片与装片

（1）徒手切片：此法制成的切片可保持其细胞内含物的固有形态，便于进行各种显微化学反应观察。

①切片右手持刀片，左手拇指和示指夹持药材，中指托着药材的底部，使药材略高出示、拇二指，肘关节应固定，使材料的切面保持水平，刀口向内并使刀刃自左前方向右后方切削，即可切得薄片。操作时，材料的切面和刀刃须经常加水或50%乙醇保持湿润，防止切片粘在刀片上。切好的切片用毛笔蘸水轻轻从刀片上推入盛有水或50%乙醇的培养皿中。

②装片：选取薄而平整的切片置载玻片上，根据所要观察的内容要求，滴加适宜的试液1～2滴，盖好盖玻片，即可在显微镜下观察。如加水合氯醛试液透化，将切片移至载玻片上，滴加1～2滴水合氯醛试液，在酒精灯上微微加热，至边缘起小泡即停止加热，继续补充试液再加热，以不烧干为度，直至透化完全为止。加热温度不能过高，以防止水合氯醛试液沸腾，使组织内带入气泡；加热时，应将载玻片不断移动，不宜对准一处加热，以免载玻片受热不匀而炸裂。透化后放冷，加甘油乙醇试液1～2滴后加封盖玻片，贴上标签。冬日室温较低时，透化后不待放冷即滴加甘油乙醇液，以防水合氯醛结晶析出而妨碍观察。水合氯醛试液有洁净透明作用，并能使已收缩的细胞膨胀，能清楚观察组织构造、可溶解淀粉粒、蛋白质、叶绿体、树脂、挥发油等，对草酸钙结晶无作用，为观察草酸钙结晶的良好试剂。如需观察菊糖等多糖物质则加水合氯醛试液不加热。

（2）滑走切片机切片：此法适用于切质地坚实、形状较大的材料，柔软的材料经冷冻处理亦可切得较薄的切片。

①材料制备：经软化处理的材料，检查软化是否合适，可用刀片切割材料，若较容易切下薄片，则表示软化适宜。柔软的材料可直接用胡萝卜或土豆、软木做夹持物。新鲜材料则直接浸入石蜡中，使材料外面包上一层石蜡。

②切片机调试及材料安装：切片前，先安置好切片机使稳固，进行调试检查。将切片刀夹持在夹刀器上夹紧，调整刀的角度（0°～15°）；调整厚度调节器到所需厚度。把制备好的材料用两块软木夹住或直接放在切片机的材料固定器上夹紧、夹正，使材料露出软木块或固定器上端约0.5cm，调整好材料高度，使刀刃靠近材料的切面，使材料切面与刀刃平行并略高于刀刃0.5～1.0mm。

③切片：用右手握夹刀器柄，往操作者方向迅速拉动，便切下切片，且附着于刀的表面上，用毛笔蘸水，把切片取下放于盛水的培养皿中。将刀推回原处，转动厚度推进器，用毛笔蘸水润湿材料切面及刀刃，再拉切片刀，往返推拉，可得到许多厚度均匀完整的切片。若切片不成功，应检查切片刀是否太钝，若太钝则应磨刀或换锋锐的切片刀，若切得太薄而破碎，则逐渐增加厚度至能切得完整的薄片为度。

注意：夹持在材料固定器上的材料切面接近于固定器上端时，必须注意防止切片刀刀刃碰撞固定器而损毁切片刀。

④装片：为防止切片弯卷，可选取理想的切片，用两张载玻片夹住，浸于水中放置4小时，使材料压平，放入95%乙醇中固定，甘油装片观察。

（二）粉末制片

1.粉末制备

药材要先干燥，磨或锉成细粉，装瓶，贴上标签。粉末制备时，应注意取样的代表性，注意各部位的全面性。例如：根要切取根头、根中段及根尾等部位，必须全部磨成粉，不得丢弃渣头。并须通过4号筛，混合均匀。干燥时，一般温度不能超过60℃，避免经受高温，使淀粉粒糊化，难以观察。

2.制片

用解剖针挑取粉末少许，置载玻片中央偏右的位置，加适宜的试液1滴，用针搅匀（如为酸或碱时，应用细玻棒代替针），待液体渗入粉末时，用左手示指与拇指夹持盖玻片的边缘，使其左侧与药液层左侧接触，再用右手持小镊子或解剖针托住盖玻片的右侧，轻轻下放，则液体逐渐扩延充满盖玻片下方。如液体未充满盖玻片，应从空隙边缘处滴加液体，以防产生气泡；若液体过多，用滤纸片吸去溢出的液体，最后在载玻片的左端贴上检品标签或书写上标记。

3.注意事项

（1）粉末加液体搅拌及加盖玻片时容易产生气泡。如用水或甘油装片时，可先加少量乙醇使其润湿，可避免或减少气泡的形成；或反复将盖玻片沿一侧轻抬，亦可使多数气泡逸出；搅拌时产生的气泡可随时用针将其移出。

（2）装片用的液体如易挥发，应装片后立即观察。用水装片也较易因蒸发而干涸，通常滴加少许甘油可延长保存时间。

（3）用水合氯醛试液透化时，应注意掌握操作方法。装片后用手执其一端，保持水平置小火焰上1～2cm处加热，并缓缓左右移动使之微沸，见气泡逸出时离开火焰，待气泡停止逸出再放在小火上，并随时补充蒸发的试液，如此反复操作，直到粉末呈透明状为止，放凉后滴加甘油镜检。

（4）粉末药材制片时，每片取用量宜少不宜多，为使观察全面，可多做些制片。如取量多，显微特征单一轮廓不清，反而费时，不易得出准确结论。中成药制剂的粉末检查，因在多味药材粉末中寻找某一味药的某一显微特征，有时较难发现，可以增加粉末量，置试管或小烧杯中，加入水合氯醛试液，加热透化。透化好后再用吸管吸出，滴在载玻片上，加盖玻片，即可观察。

（三）表面制片

主要用于叶类、花类（萼片、花瓣）、果实、草质茎及鳞莲等药材的表面特征，如毛茸、气孔、表皮细胞等的观察。质地菲薄的药材可以整体装片，较厚的药材则须撕下表皮然后装片。

1.整体装片

适用于较薄的叶片、萼片和花瓣。

方法一：剪取欲观察部位约4mm²的两小片，一正一反放在载玻片上，加水合氯醛试液，加热透化至透明为止，盖上盖玻片即得。

方法二：剪取欲观察薄片8mm²，置试管中，加水合氯醛试液加热透化，然后移至载玻片上，切成相等两部分，将其中一片翻过来，与另一片并列，再加

1～2滴封藏液，盖上盖玻片即得。

2.表面撕离装片

凡较厚的或新鲜药材，用上法不能使之透化或不便于整体装片的采用此法装片。将软化了的或新鲜材料固定住，然后用镊子夹住要剥取撕离的部分，小心的撕离，或用解剖刀轻轻割（刮）去不需要的各层组织，只保留表皮层（上层或下层），将欲观察的表皮表面朝上，置载玻片上，加透化剂透化后，放冷，加稀甘油1滴，盖上盖玻片即得。

（四）解离组织制片

将样品切成长约5mm、直径约2mm的段或厚约1mm的片，如样品中薄壁组织占大部分，木化组织少或分散存在，采用氢氧化钾法；若样品质地坚硬，木化组织多或集成较大群束，采用硝铬酸法或氯酸钾法。

1.氢氧化钾法

将样品置试管中，加5％氢氧化钾溶液适量，加热至用玻璃棒挤压能离散为止，倾去碱液，加水洗涤后，取少量置载玻片上，用解剖针撕开，滴加稀甘油，盖上盖玻片。

2.硝铬酸法

将样品置试管中，加硝铬酸试液适量，至用玻璃棒挤压能离散为止，倾去酸液，加水洗涤后，照氢氧化钾法装片。

用硝铬酸法解离也可在载玻片上进行。取一块厚度适当的切片，置载玻片上，滴加硝铬酸液使之浸没，放置约20分钟后，轻轻压下或移动盖玻片使之分离，其余操作同前。此法解离的细胞，可以看清其分离的组织部位。

3.氯酸钾法

将样品置试管中，加硝酸溶液及氯酸钾少量，缓缓加热，待产生的气泡渐少时，再及时加入氯酸钾少量，以维持气泡稳定地发生，至用玻璃棒挤压能离散为止，倾去酸液，加水洗涤后，照氢氧化钾法装片。

用氯酸钾法制片时，每次加入的氯酸钾不可过多，加热温度不宜过高，否则突沸容易使液体溢出管外。加热时间长短因样品的硬度和木化程度而异，通常需5～15分钟。操作过程中产生的氯气有毒，应注意通风。

（五）花粉粒与孢子制片

取花粉、花药（或小的花）、孢子或孢子囊群（干燥的样品浸于冰醋酸中软化），用玻璃棒研碎，经纱布过滤至离心管中，离心，取沉淀加新配制的醋酐与硫酸（9∶1）的混合液1～3mL，置水浴上加热2～3分钟，离心，取沉淀，用水洗涤2次，取沉淀少量置载玻片上，滴加水合氯醛试液，盖上盖玻片，或加50%甘油与1%苯酚各1～2滴，用品红甘油胶〔取明胶1g，加水6mL，浸泡至溶化，再加甘油7mL，加热并轻轻搅拌至完全混匀，用纱布过滤至培养皿中，加碱性品红溶液（碱性品红0.1g，加无水乙醇600mL及樟油80mL使溶解）适量，混匀，凝固后即得〕封藏。

（六）磨片制片

坚硬的动物、矿物类药，可采用磨片法制片。选取厚度1～2mm的供试材料，置粗磨石（或磨砂玻璃板）上，加适量水，用示指、中指夹住或压住材料，在磨石上往返磨砺，待两面磨平，且厚度约数百微米时，将材料移置细磨石上，加水，用软木塞压在材料上，往返磨砺至透明，用水冲洗，再用乙醇处理和甘油乙醇试液装片。

二、含饮片粉末的制剂显微制片

根据样品剂型不同，散剂、胶囊剂（内容物为颗粒状，应研细）可直接取适量粉末；片剂取2～3片，水丸、糊丸、蜜丸、锭剂等（包衣者除去包衣），取数丸或1～2锭，分别置乳钵中研成粉末，取适量粉末；蜜丸应将药丸切开，从切面由外至中央挑取适量样品或用水脱蜜后，吸取沉淀物少量。根据观察对象不同，分别按粉末制片法制片（1～5片）。由于剂型不同，不同的样品其前处理方法不同，应分别将样品处理后，按粉末制片法装片观察。

（一）散剂、胶囊剂

可直接取出粉末装片或透化装片。

（二）片剂

可取2～3片研细后，取粉末适量装片或透化装片。

（三）水丸剂

可取数丸置乳钵中（若系包衣水丸，可刮除包衣）研细，取粉末适量装片，或取粉末适量置小容器内，加水合氯醛液透化（加适量甘油以防水合氯醛结晶析出），搅匀，用吸管吸取混悬液装片。

（四）蜜丸剂

样品可用下列两种方法处理。

（1）用解剖刀沿蜜丸正中切开，从切面由外至内刮取少许样品，置载玻片中央偏右，滴加适宜的试液，用玻璃棒搅匀，按上述粉末制片法制片，或透化装片。

（2）将样品切碎放入容器，加水搅拌洗涤，然后置离心管中离心沉淀，如此反复以除尽蜂蜜后，取沉淀或透化后装片。

（五）含挥发性成分的制剂

取其粉末进行微量升华装片。

三、显微测量

系指用目镜测微尺，在显微镜下测量细胞及细胞内含物等的大小。

（一）目镜测微尺

放在目镜筒内的一种标尺，为一个直径18～20mm的圆形玻璃片，中央刻有精确等距离的平行线刻度，常为50格或100格。

（二）载物台测微尺

在特制的载玻片中央粘贴一刻有精细尺度的圆形玻片。通常将长1mm（或2mm）精确等分成100（或200）小格，每一小格长为10nm，用以标定目镜测微尺。

（三）目镜测微尺的标定

用以确定使用同一显微镜及特定倍数的物镜、目镜和镜筒长度时，目镜测微尺上每一格所代表的长度。

取载物台测微镜置显微镜载物台上，在高倍物镜（或低倍物镜）下，将测微尺刻度移至视野中央。将目镜测微尺（正面向上）放入目镜镜筒内，旋转目镜，并移动载物台测微尺，使目镜测微尺的"0"刻度线与载物台测微尺的某刻度线相重合，然后再找第二条重合刻度线，根据两条重合线间两种测微尺的小格数，计算出目镜测微尺每一小格在该物镜条件下相当的长度（μm），目镜测微尺77个小格（0～77）与载物台测微尺的30个小格（0.7～1.0）相当，已知载物台测微尺每一小格的长度为10μm。目镜测微尺每一小格长度为：10μm×30÷77＝3.896μm。

当测定时要用不同的放大倍数时，应分别标定。

（四）测量方法

将需测量的目的物显微制片置显微镜载物台上，用目镜测微尺测量目的物的小格数，乘以上述每一小格的微米数。通常是在高倍镜下测量，但欲测量较长的目的物，如纤维、导管、非腺毛等的长度时，需在低倍镜下测量。记录最大值与最小值（μm），允许有少量数值略高或略低于规定。

四、细胞壁性质的鉴别

（一）木质化细胞壁

加间苯三酚试液1～2滴，稍放置，加盐酸1滴，因木质化程度不同，显红色或紫红色。

（二）木栓化或角质化细胞壁

加苏丹Ⅲ试液，稍放置或微热，显橘红色至红色。

（三）纤维素细胞壁

加氯化锌碘试液，或先加碘试液湿润后，稍放置，再加硫酸溶液（33→50），显蓝色或紫色。

（四）硅质化细胞壁

加硫酸无变化。

五、细胞内含物性质的鉴别

（一）淀粉粒

（1）加碘试液，显蓝色或紫色。

（2）用甘油醋酸试液装片，置偏光显微镜下观察，未糊化的淀粉粒显偏光现象，已糊化的无偏光现象。

（二）糊粉粒

（1）加碘试液，显棕色或黄棕色。

（2）加硝酸汞试液，显砖红色。材料中如含有多量脂肪油，应先用乙醚或石油醚脱脂后进行试验。

（三）脂肪油、挥发油、树脂

（1）加苏丹Ⅲ试液，显橘红色、红色或紫红色。

（2）加90%乙醇，脂肪油和树脂不溶解（蓖麻油及巴豆油例外），挥发油则溶解。

（四）菊糖

加10% α-萘酚乙醇溶液，再加硫酸，显紫红色并溶解。

（五）黏液

加钌红试液，显红色。

（六）草酸钙结晶

（1）加稀醋酸不溶解，加稀盐酸溶解而无气泡发生。

（2）加硫酸溶液（1→2）逐渐溶解，片刻后析出针状硫酸钙结晶。

（七）碳酸钙结晶（钟乳体）

加稀盐酸溶解，同时有气泡发生。

（八）硅质

加硫酸不溶解。

六、显微鉴别特征的观察与描述

（一）显微特征的观察顺序

1.横切面观察时

应注意横切面的轮廓形态和直径大小，从外向内逐层观察。注意各类组织的细胞层次、形状、大小及细胞壁的厚薄，内含物的种类、形态和分布以及接邻两层不同类型组织间的相互关系和细胞的比例等。

2.粉末片观察时

一般先从水装片开始然后再用水合氯醛等透明剂装片做进一步观察，以防止某些内含物因溶解而消失。观察其组织碎片、细胞及细胞内含物的种类、形态、大小（必要时需用显微目测尺测量数据）、色泽及排列方式。对于两种不同组织间的相互关系如表皮细胞与下皮细胞的排列特征，毛茸基部邻细胞的数目、排列方式等也应加以仔细观察。

3.观察时随时进行记录（包括文字与图像）

为了避免遗漏，应采用适当方法如"之"形移动片子力求观察全面，一般需看数张片子；对于含饮片原粉的中药制剂，常为5～10片（根据方剂组合情况而定）；对于含多种药材的复方制剂要善于找出它们具有一定的专属性又能与其他药材相区别的显微特征，以说明它能代表某种药材的"存在"。因此，在观察同类的组织、细胞、内含物时可以从下列几方面加以区别。

（1）形态方面：包括细胞的形状，细胞壁的厚薄，壁孔的有无，增厚的纹理，壁疣的隆起特点等。例如，同为非腺毛，茵陈的非腺毛为"T"字形，茼蒿花的非腺毛为一个长细胞，尾端连接一个小细胞，益母草的非腺毛壁较厚，而金银花的非腺毛具有壁疣等。

（2）色泽不同：如同为木栓细胞，牡丹皮的为浅红色，甘草的为红棕色，香加皮为棕黄色。又如石细胞和纤维，黄连的为鲜黄色，而香附的纤维为红棕或黄棕色。

（3）大小不同：如草酸钙簇晶，大黄的簇晶直径长达190μm，而人参的簇晶直径为20~68μm；又如草酸钙针晶，山药的针晶长达240μm，半夏的针晶长20~144μm，麦冬的针晶长约88μm，但直径却为8~13μm；同是唇形科的腺鳞，薄荷的腺鳞直径约90μm，而益母草的腺鳞直径约55μm，只有薄荷的一半。

（4）排列形式不同：如甘草和葛根同属豆科植物均具晶鞘纤维，但甘草的方晶排列稀疏，而葛根的方晶排列紧密，几乎纤维束周围的所有薄壁细胞都含有方晶。

（5）其他：如细胞壁的木化程度不同等。待所有的特征详细观察完毕后，根据所做的记录、分析，有必要可进行检索表的查阅或进一步与已知药材进行对照后再下结论。

（二）显微特征的描述

及时而详尽地记录和准确地描述所观察到的显微特征是鉴别的依据，它对于归纳、分析、结论有着重要的意义。

1.粉末鉴别描述顺序

在观察粉末药材时，通常按先淀粉粒后其他，先多数后少数，先特殊后一般，先总观后局部的顺序；但在混合粉末中就不易体现"特殊"和"一般"的这种特点，因此，描述的顺序一般可依次为：淀粉粒、表面组织与毛茸、结晶体、机械组织、分泌组织、输导组织、薄壁组织及其他。

2.显微特征描述中"范围"的概念

对大小和数量的描述通常有一定的范围，如××~××μm；若用1个数字可写成约为××μm，可达××μm；有时也用3个数字表示，如××~××~××μm，则前后2个数字代表上下的限度，而中间这一数字表示常见的、主流的。对色泽的描述常用两种颜色的名称来表示，如"淡绿色至深绿色"，这是一种样品所具颜色变化的范围；有时用"淡绿色或深绿色"则表示同一种药材但取自不同样品所显示的颜色的变异，两者稍有不同；有时用"黄绿色"即以绿为主，黄是形容后一个词，如"绿黄色"则以黄为主。对于某种细胞或内含物的存在与排列形式的描述常用"散在""成群（或成束）""单个""数个""数十个"或"排列成行""排列成环"等字样。

3.显微特征描述的要点

（1）淀粉粒：可先描述单粒后描述复粒。单粒一般先形状后其他，如对单粒的大小一般用直径（μm）表示，对脐点的形状（如点状、裂缝状、飞鸟状）、脐点的位置（在中心，在大端或小端）要注明，对层纹一般可用"明显""隐约可见"和"不明显"来表示。复粒一般需注明组成的粒数。对组成粒数较多的可用"由××粒以上组成"或测量复粒的直径表示。

（2）表面组织与毛茸：如描写木栓层，要注明木栓细胞的形状、色泽、大小、有无层叠、细胞壁的增厚、壁孔及内含物；描写非腺毛时，要注明形态、细胞个数、列数、表面特征、胞腔内有无内含物等。

（3）结晶体：要描述结晶体的种类、形态、存在形式、数量及晶体的大小，对一些长形的晶体（如针晶、柱晶）可分别测量长短和直径，等径性晶体可只测量直径，对近乎等径而几个轴向不等长的簇晶应测量短径，如为砂晶则无需测量单颗的晶粒，可用含晶细胞的大小来表示。

（4）厚壁组织：可分为纤维、石细胞和厚壁细胞。

①纤维：对于存在部位清楚的应注明纤维名称，如韧皮纤维、木纤维、内果皮纤维或晶鞘纤维等。对纤维的形状、直径（量单个纤维的最粗部位）、长短、颜色、存在情况、壁的增厚、木化程度、纹孔、孔沟的明显与否等均要注意观察和描述。

②石细胞：要注意描写形状、大小、色泽、存在情况、细胞壁是否均匀增厚等，孔沟特别致密的要加注明，有时石细胞内含有晶体或有色的物质等要注意描述。

③厚壁细胞：如元胡的皮层厚壁细胞特征描述同纤维和石细胞。

（5）分泌组织：首先，应描述是哪一类型，如油室、树脂道、乳汁管还是分泌细胞（油细胞、色素细胞、黏液细胞等），其次，对形态及分泌物的色泽也应尽量描述。

（6）输导组织：主要描述导管、管胞的类型、直径及导管分子的长短及筛管的筛域情况。

（7）薄壁组织：属基本组织，一般可不描述，但对有内含物的如含糊化淀粉粒、结晶体要予以提及并注明部位。

（8）其他：如内皮层细胞、内胚乳细胞等也各有特点，对某些后含物如菊糖、色素块、橡胶丝等酌情描述。

第三节

其他显微鉴别技术

一、偏光显微镜鉴别技术

偏光显微镜又称偏振光显微镜，在普通光学显微镜中增加偏振装置。偏振光在通过各向同性的物质时呈现暗视野，而各向异性的样品呈现不同的测试片。非均质性的晶体或某些分子排列无序的有机物则会呈现出颜色不同、强弱不一的光彩。植物类药材的淀粉粒、结晶体、石细胞等组织细胞内含物在偏光显微镜下色彩呈现稳定特异的变化。如未糊化的淀粉显偏光，已糊化的淀粉粒则无偏光现象；淀粉粒的脐点在偏光显微镜下呈现黑十字，不同类型的淀粉粒具有不同的黑十字；草酸钙结晶在偏光显微镜下因不同类型的晶型呈现不同明亮色彩。偏光显微镜可用于黄芪的淀粉粒、人参的草酸钙结晶、桃仁的石细胞、山茱萸的导管、石菖蒲的纤维及中成药至宝三鞭丸的显微鉴别。

动物的骨碎片、横纹肌（肌纤维）、毛茸、骨和齿的磨片在偏光镜检查下，则有强烈的颜色和条纹对比。通过偏光显微镜观察，可测算麝香药材中掺伪物质的含量。

偏光显微镜也成为鉴别矿物药的重要手段。如石膏、石英、云母石、寒水石等在暗视野中均会呈现强烈、多色的涉色带。偏光显微镜可对硅化合物类（玛瑙）、钙化合物类（龙骨）、铁、砷化合物类（磁石、雄黄）、钠盐类（硼砂）、汞化合物类（朱砂）等多种常用矿物类药材进行显微鉴别。

二、扫描电子显微镜鉴别技术

扫描电子显微镜发明于20世纪40年代，在20世纪60年代正式使用。其特点是由电子束冲击到被检视样品后，被释放出来的次级电子，用相应的收集器收集起来，经放大后出现在显像管的荧光屏幕上，可获得更为精细结构特征信息。在药材鉴别方面，适用于观察花粉粒、种皮、果皮的表面饰纹，茎、叶面的表面组织的结构特征（毛、腺体、分泌物、气孔、角质层、蜡质等），组织细胞（管胞、导管、纤维、石细胞）及晶体等后含物，动物类药材的体壁、鳞片、毛发等超微结构。

三、体视显微镜鉴别技术

体视显微镜放大倍数在5～100倍，它不能穿透物体，却能更好地观察药材表明纹理、起伏、饰纹和颜色，可直接看见原药材的原色和原形，能够观察到许多传统的性状鉴别看不到、显微鉴别又看不清的药材特征信息。

参 考 文 献

[1] 钟瑞建. 实用药品检验技术[M]. 北京：中国医药科技出版社，2018.

[2] 郝利国. 医学影像设备原理与维护[M]. 杭州：浙江大学出版社，2017.

[3] 黄钢. 核医学与分子影像临床操作规范[M]. 北京：人民卫生出版社，2014.

[4] 王德华，王帅. 医学影像设备学[M]. 武汉：华中科技大学出版社，2017.

[5] 石明国，韩丰谈. 医学影像设备学：本科影像技术[M]. 北京：人民卫生出版社，2016.

[6] 徐桓，孙钢. 医用诊断X线机质量控制检测技术[M]. 北京：中国计量出版社，2012.

[7] 郝利国. 医学影像设备原理与维护[M]. 杭州：浙江大学出版社，2017.

[8] 黄钢. 核医学与分子影像临床操作规范[M]. 北京：人民卫生出版社，2014.

[9] 陈宏文. 医疗设备管理理论与实践[M]. 北京：北京大学医学出版社，2017.

[10] 王德华，王帅. 医学影像设备学[M]. 武汉：华中科技大学出版社，2017.

[11] 冯开梅，卢振明. 医学影像设备[M]. 北京：人民卫生出版社，2016.

[12] 续薇. 医学检验与质量管理[M]. 北京：人民军医出版社，2015.

[13] 李基臣. 实用医学影像设备与临床诊断学[M]. 西安：西安交通大学出版社，2015.

[14] 朱险峰. 临床医学设备学[M]. 北京：科学出版社，2014.

[15] 潘中允. 实用核医学[M]. 北京：人民卫生出版社，2013.

[16] 韩鸿宾. 磁共振成像设备技术学[M]. 北京：北京大学医学出版社，2016.

[17] 钟瑞建. 实用药品检验技术[M]. 北京：中国医药科技出版社，2018.

[18] 刘郁，岳金方. 药品检验技术[M]. 北京：化学工业出版社，2018.

[19] 王文洁，张亚红. 药物检测技术[M]. 北京：中国医药科技出版社，2017.

[20] 徐晶，谭洪臣，杜学勤. 药品分析检验实验操作技术[M]. 北京：北京科学技术出版社，2016.